노인건강 연구 도구집

Measurement in Gerontology Research

군자출판사

노인건강 연구 도구집

첫째판 1쇄 인쇄 | 2007년 1월 1일
첫째판 1쇄 발행 | 2007년 1월 10일

지 은 이 송미순 · 김명숙 · 구미옥 · 김신미 · 김주현 · 김증임 · 김희자 · 류세앙 · 박명숙
박미정 · 박연환 · 오진주 · 유수정 · 은 영 · 이미라 · 전미양 · 조남옥
발 행 인 장주연
편집디자인 안호연
표지디자인 고경선
발 행 처 군자출판사
등 록 제 4-139호(1991. 6. 24)

본 사 (110-717) 서울특별시 종로구 인의동 112-1 동원회관 BD 3층
Tel. (02) 762-9194/5 Fax. (02) 764-0209
대 구 지 점 Tel. (053) 428-2748 Fax. (053) 428-2749
광 주 지 점 Tel. (062) 228-0252 Fax. (062) 228-0251
부 산 지 점 Tel. (051) 893-8989 Fax. (051) 893-8986

www.koonja.co.kr

*파본은 교환하여 드립니다.
*검인은 옮긴이와의 합의 하에 생략합니다.

ISBN 89-7089-815-8

정가 30,000원

저자 소개

송미순	서울대학교 간호대학 교수
김명숙	(주)에버케어 건강증진연구소 팀장
구미옥	경상대학교 간호대학 교수
김신미	우석대학교 간호학과 교수
김주현	강원대학교 간호학과 교수
김현숙	충주대학교 노인복지학과 교수
김증임	순천향대학교 간호학과 교수
김희자	충주대학교 간호학과 교수
류세앙	동신대학교 간호학과 교수
박명숙	분당서울대병원 노인전문 코디네이터
박미정	대불대학교 간호학과 교수
박연환	서울대학교 간호대학 교수
오진주	단국대학교 간호학과 교수
유수정	우석대학교 간호학과 교수
은 영	경상대학교 간호대학 교수
이미라	서울대학교 간호과학연구소 선임연구원
전미양	극동정보대학 간호과 교수
조남옥	한국방송대학교 간호학과 교수

서문

노인을 대상으로 연구할 때 흔히 경험하는 문제는 노인에게 적용할 수 있는 노인 연구도구를 찾기가 매우 어렵다는 것이다. 노인들은 인지능력이나 기억력, 신체적 조건이 일반성인과는 차이가 있어 일반 성인들을 위해 개발한 도구를 노인에게 그대로 사용하기가 어려운 경우가 많기 때문이다.

노인분야에서 연구를 하고 대학원에서 학생들을 지도하는 간호대학 교수 20명이 모여 노인을 대상으로 연구시에 활용가능한 도구들을 찾고 하나로 묶어 책으로 펴내는 작업이 필요하다는 것에 의견이 일치되어 2003년에 이 작업을 시작하였다. 우선 노인건강, 간호 분야에서 주로 연구된 개념들을 찾고 분류하는 작업이 시작되었고 그 다음에 각 개념을 측정하는 도구들을 찾도록 하였다.

처음에는 간호의 메타파라다임으로 알려진 건강, 간호, 인간, 환경으로 분류하여 시작하였는데 노인관련 연구에서 적용된 도구를 모아서 분석해본 결과 건강문제에 대한 연구는 많아도 각 건강문제에 대한 간호 자체를 측정하는 도구는 거의 없었다. 그리고 건강 속에 사회, 심리적인 측면이 포함되어 있어서 인간을 측정하는 도구라고 분류할 수 있는 것이 나타나지 않았다. 결국 찾을 수 있는 도구를 모아 분류한 결과 최종적으로 I. 노인건강, II. 노인 인지, 지각, III. 노인 행위, IV. 기타로 나뉘어졌다.

본 도구집의 틀을 만들 때 편집위원들이 특히 관심을 가진 것은 도구의 개발과정, 도구의 신뢰도 타당도 자료가 포함되도록 관련된 자료들을 수집하는 것이었다. 그러나 외국의 도구인 경우 같은 도구가 국내에서는 여러 다른 사람에 의해 다르게 번역되었고 문항 수도 조정이 된 후 적용된 경우가 많아서 각 연구에서 나온 신뢰도 타당도 자료를 같은 도구에서 나온것이라고 판단하기가 어려웠다. 결국 본 편집자들은 여러 번역본 가운데 가장 많이 사용된 번역본의 자료를 본 도구집에 포함시키도록 하고 한 두 사람이 사용하고 신뢰도 타당도 자료가 부족한 것은 제외하도록 하였다.

외국에서 개발된 도구의 경우 본 자료집에 싣기 위해 원저자의 허락을 얻어야 하였는데 오랜 시간을 두고 허락을 받으려고 노력하였으나 허락을 받지 못하고 참고문헌으로만 제시한 사례가 많은 것은 매우 아쉬운 점이다. 그러나 같은 혹은 비슷한 개념을 측정하는 관련된 여러 도구를 한 개 책에서 보고 비교할 수 있도록 한 점에서 이 책이 연구자들에게 도움이 되리라고 생각한다. 또한 도구의 특성을 보여주는 여러 자료들과 원도구를 찾을 수 있는 참고문헌을 포함시켰으므로 관심있는 독자는 참고문헌을 참고로 하여 원저자의 도구를 추적할 수 있다. 국내에서 개발된 도구의 경우 일일이 원저자의 허락을 받고 원 문항을 본 도구집에 싣도록 하였다.

어느덧 작업을 시작한지 3년이 흘렀다. 편집사들은 여러 집필참여자들의 작업을 통일하기 위해 여러번 도구집의 틀을 바꾸고 많은 노력을 기울였으며 그 결과 38개의 개념을 측정하는 100여종의 도구를 한권의 책에 묶어서 펴내게 되었다. 이 작업에 참여한 모든 분들의 노고에 감사 드린다. 그리고 작업을 시작한 후 출판될 때까지 편집상의 조언을 해 주고 해외저자들에게 허락을 받는 과정에서 많은 수고를 마다하지 않은 군자출판사의 간호서적부 모형중과장에게 심심한 감사를 드린다. 이 책의 시작 시부터 끝날 때 까지 모든 연락을 도맡아 해 주고 이 작업이 계속 진행 될 수 있도록 끊임없이 자극을 불어 넣은 김명숙선생에게 사랑과 감사의 마음을 보낸다.

앞으로 이 책이 더 좋은 책으로 수정될 수 있도록 독자들의 비평과 조언을 바란다.

2007년 1월

편집자 일동

목차

PART · I 노인 건강

PART · II 노인 인지, 지각

PART · III 노인 행위

PART · IV 기타

Chapter · 1

전반적 건강

Perceived Health Status : 지각된 건강상태

출처 ▶▶▶

Speake, D. L., Cowart, M. E., Pellet, K.(1989). Health perceptions and lifestyles of the elderly. *Research in Nursing and Health, 12,* 93-100.

목적 ▶▶▶

노인의 지각된 건강상태를 사정하기 위함이다.

개발과정 ▶▶▶

노인의 생활양식에 대한 많은 연구들은 health practice-mortality model을 근거로 하였다. 인구학적 변수와 건강 수행, 사망률 간의 관계가 탐색되었다. 사망의 위험도는 남성, 흡연자, 여가활동 부족, 비정상적 체중, 아침을 먹지 않는 것과 관련이 있으며 연령, 종족, 사회경제적 상태, 기본적인 건강상태와는 독립적인 것으로 보고되었다. 이에 건강한 노인 297명을 대상으로 건강한 생활양식의 6개 측면인 영양, 운동, 스트레스관리, 자아실현, 건강 책임, 대인지지 등과 일부 인구학적 변수, 건강 통제위 및 지각된 건강상태 간의 관계를 검증하였다[1]. 이 중 지각된 건강상태는 노인 스스로 자신의 건강을 사정하고 평가한 것을 반영하는 통합적 개념이다.

국내활용 및 대상자 ▶▶▶

본 도구가 단순한 형태이기 때문에 국내에서는 여러 연구들에서 사용되고 있다. 우리나라에서 적용된 연구를 보면 시설 수용 노인과 재가노인[2]에게 적용되었다.

척도 및 하위영역 ▶▶▶

- 자가보고 3문항이다.
- 개발 당시 1번 문항: 4점 척도, 2번 문항: 5점 척도, 3번 문항: 3점 척도로 이루어졌다.

도구평가 ▶▶▶

- 도구 개발 당시 타당도를 보면 지각된 건강상태는 건강증진생활양식(HPLP, Health Promoting Lifestyle Profile)과 유의한 상관을 보였다. 즉 현재 건강상태와 HPLP의 관계는 $r=.04(p<0.05)$, 과거 건강상태와 HPLP의 관계 $r=.18(p<0.01)$, 다른 사람과 비교된 건강상태와 HPLP의 관계 $r=.29(p<0.001)$ 이었다[1].
- 우리나라에서 적용된 도구의 신뢰도는 Cronbach's alpha가 .79 이었다[2].

Perceived Health Status : 지각된 건강상태

도구적용방법 ▸▸▸

자가보고 도구이며 각 문항 점수가 높을수록 건강상태가 좋음을 의미한다.

Reference ▸▸▸

1) Speake, D. L., Cowart, M. E., Pellet, K.(1989). Health perceptions and lifestyles of the elderly. *Research in Nursing and Health, 12,* 93-100.

2) 성미순(1998). *노인의 영적안녕, 희망 및 지각된 건강상태에 관한 연구.* 계명대학교 교육대학원 석사학위 논문.

Perceived Health Status

Generally speaking,

1. Would you describe your present health as:
   - excellent (4)
   - good (3)
   - fair (2)
   - or poor (1)
2. Compared to others of your age, would you rate your health as:
   - much better (5)
   - somewhat better (4)
   - about the same (3)
   - somewhat worse (2)
   - or much worse (1)
3. During past 6 months, would you rate your health as:
   - changing for the better (3)
   - the same (2)
   - or changed for the worse (1)

출처 ▸▸▸

Speake, D. L., Cowart, M. E., Pellet, K.(1989). Health perceptions and lifestyles of the elderly. *Research in Nursing and Health, 12,* 93-100.

지각된 건강상태

1. 당신의 현재 건강상태는 어떻다고 생각하십니까?
   - 매우 좋다 (4)
   - 좋다 (3)
   - 보통이다 (2)
   - 나쁘다 (1)

2. 같은 나이의 다른 사람보다 당신의 건강상태는 어떻다고 생각하십니까?
   - 매우 더 좋다 (5)
   - 약간 더 좋다 (4)
   - 같다 (3)
   - 약간 더 나쁘다 (2)
   - 매우 더 나쁘다 (1)

3. 지난 6개월간의 당신의 건강상태는 어떠했다고 생각하십니까?
   - 더 좋게 변했다 (3)
   - 똑 같았다 (2)
   - 더 나쁘게 변했다 (1)

출처 ▸▸▸

성미순(1998). *노인의 영적안녕, 희망 및 지각된 건강상태에 관한 연구*. 계명대학교 교육대학원 석사학위 논문.

Self-rated health status: 자가평가 건강상태

출처 ▸▸▸
Mossey, J. M., & Shapiro, E.(1982). Self-rated health: A predictor of mortality among the elderly. *American Journal of Public Health, 71*(8), 800-808.

목적 ▸▸▸
노인이 자가평가한 건강상태를 사정하기 위함이다.

개발과정 ▸▸▸
도구 개발 시 65세 이상의 노인 3128명을 대상으로, 노인의 자가평가 건강상태(self-reported health)와 객관적 건강측정(objective health rating)과의 관련성을 분석한 결과 r=.34의 유의한 상관관계가 있었다.

국내활용 및 대상자 ▸▸▸
60세 이상의 노인[2] 에게 적용되었다.

척도 및 하위영역 ▸▸▸
자가보고 3문항이며, 1-3점 척도이다.

도구평가 ▸▸▸
- 도구 개발시 타당도를 보면 노인의 자가평가 건강상태는 객관적 건강측정(objective health rating)과 .34의 유의한 상관관계가 있었다[1].
- 우리나라에서 적용된 도구의 신뢰도는 Cronbach's alpha가 .62[2] 이었다.

도구적용방법 ▸▸▸
자가보고 도구이며 점수가 높을수록 건강상태가 좋음을 의미한다.

Reference ▸▸▸
1) Mossey, J. M., & Shapiro, E.(1982). Self-rated health: A predictor of mortality among the elderly. *American Journal of Public Health, 71*(8), 800-808.

2) 김숙영(1991). *노인이 자가평가한 건강상태와 시간 지각에 관한 연구.* 이화여자대학교 대학원 석사학위논문.

Self-rated health status index

1. For your age would you say, in general your health is excellent, good, fair, poor or bad?

2. Compared to others of your own age, how do you rate your health?

출처 ▸▸▸

Mossey, J. M., & Shapiro, E.(1982). Self-rated health: A predictor of mortality among the elderly. *American Journal of Public Health, 71*(8), 800-808.

자가 평가 건강상태

1. 현재 전반적인 건강상태가 어떠하다고 생각하십니까?
   좋다 (3)
   보통 (2)
   나쁘다 (1)

*2. 건강상태가 3년전과 비교해서 어떠하다고 생각하십니까?
   더 좋아졌다 (3)
   마찬가지이다 (2)
   더 나빠졌다 (1)

*3. 하고 싶은 것을 하시는데 있어서 건강상의 문제가 있습니까?
   전혀 없다 (3)
   약간 있다 (2)
   많이 있다 (1)

4. 자신의 건강을 비슷한 나이의 사람들과 비교해볼 때 어떠하다고 생각하십니까?
   더 좋다 (3)
   비슷하다 (2)
   더 나쁘다 (1)

*원도구에 추가된 문항임.

출처 ▸▸▸

김숙영(1991). *노인이 자가평가한 건강상태와 시간 지각에 관한 연구*. 이화여자대학교 대학원 석사학위 논문.

한국노인의 건강사정

출처 ▸▸▸

이영자(1989). *한국노인의 건강사정도구 개발에 관한 일 연구.* 이화여자대학교 대학원 박사학위 논문.

목적 ▸▸▸

노인의 건강상태를 다면적으로 사정하기 위함이다.

개발과정 ▸▸▸

문헌고찰을 통해 도구를 구성한 후 간호학교수, 간호사, 발달심리학자, 내과의사, 정신과의사로 된 팀의 자문을 구하여 수정 보완하였다. 도구의 검정은 내적 일관성 신뢰도(Cronbach's alpha)를 검증하고, 타당도는 주요인 분석방법과 직각회전방법에 의한 요인 부하치로 구성타당도를 검증하였다.

국내활용 및 대상자 ▸▸▸

도구 개발 시에는 만 60세 이상의 지역 거주 노인[1] 에게 적용되었고, 이후 독거노인[2]에게 적용되었다.

척도 및 하위영역 ▸▸▸

■ 척도

- 자가보고 도구 총 60문항
- 5점 척도: 1점=아니다, 3점=조금 그렇다, 5점=그렇다.

■ 하위영역

- 3개 요인-신체건강 19문항, 정신건강 18문항, 정서건강 23문항으로 구성되어 있으며 영역별로 독립되어 있다(정서건강 문항중 7-15번, 19, 20번 문항은 부정문항이므로 이들 문항은 점수 계산시 역산해야 한다).

도구평가 ▸▸▸

- 도구개발시 신뢰도는 Cronbach's alpha가 신체건강 .93, 정신건강 .92, 정서건강 .90이었다[1].
- 적용연구에서 신뢰도는 신체건강 .86, 정신건강 .80, 정서건강 .85이었다[2].

도구적용방법 ▸▸▸

자가보고 도구이며 각 영역의 점수가 높을수록 건강상태가 양호한 것을 의미한다.

Reference ▸▸▸

1) 이영자(1989). *한국노인의 건강사정도구 개발에 관한 일 연구.* 이화여자대학교 대학원 박사학위 논문.
2) 하미정, 박형숙(2002). 대도시 영세 독거노인의 건강 및 영양상태에 관한 연구. *노인간호학회지, 4*(2), 123-133.

한국노인건강 사정도구

1. 한국 노인 신체건강 사정도구

일상생활 기능

1. 식사 능력	① ③ ⑤	수저 사용이 불가능하다. 생선뼈 고르거나 밥숫가락에 반찬 얹어주기 등 일부보조가 필요하다. 혼자서 한다.
2. 의복착용 능력	① ③ ⑤	상, 하의 모두 입혀 주어야 한다. 팔끼워주기, 단추끼워주기, 끈매기 등 옷을 입고 벗는데 보조가 필요하다. 혼자서 입고 벗는다.
3. 보행 능력	① ③ ⑤	전혀 못 걷는다. 보조기나 부축이 필요하다. 혼자서 걷는다.
4. 몸치장 능력 (세수, 화장, 머리빗기등)	① ③ ⑤	전혀 못 한다. 세수는 하나 머리를 못 빗거나, 면도를 못하는 등 일부보조가 필요하다. 혼자서 모두 한다.
5. 계단 오르내리기	① ③ ⑤	계단을 하나도 오르내리지 못한다. 일부 제한되어 있다. 전혀 장애가 없다.
6. 이동 능력	① ③ ⑤	전혀 못 한다. 부축이 필요하다. 혼자서 한다.
7. 목욕 능력	① ③ ⑤	전혀 못 한다. 도움이 필요하다. 혼자서 한다.
8. 화장실 출입	① ③ ⑤	전혀 못 한다. 도움이 필요하다. 혼자서 한다.
9. 손톱, 발톱깍기	① ③ ⑤	전혀 못 한다. 도움이 필요하다. 혼자서 한다.
10. 자가투약 능력	① ③ ⑤	전혀 못 한다. 약을 챙겨 주어야 한다. 제 시간에 정확히 먹는다.
11. 전화사용 능력	① ③ ⑤	전혀 못 한다. 전화를 걸어 주거나 받아 주어야 한다. 혼자서 한다.

한국노인건강 사정도구

가사활동 기능		
12. 세탁 능력	①	전혀 못 한다.
	③	세탁물 크기, 방법에 따라 일부 제한되어 있다.
	⑤	혼자서 완전히 한다.
13. 음식조리 능력 (물,불, 칼사용 및 조리방법 선택 등)	①	전혀 못 한다.
	③	일부 제한되어 있다.
	⑤	혼자서 할 수 있다.
14. 시장보기	①	전혀 못 한다.
	③	동반자가 있어야 한다.
	⑤	혼자서 할 수 있다.
신체배설 기능		
15. 요실금	①	항상 그렇다.
	③	가끔 그렇다.
	⑤	실금하는 일이 전혀없다.
16. 실변	①	항상 그렇다.
	③	가끔 그렇다.
	⑤	실변하는 일이 전혀없다.
신체감각 기능		
17. 시력	①	전혀 못 본다.
	③	가까이서 얼굴을 알아 볼 정도의 장애가 있다.
	⑤	일상 생활에 전혀 장애가 없다(돋보기 사용 포함).
18. 청력	①	전혀 못 듣는다.
	③	일상 대화에 장애 있으며 큰 소리로 말해야 듣는다.
	⑤	일상생활에 지장이 없다.
19. 수면상태	①	밤에 거의 잠을 이루지 못한다.
	③	자주 깬다.
	⑤	잘 잔다.

한국노인건강 사정도구

2. 한국 노인 정신건강 사정도구

정신인지

항목	점수	내용
1. 질문에 대한 대답을 '예', '아니오' 로	①	전혀 못한다.
	③	가끔 틀린다.
	⑤	정확하게 대답한다.
2. 간단한 말이나 지시에 대하여	①	전혀 알아 듣지 못한다.
	③	가끔 알아 듣는다.
	⑤	잘 알아 듣는다.
3. 언어를 사용한 의사소통	①	전혀 못한다.
	③	가끔 정확하게 한다.
	⑤	항상 정확하게 한다.
4. 자신의 욕구표현	①	전혀 못한다.
	③	가끔 표현한다.
	⑤	자유스럽게 모두를 표현한다.
5. 자녀와의 상호관계	①	전혀 못한다.
	③	자녀를 알아보는 정도이다.
	⑤	자유스럽게 한다.
6. 가족들과의 상호관계	①	전혀 못한다.
	③	가족을 알아보는 정도이다.
	⑤	자유스럽게 한다.
7. 자기자신에 대한 인지 (실수, 부적절한행위, 부족한 점에 대한 자신의 인지)	①	전혀 없다.
	③	가끔 안다.
	⑤	잘 알고 있다.
8. 자기자신을	①	전혀 모른다.
	③	약간 안다.
	⑤	완전히 안다.

순수지능

항목	점수	내용
9. 시간에 대한 지남력	①	전혀 없다.
	③	가끔 시간, 날짜, 요일에 대해 혼돈을 일으킨다.
	⑤	시간, 날짜, 요일을 정확히 알고 있다

한국노인건강 사정도구

10. 이름쓰기	①	전혀 못 쓴다.
	③	성이나 이름 중 하나만 쓴다.
	⑤	정확히 모두 쓴다.
11. 기억력	①	전혀 없다.
	③	부분적으로 있다.
	⑤	좋다.
12. 십자리 미만의 덧셈,뺄샘	①	전혀 못 한다.
	③	가끔 틀린다.
	⑤	정확하게 한다.
13. 일을 순서대로 처리하는 능력	①	전혀 없다.
	③	일부분만 순서대로 한다.
	⑤	제대로 잘 한다.
사회생활인지		
14. 밤의 안정상태	①	밤동안 내내 안절부절한다
	③	가끔 안절부절한다.
	⑤	평온하다
15. 매일매일의 일정	①	전혀 모른다.
	③	가끔 알고 있다.
	⑤	항상 잘 알고 있다.
16. 자기주위에서 일어나는 상황	①	전혀 모른다.
	③	어쩌다가 안다.
	⑤	항상 잘 안다.
17. 주변 시설이나 자원	①	전혀 모른다.
	③	약간 안다.
	⑤	완전히 안다.
18. 여가시간(남는 시간) 활용	①	전혀 활용하지 못한다.
	③	가끔 활용한다.
	⑤	충분히 효과적으로 활용한다.

한국노인건강 사정도구

3. 한국 노인 정서건강 사정도구

삶, 인생에 대한 만족, 보람			
1. 나의 삶에 대하여 아주 만족한다(지난 한달동안 느낌).	① 아니다.	③ 가끔그렇다.	⑤ 그렇다.
2. 나의 삶이 이정도면 성공적이다(지난 한달동안 느낌).	① 아니다.	③ 가끔그렇다.	⑤ 그렇다.
3. 현재 나의 삶에 만족한다.	① 아니다.	③ 가끔그렇다.	⑤ 그렇다.
4. 나의 인생을 돌아볼 때 나는 만족한다.	① 아니다.	③ 가끔그렇다.	⑤ 그렇다.
5. 나에게는 행운이 따른다고 생각한다(지난 한달동안 느낌).	① 아니다.	③ 가끔그렇다.	⑤ 그렇다.
6. 나의 인생의 대부분은 어려운 일의 연속이었다.	① 아니다.	③ 가끔그렇다.	⑤ 그렇다.
생활, 인생에 대한 비판			
7. 생활이 무미건조하다(지난 한달동안 느낌).	① 아니다.	③ 가끔그렇다.	⑤ 그렇다.
8. 나의 일은 대부분 지루하고 단조롭다.	① 아니다.	③ 가끔그렇다.	⑤ 그렇다.
9. 날이 갈수록 내 생활은 점점 나빠진다.	① 아니다.	③ 가끔그렇다.	⑤ 그렇다.
10. 최근들어 귀찮은 일이 더 많아진다.	① 아니다.	③ 가끔그렇다.	⑤ 그렇다.
11. 나는 불행하다고 생각하며 우울하다(지난 한달동안 느낌).	① 아니다.	③ 가끔그렇다.	⑤ 그렇다.
12. 나의 앞날이 어떠할지 걱정스럽다(지난 한달동안 느낌).	① 아니다.	③ 가끔그렇다.	⑤ 그렇다.
13. 나의 인생이 비참하게 느껴진다(지난 한달동안 느낌).	① 아니다.	③ 가끔그렇다.	⑤ 그렇다.
14. 현재가 내 인생에서 가장 침체된 시기이다.	① 아니다.	③ 가끔그렇다.	⑤ 그렇다.
15. 때때로 인생은 살 가치가 없다고 생각된다.	① 아니다.	③ 가끔그렇다.	⑤ 그렇다.
행복감			
16. 현재 나는 내가 젊었을 때와 마찬가지로 행복하다.	① 아니다.	③ 가끔그렇다.	⑤ 그렇다.
17. 나는 지금 젊었을때만큼 행복하다.	① 아니다.	③ 가끔그렇다.	⑤ 그렇다.
18. 나는 하는 일에 대해 예전과 같이 흥미가 있다.	① 아니다.	③ 가끔그렇다.	⑤ 그렇다.
외로움, 소외감			
19. 나는 매우 외롭다.	① 아니다.	③ 가끔그렇다.	⑤ 그렇다.
20. 외롭고 소외감을 느낀다(지난 한달동안 느낌).	① 아니다.	③ 가끔그렇다.	⑤ 그렇다.
최적의 안녕감			
21. 나의 인생에 있어서 전성기이다(지난 한달동안 느낌).	① 아니다.	③ 가끔그렇다.	⑤ 그렇다.
22. 기분이 매우 좋다(지난 한달동안 느낌).	① 아니다.	③ 가끔그렇다.	⑤ 그렇다.
23. 내건강상태는 내나이 또래의 다른 사람과 비슷하거나 더 건강하다.	① 아니다.	③ 가끔그렇다.	⑤ 그렇다.

노인의 건강상태

출처 ▸▸▸

최영희, 김문실, 변영순, 원종순(1990). 한국 노인의 건강상태에 대한 조사연구. *간호학회지, 20*(3), 307-382.

목적 ▸▸▸

한국 노인의 건강상태를 신체적, 심리적, 사회적 영역을 총체적으로 측정할 수 있도록 사정하기 위함이다.

개발과정 ▸▸▸

선행연구를 통해 기존 건강사정도구의 종류, 대상, 연구목적, 연구도구의 구성, 측정방법, 도구의 신뢰도, 타당도 검증 결과 등을 문헌고찰을 통해 분석한 후 본 도구를 개발하였다[1].

건강사정도구는 인간을 bio-psycho-social being으로 보는 일반적 견해에 따라 노인건강상태를 신체, 심리, 사회의 세 가지 영역에 맞추어 총체적으로 측정할 수 있도록 사정도구의 항목을 구성하였다.

신체건강 사정도구는 신체 각 기관의 노화에 따른 기능을 반영하는 개인위생 활동능력, 대외활동능력, 소화기계 관련 능력, 성생활 능력, 감각능력, 배설조절능력의 6가지 요소 24문항으로 구성하였다. 심리 건강 사정도구는 지남력, 주의집중, 기억 등의 인지기능과 사고 및 지각의 2가지 요소를 포함시킨 정신상태건강사정 도구 7문항과 쾌정서와 불쾌정서의 2가지 요소를 포함시킨 정서 건강 사정도구 16문항으로 구성하였다. 사회건강 사정도구는 사회적 활동 측정을 위해 개발된 김(1989)[2]의 도구를 수정, 보완하여 조부모역할, 부모역할, 배우자역할, 친구 및 이웃의 역할, 친척의 역할, 단체인, 신앙인으로서의 역할 등 7가지 요소 42문항으로 구성하였다. 이러한 내용선정 과정을 거쳐 구성된 도구는 신체건강 사정 24문항, 정서·정신건강 사정 23문항, 사회건강 사정 42문항으로 총 89문항이었으며, 이후, 내용타당도를 거쳐 수정한 최종도구는 75문항 이다.

국내활용 및 대상자 ▸▸▸

국내에서 이 도구를 사용한 연구들이 다수 있으며 도구 개발시에는 전국에 거주하는 60세이상의 노인을 대상으로 하였고[1] 그 밖에 지역사회 노인[3][4]을 대상으로 하였다.

척도 및 하위영역 ▸▸▸

■ 척도

- 자가보고 도구 75문항
- 3점 Likert 척도

■ 하위영역

신체적 건강상태 20문항, 심리적 건강상태(정신과 정서적 영역) 17문항, 사회적 건강상태 38문항

노인의 건강상태

도구평가 ▸▸▸

- 도구 개발 시에 내용타당도를 높이기 위해 노인간호학교수 1인과 간호학교수 2인, 간호학 석사 소지 성인간호학 연구원 3인, 성인간호학 박사과정 1인의 의견을 종합하여 처음 구성된 80문항 중 부적당한 문항을 1차 수정, 보완하고 노인대상자들의 응답결과 항목 간 상관계수가 0.3보다 낮은 것은 본 연구의 문항에서 제외하고 나머지 75문항만을 본 연구의 도구로 확정하였다. 일차분석 결과에 따른 총 75문항에 대한 내적일관성 검정을 시행한 결과 Cronbach's alpha 값이 .94의 신뢰도를 보였다. 하위척도의 신뢰도는 신체적 건강상태 .85, 심리적 건강상태 .85, 사회적 건강상태 .93이었다[1].
- 적용 연구에서는 신체적 건강상태 20문항 및 심리적 건강상태 17문항을 사용한 건강상태의 신뢰도는 .86이었고[2], 하위척도의 신뢰도는 각각 신체적 건강상태 .82, 심리적 건강상태 .85, 사회적 건강상태 .90[3]으로 보고되었다.

도구적용방법 ▸▸▸

자가보고 도구이며 각 영역의 점수가 높을수록 건강상태가 양호한 것을 의미한다.

Reference ▸▸▸

1) 최영희, 김문실, 변영순, 원종순(1990). 한국노인의 건강상태에 대한 조사연구. *간호학회지, 20*(3), 307-382.
2) 김정순(1989). *노인의 사회적활동과 자아통합감에 관한 연구.* 이화여자대학교 박사학위논문.
3) 박태숙(1991). *노인의 건강상태, 자아존중감, 생활만족도.* 경북대학교 대학원 석사학위논문.
4) 배영숙(1993). *노인이 지각한 사회적 지지와 건강상태와의 관계연구.* 전남대학교 대학원 석사학위 논문.

노인의 건강상태 측정 도구

※ 다음은 귀하의 신체적 건강상태를 알아보기 위한 것입니다.

각 문항을 읽으신 후 가장 적합하다고 생각하시는 번호에 O표 해 주십시오.

1. 귀하는 음식의 맛(단맛, 쓴맛, 짠맛)을 구별할 수 있습니까?
   ① 맛을 구별하지 못한다.
   ② 한두가지 맛의 구별이 잘 안된다.
   ③ 맛을 뚜렷이 구별할 수 있다.

2. 귀하는 음식의 냄새를 구별할 수 있습니까?
   ① 냄새를 구별하지 못한다.
   ② 냄새를 느끼지만 뚜렷하지 않다.
   ③ 냄새를 뚜렷이 구별할 수 있다.

3. 귀하는 음식을 잘 씹을 수 있습니까?
   ① 전혀 씹을 수 없다.
   ② 완전히 씹지 못한다.
   ③ 잘 씹을 수 있다.

4. 귀하는 소화가 잘 되십니까?
   ① 소화가 전혀 안된다.
   ② 가끔 소화가 안된다.
   ③ 항상 소화가 잘된다.

5. 귀하는 세수, 이닦이, 화장, 머리빗기를 할 수 있습니까?
   ① 전혀 못한다.
   ② 일부 보조가 필요하다.
   ③ 혼자서 한다.

6. 귀하는 목욕을 혼자서 할 수 있습니까?
   ① 전혀 못한다.
   ② 일부 보조가 필요하다.
   ③ 혼자서 한다.

7. 귀하는 손톱, 발톱을 혼자서 깍을 수 있습니까?
   ① 전혀 못한다.
   ② 일부 보조가 필요하다.
   ③ 혼자서 한다.

노인의 건강상태 측정 도구

8. 귀하는 옷(상의, 하의)을 입을 수 있습니까?
   ① 상, 하의 모두 입혀 주어야 한다.
   ② 옷을 입고 벗는데 일부 보조가 필요하다.
   ③ 혼자서 입고 벗는다.

9. 귀하는 자신이 느끼지 못하는 사이에 소변을 싸거나 저린적이 있습니까?
   ① 항상 그렇다.
   ② 가끔 그렇다.
   ③ 실금하는 일이 전혀 없다.

10. 귀하는 자신이 느끼지 못하는 사이에 대변을 싸거나 저린적이 있습니까?
    ① 항상 그렇다.
    ② 가끔 그렇다.
    ③ 실변하는 일이 전혀 없다.

11. 귀하는 대변을 누기가 어렵습니까?(귀하는 설사나 변비가 있습니까?)
    ① 항상 그렇다.
    ② 가끔 그렇다.
    ③ 전혀 그렇지 않다.

12. 귀하는 손, 발이 떨리거나 저릿합니까?
    ① 항상 그렇다.
    ② 한두가지 증상들이 교대로 온다.
    ③ 전혀 그렇지 않다.

13. 귀하는(계단을 오를때) 숨이 차십니까?
    ① 숨이 차서 전혀 오르내리지 못한다.
    ② 잦은 휴식이 필요하다.
    ③ 숨이 차지 않는다.

14. 귀하는 버스, 택시, 전철, 기차 등을 탈 수 있습니까?
    ① 전혀 이용하지 못한다.
    ② 일부 보조가 필요하다.
    ③ 별 무리없이 이용하고 있다.

15. 귀하는 바깥일을 할 수 있습니까?
    ① 전혀 못한다.
    ② 동반자가 있어야 한다.
    ③ 혼자서 할 수 있다.

노인의 건강상태 측정 도구

16. 귀하는 라디오나 전화를 들을 수 있습니까?
    ① 전혀 못한다.
    ② 전화를 걸어주거나 받아 주어야 한다.
    ③ 혼자서 한다.

17. 귀하는 책이나 신문을 볼 수 있습니까?
    ① 전혀 못한다.
    ② 부분적으로만 가능하다.
    ③ 보는데 지장이 없다.

18. 귀하는 여가활동(바둑, 장기, 화초기르기 등)을 할 수 있습니까?
    ① 전혀 못한다.
    ② 부분적으로만 가능하다.
    ③ 혼자서 할 수 있다.

19. 귀하는 성욕을 느끼십니까?
    ① 전혀 느끼지 못한다.
    ② 가끔 느낀다.
    ③ 자주 느낀다.

20. 귀하는 성관계를 할 수 있습니까?
    ① 전혀 가능하지 않다.
    ② 가능은 하지만 즐기지는 않는다.
    ③ 가능하며 즐기는 편이다.

노인의 건강상태 측정 도구

※ 다음은 귀하의 심리적 건강상태를 알아보기 위한 것입니다.

1. 오늘 아침 드신 반찬을 기억하십니까?
   ① 기억하지 못한다.
   ② 보통이다.
   ③ 잘 기억한다.

2. 현재 살고 계신 동네를 기억하십니까?
   ① 기억하지 못한다.
   ② 보통이다.
   ③ 잘 기억한다.

3. 오늘은 몇 년, 몇 월, 몇 일 입니까?
   ① 하나도 모른다.
   ② 세가지중 하나나 둘을 안다.
   ③ 잘 기억한다.

4. 길에서 아는 사람을 만났을 때 잘 알아보십니까?
   ① 거의 못 알아 본다.
   ② 보통이다.
   ③ 잘 알아 본다.

5. 주변에서 일어나는 일에 흥미가 있으십니까?
   ① 흥미가 없다.
   ② 보통이다.
   ③ 흥미가 없다.

6. 어떤 일을 성취하였을 때 느낌이 어떻습니까?
   ① 기쁘지 않다.
   ② 그저 그렇다.
   ③ 기쁘다.

7. 귀하는 행복하십니까?
   ① 행복하지 않다.
   ② 그저 그렇다.
   ③ 행복하다.

8. 친구나 이웃과의 관계에서 만족하십니까?
   ① 만족하지 않는다.
   ② 보통이다.
   ③ 만족한다.

노인의 건강상태 측정 도구

9. 귀하의 앞날에 대해서 어떻게 느끼십니까?
   ① 희망적이지 않다.
   ② 보통이다.
   ③ 희망적이다.

10. 모든 일들이 낙관적으로 보이십니까?
   ① 낙관적이지 않다.
   ② 보통이다.
   ③ 낙관적으로 보인다.

11. 귀하는 요즘 불안해서 오래 앉아 있을 수 없습니까?
   ① 그렇다.
   ② 보통이다.
   ③ 그렇지 않다.

12. 아주 외로우시거나, 혼자인 것 같은 느낌이 드십니까?
   ① 그렇다.
   ② 보통이다.
   ③ 그렇지 않다.

13. 귀하는 요즘 지루하십니까?
   ① 그렇다.
   ② 보통이다.
   ③ 그렇지 않다.

14. 귀하는 요즘 우울함을 느끼십니까?
   ① 그렇다.
   ② 보통이다.
   ③ 그렇지 않다.

15. 귀하는 요즘 자주 우십니까?
   ① 그렇다.
   ② 보통이다.
   ③ 그렇지 않다.

16. 귀하는 자살하고 싶다는 생각을 해보신 적이 있습니까?
   ① 그렇다.
   ② 보통이다.
   ③ 그렇지 않다.

17. 자신을 쓸모 없는 사람이라고 느낀신 적이 있습니까?
   ① 그렇다.
   ② 보통이다.
   ③ 그렇지 않다.

노인의 건강상태 측정 도구

※ 다음은 귀하의 사회적 활동에 대해 알아보기 위한 것입니다.

읽으신 후 가장 적합하다고 생각하시는 번호에 O표를 하여 주십시오.

1. 귀하는 평소에 손자들과 함께 즐거운 시간을 보내는 때가 얼마나 됩니까?
   ① 전혀 없다. ② 없는 편이다. ③ 가끔 있다.
   ④ 자주 있다. ⑤ 매우 자주 있다.

2. 귀하는 손자들과 어느정도 이야기를 나눕니까?
   ① 전혀 없다. ② 안 하는 편이다. ③ 가끔 한다.
   ④ 자주 한다. ⑤ 매우 자주 한다.

3. 귀하는 손자들과 친밀하게 지내십니까?
   ① 전혀 친밀하지 않다. ② 친밀하지 않은 편이다. ③ 보통이다.
   ④ 친밀한 편이다. ⑤ 매우 친밀하다.

4. 귀하는 손자들에게 용돈이나 선물을 줍니까?
   ① 전혀 안준다. ② 안 주는 편이다. ③ 가끔 준다.
   ④ 자주 준다. ⑤ 매우 자주 준다.

5. 귀하는 손자들을 키우는데 관여합니까?
   ① 전혀 안한다. ② 안하는 편이다. ③ 다소 한다.
   ④ 많이 한다. ⑤ 직접 기른다.

6. 귀하는 한달에 몇 번 정도나 자녀들과 함께 외출합니까?
   ① 1회미만 ② 1회 ③ 2회
   ④ 3회 ⑤ 4회이상

7. 귀하는 자녀들과 어느 정도 이야기를 나눕니까?
   ① 전혀 안한다. ② 안 하는 편이다. ③ 가끔 한다.
   ④ 자주 한다. ⑤ 매우 자주 한다.

8. 귀하는 자녀들과 친밀하게 지내십니까?
   ① 전혀 친밀하지 않다. ② 친밀하지 않은 편이다. ③ 보통이다.
   ④ 친밀한 편이다. ⑤ 매우 친밀하다.

9. 귀하는 자녀들에게 귀하의 경험이나 지혜를 주십니까?
   ① 전혀 못준다. ② 못 주는 편이다. ③ 다소 준다.
   ④ 많이 주는 편이다. ⑤ 매우 많이 준다.

10. 귀하는 자녀들의 일에 관심을 갖습니까?
    ① 전혀 갖지 않는다. ② 갖지 않는 편이다. ③ 다소 갖는다.
    ④ 많이 갖는다. ⑤ 매우 많이 갖는다.

11. 귀하는 한달에 몇 번 정도나 남편(아내)과 함께 외출합니까?
    ① 1회미만 ② 1회정도 ③ 2회정도
    ④ 3회정도 ⑤ 4회이상 ⑥ 해당안됨

12. 귀하는 남편(아내)과 어느 정도 대화를 합니까?
    ① 전혀 안한다. ② 안 하는 편이다. ③ 가끔 한다.
    ④ 자주 한다. ⑤ 매우 자주 한다.

13. 귀하는 남편(아내)과 친밀합니까?
    ① 전혀 친밀하지 않다. ② 친밀하지 않은 편이다 ③ 보통이다.
    ④ 친밀한 편이다. ⑤ 매우 친밀하다. ⑥ 해당안됨.

14. 귀하는 남편(아내)의 일에 관심을 갖습니까?
    ① 전혀 갖지 않는다. ② 갖지 않는 편이다. ③ 다소 갖는다.
    ④ 많이 갖는다. ⑤ 매우 많이 갖는다. ⑥ 해당 안됨.

15. 귀하는 남편(아내)과 함께 즐거운 시간을 보내는 때가 얼마나 됩니까?
    ① 전혀 없다. ② 없는 편이다. ③ 가끔 있다.
    ④ 자주 있다. ⑤ 매우 자주 있다.

16. 귀하는 집안일이나 그밖의 중요한 결정을 내릴 때 남편(아내)과 의논합니까?
    ① 전혀 안한다. ② 안하는 편이다. ③ 가끔 한다.
    ④ 자주 한다. ⑤ 매우 자주 한다.

17. 귀하는 친구나 가까운 이웃들을 한달에 몇 번 정도나 만납니까?
    ① 1회미만 ② 2회정도 ③ 4회정도
    ④ 6회정도 ⑤ 8회이상

18. 귀하는 친구나 가까운 이웃들과 친밀하게 지내십니까?
    ① 전혀 친밀하지 않다. ② 친밀하지 않은 편이다. ③ 보통이다.
    ④ 친밀한 편이다. ⑤ 매우 친밀하다.

19. 귀하는 마음을 털어놓을 수 있는 친구나 이웃이 몇 분이나 됩니까?
    ① 전혀 없다. ② 1–2명 ③ 3–4명
    ④ 5–6명 ⑤ 7명이상

노인의 건강상태 측정 도구

20. 귀하는 친구나 이웃들과 즐거운 시간을 보내는 때가 얼마나 됩니까?
    ① 전혀 없다. ② 없는 편이다. ③ 가끔 있다.
    ④ 자주 있다. ⑤ 매우 자주 있다.

21. 귀하는 친구나 이웃들에게 자신의 마음을 털어놓습니까?
    ① 전혀 그렇지 않다. ② 그렇지 않은 편이다. ③ 보통이다.
    ④ 그런 편이다. ⑤ 매우 그렇다.

22. 귀하는 친척들을 한달에 몇 번 정도나 만납니까?
    ① 1회미만 ② 1회 ③ 2회
    ④ 4회 ⑤ 4회 이상

23. 귀하는 친척들과 친밀하게 지내십니까?
    ① 전혀 친밀하지 않다. ② 친밀하지 않은 편이다. ③ 보통이다.
    ④ 친밀한 편이다. ⑤ 매우 친밀하다.

24. 귀하는 친척들이 어려운 처지에 있을 때 도움을 주었습니까?
    ① 전혀 없다. ② 안준 편이다. ③ 다소 주었다.
    ④ 많이 주었다. ⑤ 매우 많이 주었다.

25. 귀하는 친척들과 함께 즐거운 시간을 보내는 때가 있습니까?
    ① 전혀 없다. ② 없는 편이다. ③ 가끔 있다.
    ④ 자주 있다. ⑤ 매우 자주 있다.

26. 귀하는 친척들과 솔직한 대화를 나눕니까?
    ① 전혀 그렇지 않다. ② 그렇지 않은 편이다. ③ 보통이다.
    ④ 그런 편이다. ⑤ 매우 그렇다.

27. 귀하는 친척을 위해 봉사하고 보람을 느끼십니까?
    ① 전혀 그렇지 않다. ② 그렇지 않다. ③ 보통이다.
    ④ 그런 편이다. ⑤ 매우 그런 편이다.

28. 귀하는 보험이나 단체에 가입하셨습니까? (예: 노인회, 친목회, 향우회, 동창회 등)
    ① 전혀 가입하지 않았다. ② 1개 모임에 가입하였다. ③ 2개 모임에 가입하였다.
    ④ 3개 모임에 가입하였다. ⑤ 4개 이상 모임에 가입하였다.

29. 귀하는 가입한 모임이나 단체에 어느 정도 참석하십니까?
    ① 전혀 참석하지 않는다. ② 참석하지 않는 편이다. ③ 가끔 참석한다.
    ④ 자주 참석한다. ⑤ 매우 자주 참석한다.

노인의 건강상태 측정 도구

30. 귀하는 모임이나 단체를 위해 열심히 봉사합니까?
    ① 전혀 그렇지 않다.　② 그렇지 않은 편이다.　③ 보통이다.
    ④ 그런 편이다.　⑤ 매우 그렇다.

31. 귀하는 모임이나 단체에서 의견을 발표합니까?
    ① 전혀 안한다.　② 안하는 편이다.　③ 가끔 한다.
    ④ 자주 한다.　⑤ 매우 자주 한다.

32. 귀하는 모임이나 단체의 회원들과 친밀하게 지냅니까?
    ① 전혀 친밀하지 않다.　② 친밀하지 않은 편이다.　③ 보통이다.
    ④ 친밀한 편이다.　⑤ 매우 친밀하다.

33. 귀하는 가입한 모임이나 단체에서 유익하고 가치있는 사람이라고 생각하십니까?
    ① 전혀 그렇지 않다.　② 그렇지 않은 편이다.　③ 보통이다.
    ④ 그런 편이다.　⑤ 매우 그렇다.

34. 귀하는 성당, 교회 또는 절에 나갑니까?
    ① 전혀 나가지 않는다.　② 나가지 않는 편이다.　③ 가끔 나간다.
    ④ 자주 나간다.　⑤ 매우 자주 나간다.

35. 귀하는 성당, 교회 또는 절에 나가서 남을 위해 뜻있는 봉사를 합니까?
    ① 전혀 그렇지 않다.　② 그렇지 않은 편이다.　③ 보통이다.
    ④ 자주 한다.　⑤ 매우 자주 한다.

36. 귀하는 성당, 교회 또는 절에서 의견을 제시합니까?
    ① 전혀 안한다.　② 안하는 편이다.　③ 가끔 한다.
    ④ 자주 한다.　⑤ 매우 자주 한다.

37. 귀하는 성당, 교회 또는 절의 신도들과 친밀하게 지냅니까?
    ① 전혀 친밀하지 않다.　② 친밀하지 않은 편이다.　③ 보통이다.
    ④ 친밀한 편이다.　⑤ 매우 친밀하다.

38. 귀하는 성당, 교회 또는 절에 나가서 말씀(설교, 강론, 법문)을 듣습니까?
    ① 전혀 듣지 않는다.　② 가끔 듣는다.　③ 보통이다.
    ④ 열심히 듣는 편이다.　⑤ 매우 열심히 듣는다.

Quality of Life: 삶의 질

출처 ▸▸▸

노유자(1988). *서울지역 중년기 성인의 삶의 질에 관한 분석연구*. 연세대학교 대학원 박사학위논문.

목적 ▸▸▸

중년기 성인의 삶의 질의 정도를 파악하기 위함이다.

개발과정 ▸▸▸

삶의 질이란 신체적 정신적 및 사회 경제적 영역에서의 각 개인이 지각하는 주관적 안녕을 의미하는 것이다.

개발과정은 개념 기틀의 설정을 위하여 34편의 논문을 분석하여 주요영역으로 신체, 정신, 사회 그리고 경제적인 측면들이 포함됨을 확인하였다. 다음단계로 한국인의 의식구조가 반영된 개념기틀을 설정하기 위하여 탐색조사를 하였다. 대상자는 서울에 거주하는 일반인 30명(성직자, 3명, 의사 4명, 간호사 8명, 사무직과 회사원, 4명, 공무원 2명, 교사와 교수 9명)을 유의표집하여 개방식 질문과 반구조적 질문지를 사용하여 만족스럽고 평안한 생활을 하기 위해서 필요하다고 생각되는 요소들을 표현하도록 한 후 그것들을 삶의 질을 구성하는 주요영역 즉 신체, 정신, 사회, 경제, 영적인 측면으로 구분하여 응답하도록 하였다. 이를 통하여 개념기틀로 삶의 질의 주요영역은 신체, 정신, 사회, 경제, 영적 영역이며 하위영역은 신체상태와 기능, 정서상태, 자아존중감, 사회생활, 경제생활, 신앙생활로 구분하였다.

도구의 개발은 이러한 개념기틀에 근거하여 주요영역과 하위영역에서 도출된 200여개의 단어 중 연구자와 간호학과 3인의 교수가 선정한 106개의 주요단어를 중심으로 1차예비 조사 설문지를 작성하였다. 1차 예비조사의 설문지의 내용타당도 검정은 교수 22명, 의사 7명, 간호사 6명, 교사 3명, 성직자 3명, 임상심리학자 2명의 총 43명으로 구성된 판정집단에게 의뢰하여 반드시 필요한 문항(3점), 넣어도 좋은 문항(2점), 필요없는 문항(1점)으로 구분하여 기록하게 하였고, 90%이상의 합의률을 보인 문항만 선정한 결과 총 51문항으로 축소되었다. 51문항에 대한 어휘의 난이도와 이해도를 판정하기 위하여 성인 10명에게 조사한 결과 적절성을 인정받았고, 교수 5명으로 이루어진 소그룹 판정 집단에 의해 문구와 문항을 수정 보완한 후 현재의 생활에 대한 느낌을 '매우만족한다' 에서 '매우 불만스럽다' 의 5점 평정척도로 측정할 수 있도록 구성하였다.

51문항의 예비 측정도구를 사용하여 서울에 거주하는 30세에서 59세의 기혼성인 남녀 145명을 유의표집하여 문항간의 상관관계를 Pearson 적률 상관관계로 산출한 결과 상관계수가 .60이상인 문항가운데 '결혼생활' 과 '배우자 관계' (.80), '경제수준' 과 '가족전체 월수입' (.60), '하고있는 일' 과 '직장생활' (.60), '자녀가 있다는 사실에 대한 만족' 과 '자녀관계' (.70)중 결혼생활, 경제수준, 직장생활, 자녀가 있다는 사실 등의 4개의 문항은 삭제하여 총 47문항이 확정되었다[1].

Quality of Life: 삶의 질

국내활용 및 대상자 ▸▸▸

노인[2) 3)] 뿐 아니라, 환자[4) 5)] 등에 많이 활용하고 있다.

척도 및 하위영역 ▸▸▸

- 척도

  자가보고 도구 47문항, 5점 척도이다(매우 불만 1점, 대체로 불만 2점, 보통 3점, 대체로 만족 4점, 매우 만족 5점).

- 하위영역

  6개 요인으로 정서상태(9문항), 경제생활(11문항), 자아존중감(8문항), 신체상태와 기능(9문항), 이웃관계(4문항), 가족관계(6문항)이다.

전체 문항중 29, 30, 31, 35, 36, 38, 39, 42~47번 문항은 부정문항이므로 이들 문항은 점수 계산시 역산해야 한다.

도구평가 ▸▸▸

개발당시 도구의 신뢰도는 기혼남녀 2179명을 대상으로 내적일관성 검정에서 Cronbach's alpha .94이었고, 6개요인의 Cronbach's alpha는 .66-.88이었다[1)].

구성타당도는 동일 대상으로 조사한 결과 요인분석에서 6개요인의 설명력은 47.0%, 요인상호간의 상관관계는 Pearson 적률상관계수에서 r=.39~.56의 범위를 나타내었다.

도구적용방법 ▸▸▸

자가보고 방법이며, 각 영역의 점수가 높을수록 그 영역의 삶의 질의 정도가 높다는 것을 의미한다.

Reference ▸▸▸

1) 노유자(1988). *서울지역 중년기 성인의 삶의 질에 관한 분석연구*. 연세대학교 대학원 박사학위논문.

2) 박현주, 서순림(1999). 입원한 노인환자의 사회적 지지, 무력감, 삶의 질 간의 관계. *노인 간호학회지, 1*(1), 5-15.

3) 김기분, 김인숙, 정미영, 오혜경, 권영숙, 이은자, 서은수, 김세란(1999). 시설 노인의 우울과 삶의 질에 대한 음악요법 효과. *노인간호학회지, 1*(2), 213-223.

4) 신성례, 김애리(2001). 척수손상환자의 삶의 질 영향요인 분석. *간호학회지, 31*(1), 126-138.

5) 강신자(2003). *간경변증 환자의 자기효능감, 자가간호 수행 및 삶의 질 간의 관계*. 경상대학교 대학원 석사학위논문.

삶의 질 측정도구

※ 다음문항을 읽으시고 요즈음 생활에 대해서 당신의 느낌과 가장 잘 부합된다고 생각되는 곳에 V표를 하여 주십시오.

항 목	매우 만족	대체로 만족	보통	대체로 불만	매우 불만
1. 요즈음 당신이 하고 있는 일(가사일, 공부, 업무, 사업 등)에 대해서 어떻게 느끼십니까?					
2. 요즈음 당신의 외모에 대해서 어떻게 느끼십니까?					
3. 요즈음 당신의 신체상태에 대해서 어떻게 느끼십니까?					
4. 당신은 요즈음 집과 주변환경에 대해서 어떻게 느끼십니까?					
5. 요즈음 당신의 전반적인 생활에 대해서 어떻게 느끼십니까?					
6. 당신은 요즈음 부모(친부모, 시부모, 처부모)와의 관계에 대해서 어떻게 느끼십니까?					
7. 당신은 요즈음 형제나 친척과의 관계에 대해서 어떻게 느끼십니까?					
8. 요즈음 당신의 활기상태(기운, 기력, 힘)에 대해서 어떻게 느끼십니까?					
9. 요즈음 당신의 활동정도(걷기, 계단오르기, 버스타기, 앉기)에 대해서 어떻게 느끼십니까?					
10. 요즈음 당신의 식생활 수준에 대해서 어떻게 느끼십니까?					
11. 당신은 요즈음 친구관계에 대해서 어떻게 느끼십니까?					
12. 당신은 요즈음 취미, 오락, 여가활동에 대해서 어떻게 느끼십니까?					
13. 당신은 요즈음 가정에서 차지하는 위치에 대해서 어떻게 느끼십니까?					
14. 요즈음 당신이 소유하고 있는 재산에 대해서 어떻게 느끼십니까?					
15. 요즈음 당신의 수면상태에 대해서 어떻게 느끼십니까?					
16. 당신은 요즈음 이웃관계에 대해서 어떻게 느끼십니까?					
17. 당신은 요즈음 노후생활을 위한 준비정도에 대해서 어떻게 느끼십니까?					
18. 당신은 요즈음 함께 일하는 사람들과의 관계에 대해서 어떻게 느끼십니까?					
19. 요즈음 당신의 의생활(옷입는)수준에 대해서 어떻게 느끼십니까?					
20. 요즈음 당신이 하는 일에 비해서 학벌이 어떻다고 느끼십니까?					
21. 가족의 전체 월수입에 대해서 요즈음 당신은 어떻게 느끼십니까?					
22. 요즈음 당신의 배뇨, 배변 상태에 대해서 어떻게 느끼십니까?					

삶의 질 측정도구

※ 아래의 문항중 23~25번은 해당되시는 분에 한해서 대답해 주십시오.

문항					
23. 당신은 요즈음 배우자와의 관계에 대해서 어떻게 느끼십니까?					
24. 당신은 요즈음 자녀와의 관계에 대해서 어떻게 느끼십니까?					
25. 요즈음 당신의 성생활에 대해서 어떻게 느끼십니까?					
26. 당신은 요즈음 마음이 평온하십니까?					
27. 당신은 요즈음 남들만큼 일할 능력이 있다고 느끼십니까?					
28. 당신은 요즈음 뚜렷한 목적을 가지고 살아가십니까?					
29. 당신은 요즈음 외로움을 느끼십니까?					
30. 당신은 요즈음 불안감을 느끼십니까?					
31. 당신은 요즈음 신체적 피로를 느끼십니까?					
32. 당신은 요즈음 남들과 서로 믿으며 생활하고 있습니까?					
33. 당신은 요즈음 모든 것을 낙관적으로 보며 살아가고 있습니까?					
34. 당신은 요즈음 식사를 잘하고 있습니까?					
35. 당신은 요즈음 걱정거리가 많습니까?					
36. 당신은 요즈음 신체적 불편감을 느끼십니까?					
37. 당신은 요즈음 맡은 임무(가사일, 업무, 공부 등)를 잘 수행하고 있습니까?					
38. 당신은 요즈음 남들만큼 가치있는 사람이라고 느끼십니까?					
39. 당신은 요즈음 쉽게 패배감을 느끼십니까?					
40. 당신은 요즈음 의욕적인 생활을 하고 있습니까?					
41. 당신은 요즈음 환경변화에 잘 적응하고 있습니까?					
42. 당신은 요즈음 매사에 두려움을 느끼십니까?					
43. 당신은 요즈음 분노를 느끼십니까?					
44. 당신은 요즈음 자기자신을 소중하게 여기고 있습니까?					
45. 당신은 요즈음 정신적으로 고달픔을 느끼십니까?					
46. 당신은 요즈음 체중문제로 인해 신체적인 불편을 느끼십니까?					
47. 당신은 요즈음 우울함을 느끼십니까?					

노인의 삶의 질

출처 ▸▸▸

최수정(2001). *도구개발을 통한 한국노인의 삶의 질에 관한 조사연구.* 이화여자대학교 박사학위논문.

개발과정 ▸▸▸

노인의 삶에 질에 관한 연구와 60세이상의 노인에게 직접 반구조적 질문지 조사 및 면담을 실시하여 노인이 경험하는 삶의 여러영역에 대해 탐색한 결과를 기초로 개념틀을 설정한 후 이에 근거하여 개발된 생활안정, 자원활용의 편이성, 건강 및 가족내 영향력, 지지기반의 확립 등 네 개 영역으로 구성된 총 32문항의 5점척도로, 서울 및 경기지역에 거주하는 60세이상의 노인 2110명에게 적용하여 도구의 타당도 신뢰도를 구하고, 이들의 삶의 질 정도를 구하였다[1].

대상자 ▸▸▸

서울 경기지역의 재가 노인 2110명을 대상으로 하였다.

척도 및 하위영역 ▸▸▸

■ 척도

자가보고 도구 32문항, 5점 Likert 척도(1점은 대단히 불만족-5점은 대단히 만족)이다.

■ 하위척도

생활안정 14문항(3, 5, 15, 19, 22, 24~32번), 자원활용의 편이성 8문항(9~11, 14, 16~18, 23번), 건강 및 가족내 영향력 5문항(1, 2, 4, 6, 20번), 지지 기반의 확립 5문항(7, 8, 12, 13, 21번)으로 구성되어 있다.

도구평가 ▸▸▸

개발당시 도구의 신뢰도는 노인 2110명을 대상으로 내적일관성 검정에서 Cronbach's alpha .97, 각 요인별 신뢰도 계수는 .89-.96였다.

도구적용방법 ▸▸▸

자가보고 방법이며, 각 영역의 점수가 높을수록 그 영역의 삶의 질의 정도가 높다는 것을 의미한다.

Reference ▸▸▸

1) 최수정(2002). 한국노인의 삶의 질에 관한 측정 도구 개발. *성인간호학회, 14*(3), 401-410.

노인의 삶의 질

※ 다음은 귀하의 삶의 질을 알아보기 위한 것입니다. 다음의 각 문항을 읽고 귀하가 느끼는 것과 가장 일치하는 란에 V표 해주십시오.

내　　　용	매우 만족	대체로 만족	보통	대체로 불만	매우 불만
1. 귀하는 자신에게 주어진 가족내 역할 및 위치에 대해 만족하십니까?					
2. 귀하는 자신의 가족내 의사결정권에 만족하십니까?					
3. 귀하는 가족결속력(애착감)에 대해 어떻게 생각하십니까?					
4. 귀하는 자신에 대해 만족하십니까?					
5. 어려움에 처했을 때 귀하가 믿고 의지할 수 있는 가족의 지지에 대해서 어떻게 생각하십니까?					
6. 자신의 건강에 대해 어떻게 생각하십니까?					
7. 결혼생활(배우자 관계)에 대해 어떻게 생각하십니까?					
8. 하고 계시는 경제활동(취업)에 대해 만족하십니까?					
9. 주어진 교육여건(정보 및 자원활용 능력)에 만족하십니까?					
10. 버스, 지하철 등 교통수단을 이용할 때 편리하다고 생각하십니까?					
11. 매월 동사무소에서 지급되는 교통비 또는 경로연금에 만족하십니까?					
12. 귀하는 노인을 위한 국가의 정책에 만족하십니까?					
13. 귀하의 사회활동에 대해 어떻게 생각하십니까?					
14. 귀하의 성생활에 만족하십니까?					
15. 귀하의 여가생활(취미 또는 오락활동)에 만족하십니까?					
16. 귀하의 경제상태에 대해 어떻게 생각하십니까?					
17. 사회의 노인에 대한 경로 사상에 대해서 어떻게 생각하십니까?					
18. 아플 때 병원이나 보건소 등의 의료기관을 이용하고 접근하는데 있어서 만족하십니까?					
19. 이웃사람들과의 관계에 대해 어떻게 생각하십니까?					
20. 일상생활을 위한 귀하의 움직임(기동력)에 만족하십니까?					

노인의 삶의 질

21. 자녀와의 관계에 대해 어떻게 느끼십니까?					
22. 일하는데 있어서 자신의 능력에 대해 어떻게 생각하십니까?					
23. 귀하는 자신이 자아실현(자아성취)과 관련하여 어떻게 생각하십니까?					
24. 종교생활에 대해 어떻게 느끼십니까?					
25. 귀하의 주거형태에 만족하십니까?					
26. 앞으로 닥쳐올 일에 대한 귀하의 대처능력에 대해 어떻게 생각하십니까?					
27. 친구들과의 관계에 대해 어떻게 생각하십니까?					
28. 형제 또는 친척들과의 교제에 대해 어떻게 생각하십니까?					
29. 귀하의 활력(원기, 기력)에 대해 어떻게 생각하십니까?					
30. 귀하의 인생목표 도달에 대해 어떻게 생각하십니까?					
31. 주변 생활환경에서 발생 가능한 손상이나 사고위험으로부터의 안정성에 대해 어떻게 생각하십니까?					
32. 귀하의 생의 보람에 대해 어떻게 느끼십니까?					

출처 ▸▸▸

최수정(2001). *도구개발을 통한 한국노인의 삶의 질에 관한 조사연구.* 이화여자대학교 박사학위논문.

Chapter · 2

신체적 건강

Nursing home Hearing Handicap Index(NHHI): 청력장애사정

출처 ▸▸▸

Schow, R. L., & Nerbonne, M. A.(1977). Assessment of hearing handicap by nursing home residents and staff. *Journal of the Academy of Rehabilitative Audiology, 10*(2), 2-12.

목적 ▸▸▸

요양원에서 활용할 수 있는 청력장애 사정도구를 개발하고자 하였다.

개발과정 ▸▸▸

기존 청력장애 사정도구인 HHS(Hearing Handicap Scale), HMS(Hearing Measurement Scale)나 DSCF (Denver Scale of Communication Function)는 요양원 노인에게 부적절하여(설문이 너무 길고, 질문의 단어 사용이 nursing home에 맞지 않음), 요양원 노인에게 적절한 사정도구를 개발하고 이를 PTA(Pure Tone Average; pure tone audiometer를 이용하여, 500, 1000 & 2000 Hz 에서의 좋은쪽 귀의 평균값)와 비교하여 타당도를 평가한 후 개발되었다. 기존 도구들의 문항과 비슷한 초기문항을 개발한 후 연구자들이 문항을 이해하기 쉽게 수정하고 대상자 스스로가 답하는 설문과, 대상자를 잘 아는 요양원 직원이 답하는 설문 두 가지 형태를 만들었다. 대상자 스스로가 자신의 청력장애를 사정하는 자가평가형(self version) NHHI와 대상자를 잘 아는 직원이 대상자의 청력장애를 사정하는 직원평가형(staff version) NHHI 등 2 가지 도구가 개발되었으며, 직원 평가형이 더 정확한 것으로 나타났다.

5단계의 Likert 형 척도로 '매우 자주(very often)' (100점)부터 '거의 없음(almost never)' (20점)까지이며 점수가 높을수록 청력장애가 심한 것을 의미한다.

국내활용 ▸▸▸

우리나라에서 번역된 도구가 없고, 이 도구를 적용한 연구는 알려진 것이 없다.

대상자 ▸▸▸

- 도구개발당시 Idaho 주내 요양원 노인을 대상으로 검증되었다.

- 적용연구

  자가평가형 도구는 ①IL: Independent living, ②AL: assisted living, ③NC: nursing care(지속적인 간호를 받는 군) 등 다양한 수준의 노인이 함께 생활하는 노인 요양시설에서 적용되었다. 직원(주로 사회복지사) 평가형 도구는 IL, AL, NC 수준의 노인을 대상으로 평가하도록 하였다[1]. 또한 여자 요양원 노인[2], 병원 외래에서 ET(Essential Tremor) 환자, PD(Parkinson Disease) 환자 그리고 정상인(normal control) 등 세 군[3]에게 적용되었다.

Nursing home Hearing Handicap Index(NHHI): 청력장애사정

척도 및 하위영역 ▸▸▸

자가보고 도구로 자가평가형 도구 10문항, 5점 척도(1점 거의 없다-5점 매우 자주)와 직원평가형 10문항, 5점 척도(1점 거의 없다-5점 매우 자주)로 구성되어 있다.

도구평가 ▸▸▸

■ 개발당시

4 군데의 요양원에서 직원평가형과 PTA 사이의 상관계수 r=.43~.82이었고, 자가평가형과 PTA 사이의 r=.38~.57이었다. 직원평가형 NHHI와 자가평가형 NHHI 사이의 r=.42~.53이었다. 한개 요양원의 직원과 노인 평가 점수간의 r=.14를 제외하고 모두 통계적으로 유의한 관계가 있는 것으로 나타났다. 실제 PTA는 모든 요양원에서 비슷하게 나타났다.

■ 적용연구

Culbertson 외 (2004)의 연구에서 PTA와 자가평가형 NHHI는 Pearson correlation r=.92, 직원평가형 NHHI 점수와는 Pearson r=.76이었다[1].

도구적용방법 ▸▸▸

구조화된 질문지를 이용하여 자기 기입식으로 작성하게 하였으며, 점수가 높을수록 청력장애가 심한 것을 의미한다. 20점 이하는 청력장애가 없는 것이며 21점 이상은 청력장애가 있는 것으로 구분하였다. 또 21점 이상을 다시 3개 집단으로 구분하여 장애정도를 구분하였으나[4] 구분방법에 대한 근거는 제시되지 않았다.

Reference ▸▸▸

1) Culbertson, D. S., Griggs, M., & Hudson, S.(2004). Ear and hearing status in a multilevel retirement facility. *Geriatric Nursing, 25*(2), 93-98.

2) Jupiter, T., & Spivey, V.(1997). Perception of hearing loss and hearing handicap on hearing aid use by nursing home residents. *Geriatric Nursing, 18*(5), 201-208.

3) Ondo, W. G., Sutton, L., Dat Vuong, K., Lai, D., & Jankovic, J.(2003). Hearing impairment in essential tremor. *Neurology, 61*(2), 1093-1097.

4) Burggraf, V., & Stanley, M.(1989). *Nursing the elderly; A care plan approach(PP83-86)*. J. B. Lippincott.

Nursing Home Hearing Handicap Index(NHHI) -Self version for resident-

	VERY OFTEN				ALMOST NEVER
1. When you are with other people, do you wish you could hear better?	5	4	3	2	1
2. Do other people feel you have a hearing problem (when they try to talk to you)?	5	4	3	2	1
3. Do you have trouble hearing another person if there is a radio or TV playing(in the same room)?	5	4	3	2	1
4. Do you have trouble hearing the radio or TV?	5	4	3	2	1
5. (How often) do you feel life would be better if you could hear better?	5	4	3	2	1
6. How often are you embarrassed because you don't hear well?	5	4	3	2	1
7. When you are alone do you wish you could hear better?	5	4	3	2	1
8. Do people (tend to) leave you out of conversations because you don't hear well?	5	4	3	2	1
9. (How often) do you withdraw from social activities (in which you ought to participate because you don't hear well?	5	4	3	2	1
10. Do you say 'what' or 'pardon me' when people first speak to you?	5	4	3	2	1

※ words in parenthesis are optional when items are read to resident.

출처 ▸▸▸

Burggraf, V., & Stanley, M.(1988). *Nursing the elderly; A care plan approach.* J. B. Lippincott. p84-85.

Nursing Home Hearing Handicap Index(NHHI) -Staff version-

	VERY OFTEN				ALMOST NEVER
1. When this person is with other people, does he/she need to hear better?	5	4	3	2	1
2. Do members of the staff, family and friends make negative comments about this person' s hearing problem?	5	4	3	2	1
3. Do they have trouble hearing another person if there is a radio or TV playing in the same room?	5	4	3	2	1
4. When this person is listening to radio or TV do they have trouble hearing?	5	4	3	2	1
5. How often do you feel life would be better for this person if they could hear better?	5	4	3	2	1
6. How often are they embarrassed because they don' t hear well?	5	4	3	2	1
7. When they are alone do they need to hear the everyday sounds of life better?	5	4	3	2	1
8. Do people tend to leave them out of conversations because they don' t hear well?	5	4	3	2	1
9. How often do they withdraw from social activities in which they ought to participate because they don't hear well?	5	4	3	2	1
10. Do they say 'what' or 'pardon me' when people first speak to them?	5	4	3	2	1

Categories and Scores

Category	Scores
No handicap	0–20
Mild hearing handicap	21–40
Moderate hearing handicap	41–70
Severe hearing handicap	71–100

출처 ▸▸▸

Burggraf, V., & Stanley, M.(1988). *Nursing the elderly, A care plan approach.* J. B. Lippincott. p84-85.

Subjective Global Assessment (SGA): 주관적 영양상태 평가

출처 ▸▸▸

Detsky, A. S., McLaughlin, J. R., Baker, J. P., Johnston, N., Whittaker, S., Menelson, R. A., & Jeejeebhoy, K. N.(1987). What is subjective global assessment of nutritional status? *Journal of Parenteral and Enteral Nutrition, 11,* 8-13.

목적 ▸▸▸

개인의 과거력과 신체사정 결과를 기초로 주관적 영양상태를 평가하기 위해 개발되었다.

개발과정 ▸▸▸

SGA는 위장관수술을 받기위해 외과에 입원한 202명의 환자를 대상으로, 환자 과거력의 5가지 항목(체중감소, 섭식양상의 변화, 위장관 증상의 유무, 현재 환자의 기능 또는 에너지상태, 질병상태에 따른 대사요구)과 신체사정(피하지방 감소, 근육소모, 부종, 복수의 정도)의 5가지항목으로 이루어진 총 13문항의 결과를 기초로 주관적 영양상태를 3단계로 평가할 수 있도록 개발되었다.

1997년 SGA가 수정된 후[1], 1999년 Kalantar-Zadeh 외[2]는 혈액환자를 대상으로 SGA를 7가지 영역(체중변화, 섭식, 위장관 증상, 기능적 역량, 동시이환〈comorbidity〉, 피하지방 감소, 근육소모)별 5점척도의 fully quantitative scale로 수정하여 MSGA(Modified SGA)를 개발하였다.

국내활용 및 대상자 ▸▸▸

혈액투석환자에서 영양상태의 중요성이 강조되고 있는 것을 반영하듯이 SGA는 주로 혈액투석환자를 대상으로 한 연구논문에서 활용되고 있다.

혈액투석환자를 대상[3]으로 수정된 SGA(MSGA)를 번역해서 사용하여 영양상태 판정에 대한 다른 객관적 측정치들과의 관련성을 검증시 이용하였고 노인 만성 혈액투석환자를 대상[5]으로 수정된 SGA(MSGA)를 변형하여 사용하였다.

척도 및 하위영역 ▸▸▸

- ■ SGA 척도-13문항의 semi quantitative scale로 하위영역-2개 요인으로 구성되어 있다.
- 과거력(체중변화, 섭식양상의 변화, 위장관 증상, 환자의 기능 또는 에너지 상태, 질병상태에 따른 에너지요구), 체중감소량, 감소율, 섭식양상의 변화 형태및 변화기간, 기능부전의 형태및 기간, 질환명, 대사요구도(스트레스)등을 기술하였다.
- 신체사정(피하지방 감소, 근육소모, 발목부종, 천골부종, 복수의 정도)을 4점척도(0=normal, 1+=mild, 2+=moderate, 3+=severe)로, SGA class rating은 3단계(A=well nourished, B=moderately malnourished, C=severely malnourished)로 평가하였다.

Subjective Global Assessment(SGA): 주관적 영양상태 평가

■ MSGA 척도-7문항의 5점 Likert 척도이며, 하위영역-2개 요인으로 구성되어 있다.

• 과거력(체중변화, 섭식, 위장관 증상, 기능적 변화, 동시이환)과 신체사정(축적지방의 감소 또는 피하지방의 감소, 근육소모)을 평가한다.

도구평가 ▸▸▸

■ 도구개발시

• SGA class와 체중감소량, 체중감소율(%), 섭식양상의 변화기간에 대한 단변량분석 결과 상관계수(Kendall's tau)는 각각 .46(p<.001), .40(p<.001), .22(p<.001)[1)]이었고, SGA class와 체중감소율(category), 섭식양상의 변화, 위장관 증상, 기능적 변화, 피하지방의 감소, 근육 소모, 부종, 복수정도에 대한 단변량분석 결과 상관계수(Kendall's tau)는 각각 .56(p<.001), .48(p<.001), .28(p<.001), .42(p<.001), .82(p<.001), .78(p<.001), .35(p<.001)로 나타났다.

• Interrater reproducibility test 결과 Kappa=.78(SE=.08, 95% confidence, interval .62-.94)이었다.

■ 적용시

• SGA와 객관적 영양지표 측정치들과의 단변량분석 결과 체중, BMI, % fat, 상완 삼두근 피부추벽 두께, 중완둘레, nPCR(정상 단백이화율)에서 각각 r=.48.(p<.001), .59(p<.001), .47(p<.001), .54(p<.001), .68(p<.001), SGA와 객관적 측정치들에 대한 다변량분석 결과 multiple r=.78(p<.001, adjusted R^2=.60)[3)]이었다.

• 심각한 영양불량군과 중정도의 영양불량군에서 각각 SGA와 BMI의 상관관계는 r=.26(p=.025), r=.44 (p=.000)[4)]이었고, interrater reliability는 r=.72(p<.001), r=.88(p<.001)[5)] BMI .79(p<.001), fat .77(p<.001), 중완둘레 .71(p<.001)[5)]로 나타났다.

도구적용방법 ▸▸▸

의료진이나 훈련된 rater에 의해 대상자와의 면담과 신체사정을 통해 각 문항에 대한 반응을 얻어냈다.

■ SGA: 각 문항별 반응을 종합하여 SGA class를 3군으로 구별함.
(A=well nourished, B=moderately malnourished, C=severely malnourished)

■ MSGA: 점수가 높을수록 영양상태가 나쁜 것을 의미함.
(7점=정상 또는 영양상태가 좋음, 35점=가장 심한 영영결핍 상태)

Subjective Global Assessment(SGA): 주관적 영양상태 평가

Reference ▸▸▸

1) NKF-DOQ1 Advisory council: NKF-DOQ1 clinical practice guidelines for peritoneal dialysis Adequacy. *American Journal of Kidney Disease,* 30(suppl), 127-128, 1997.

2) Kalantar-Zadeh, K., Kleiner, M., Dunne, E., Lee, G. H., & Luft. F. C.(1999). A modified quantitative subjective global assessment of nutrition for dialysis patients. *Nephrology Dialysis Transplantation, 14,* 1732-1738.

3) Kim, J. H., Kim, S. R.(2001). Subjective Global Assessment of nutrition in maintenance, hemodialysis patients. *The Korean Journal. of Kidney, 20*(2), 270-276.

4) Sim, Y. M.(2003). *A study on nutrition in elderly hemodialysis patients.* Unpublished master' s thesis, Seoul National Univ. Seoul.

5) Visser R, Dekker F. W., Boeschoten E. W., Stevens, P., & Krediet, R. T.(1999). Reliability of the 7-point subjective global assessment scale in assessing nutritional status of dialysis patients. *Advances in Peritoneal Dialysis, 15,* 222-225.

Subjective Global Assessment of Nutritional status

Select appropriate category with a checkmark, or enter numerical value where indicated by "#".

A. History

1. Weight change

 Overall loss in past 6months: amount = # ______ kg; % loss = # ______

 Change in past 2 weeks: __________ increase,

 __________ no change,

 __________ decrease.

2. Dietary intake change(relative to normal)

 No change,

 Change ______ duration= # ______ weeks

 type: ______ suboptimal solid diet, ______ full liquid diet

 ______ hypocaloric liquids, ______ starvation.

3. Gastrointestinal symptoms(that persisted for >2weeks)

 ______ none, ______ nausea, ______ vomiting, ______ diarrhea, ______ anorexia.

4. Functional capacity

 No dysfunction(eg. full capacity)

 Dysfunction ______ duration = # ______ weeks,

 type: ______ working suboptimally,

 ______ ambulatory,

 ______ bedridden.

5. Disease and its relation to nutritional requirements

 Primary diagnosis(specify) ____

 Metabolic demand(stress): ______ no stress, ______ low stress,

 ______ moderate stress ______ high stress

B. Physical(for each trait specify: 0=normal, 1+=mild, 2+=moderate, 3+=severe).

 # ______ loss of subcutaneousfat(triceps, chest)

 # ______ muscle wasting(quadriceps, deltoids)

 # ______ ankle edema

 # ______ sacral edema

 # ______ ascitis

C. SGA rating(select one)

 ______ A = Well nourished

 ______ B = Moderately(or suspected of being) malnourished

 ______ C = Severely malnourished

출처 ▸▸▸

Detsky, A. S., McLaughlin, J. R., Baker, J. P., Johnston, N., Whittaker, S., Menelson, R. A., & Jeejeebhoy, K. N.(1987). What is subjective global assessment of nutritional status? *Journal of Parenteral and Enteral Nutrition, 11,* 8-13.

주관적 영양상태 평가

적절한 곳에 표시를 하거나, #가 있는 곳에는 숫자를 써넣으시오.

A. 과거력

1. 체중변화

지난 6개월동안: 체중감소량 = # ______ kg, 감소율(%) = # ______

지난 2주동안 __________ 증가했음,

__________ 변화없음,

__________ 감소했음.

2. 섭식양상의 변화(정상적인 고형식과 비교하여)

변화없음 ______

변화함 _______ 기간 = # ______ 주 동안

형태: ______ 약간 부드러운 고형식, ______ 유동식

______ 저칼로리 유동식, ______ 음식섭취 못함.

3. 위장관 증상(2주이상 지속되는)

______ 없음 ______ 오심 ______ 구토 ______ 설사 ______ 식욕부진

4. 기능적 변화

기능상 변화없음(예: 완전한 기능) ______

기능부전 ______ 기간 = # ______ 주 동안

형태: ______ 약간 부적절하게 기능함,

______ 움직일 수 있음,

______ 침상안정.

5. 질병과 영양요구에 대한 질병의 관련성

1차적 진단명(구체적으로) ________________________________

대사요구도(스트레스) ______ 스트레스 없음, ______ 약한 스트레스

______ 중정도의 스트레스 ______ 심한 스트레스

B. 신체사정(각 항목별로 0=정상, 1+=약함, 2+=중정도, 3+=심함의 정도를 쓰시오)

______ 피하지방의 감소(삼두박근, 가슴)

______ 근육소모(대퇴사두근, 삼각근)

______ 발목부종

______ 천골부종

______ 복수

C. SGA 점수(한개를 선택하시오)

______ A = 영양상태가 좋음

______ B = 중정도의 영양결핍 상태

______ C = 심한 영양결핍 상태

Modified Subjective Global Assessment

Five scale parameters are employed and the values are summed. Maximum Duration of Hemodialysis = MDH. A value of 7 is normal, while 35 is severest malnutrition.

A. Patients related medical history:

1. Weight change(overall change in past 6 months)

1	2	3	4	5
no weight change or gain	minor Wt loss (<5%)	Wt loss 5 to 10%	Wt loss 10 to 15%	Wt loss >15%

2. Dietary intake

1	2	3	4	5
no change	suboptimal solid diet	full liquid diet or moderate overall decrease	hypocaloric liquid	starvation

3. Gastrointestinal symptoms

1	2	3	4	5
no symptoms	nausea	vomiting or moderate GI symptoms	diarrhea	severe anorexia

4. Functional capacity(nutritionally related functional impairment)

1	2	3	4	5
none (improved)	difficulty with ambulation	difficulty with normal activity	light activity	bed/chair–ridden with no or little activity

5. Co–morbidity

1	2	3	4	5
MDH<12months and healthy otherwise	MDH 1–2yrs or mild comorbidity	MDH2–4yrs or age>75 or moderate comorbidity	MDH>4yrs or severe comorbidity	very severe multiple cormobidity

B. Physical Exam:

1. Decreased fat stores or olss of subcutaneous fat(below eyes, triceps, biceps, chest)

1	2	3	4	5
none(no change)		moderate		severe

2. Signs of muscle wasting(temple, clavicle, scapula, ribs, quadriceps, knee, interosseous)

1	2	3	4	5
none(no change)		moderate		severe

Malnutrition Score: (sum of all)

출처 ▸▸▸

Kalantar-Zadeh, K., Kleiner, M., Dunne, E., Lee, G. H., & Luft. F. C.(1999). A modified quantitative subjective global assessment of nutrition for dialysis patients. *Nephrology Dialysis Transplantation, 14*, 1732-1738.

수정판 주관적 영양상태 평가

A. 환자의 과거력:

1. 체중변화 (지난 6개월동안) ☐

①	②	③	④	⑤
변화없거나 증가	약간 감소 (<5%)	5-10% 감소	10-15% 감소	15% 이상 감소

2. 음식섭취 ☐

①	②	③	④	⑤
변화없음	약간 부드러운 고형식	유동식 또는 소량의 음식섭취 감소	저칼로리 유동식	음식섭취 못함

3. 위장관 증상 ☐

①	②	③	④	⑤
증상없음	오심	구토 또는 중정도의 위장관증상	설사	심한 식욕부진

4. 기능적 변화(영양상태와 관련된 기능소실) ☐

①	②	③	④	⑤
변화없음 (증진)	보행이 어려움	정상활동이 어려움	가벼운 활동	움직이지 못하거나 침상안정 상태

5. 동시 이환 ☐

①	②	③	④	⑤
투석기간<12개월, 그 외 건강함	투석기간1-2년, 또는 약한 동시이환	투석기간2-4년, 또는 75세이상 또는 중정도의 동시이환	투석기간>4년, 또는 심한 동시이환	매우 심한 동시이환

B. 신체사정

1. 축적지방 또는 피하지방의 감소(눈두덩, 삼두박근, 이두박근, 가슴) ☐

①	②	③	④	⑤
변화없음		중간정도		심함

2. 근육소모 증상(측두, 쇄골, 견갑골, 늑골, 대퇴사두근, 무릎, 골간) ☐

①	②	③	④	⑤
변화없음		중간정도		심함

영양결핍 점수: (총점) ☐

5점 척도의 문항들로 이루어져 있으며 점수는 합산한다. 7점은 정상이며 35점은 가장 심한 영양결핍 상태이다.

출처 ▸▸▸

Kim, J. H., Kim, S. R.(2001). Subjective Global Assessment of nutrition in maintenance, hemodialysis patients. *The Korean Journal of Kidney, 20*(2), 270-276.

Baseline Dyspnea Index/Transition Dyspnea Index: 호흡곤란 측정도구

출처 ▸▸▸

Mahler, D. A., Weinberg, D. H., Wells, C. K., & Feinstein, A. R.(1984). The measurement of dyspnea: Contents, interobserver agreement, physiologic correlates of two new clinical indexes, *Chest, 85*(6), 751-758.

목적 ▸▸▸

호흡곤란의 정도를 측정하기 위해 개발되었다. 기준시점에서의 호흡곤란 정도를 Baseline Dyspnea Index로 측정하고, 특정시점에서의 호흡곤란 정도를 Transition dyspnea index로 다시 측정하여 두 시점사이의 호흡곤란 정도의 변화를 비교할 수 있도록 개발되었다.

개발과정 ▸▸▸

호흡곤란 정도를 평가하는 요소로서 (1)호흡곤란으로 인한 기능손상의 정도, (2)호흡곤란을 유발하는 일의 양, (3)일 수행시 호흡곤란을 유발시키는 노력의 정도로 보고, 면담을 통해 수집한 각 요소에 대한 대상자의 반응을 범주화하여 점수화하였다.

호흡기계 내과의사와 훈련된 면담자에 의해 40대-80대 38명의 COPD 환자의 병력에 대한 사정과 위 3가지 요소에 대한 개방형 질문을 통해 요소별 환자의 반응을 진술하고 범주화하여 점수를 부가하였다.

BDI/TDI의 dyspnea score와 physiologic test(FEV_1, FVC, 12 MW)사이의 상관관계를 조사하여 도구의 신뢰도를 검사하였고, 도구의 동등성검사를 위해, 폐기능검사실에서 근무하는 도구측정을 위해 훈련된 technicians 2명과 1명의 호흡기계 내과의사와 1명의 technician 사이의 관찰자간 신뢰도를 조사하여(BDI; 92%, K_w=.70/94%, K_w=.65, TDI; 90%, K_w=.63/88%, K_w=.65) 도구를 확정하였다.

국내활용 및 대상자 ▸▸▸

성인 호흡곤란 환자를 대상으로 활용하였다[1].

Baseline Dyspnea Index/Transition Dyspnea Index: 호흡곤란 측정도구

척도 및 하위영역 ▸▸▸

■ BDI

- 척도: 관찰자의 면담에 의한 평가도구 3문항
  5점 Likert scale(0점: 심함 ~ 4점: 없음)
- 하위영역: 1) 기능손상(1문항)
  2) 호흡곤란을 유발하는 일(활동)의 양(1문항)
  3) 일 수행시 호흡곤란을 유발시키는 노력의 정도(1문항)

■ TDI

- 척도: 관찰자의 면담에 의한 평가도구 3문항
  7점 Likert scale(-3점: 심한 악화 ~ +3점: 매우 증진)
- 하위영역: 1) 기능손상에서의 변화(1문항)
  2) 호흡곤란을 유발하는 일의 양에서의 변화(1문항)
  3) 일 수행시 호흡곤란을 유발시키는 노력의 정도에서의 변화(1문항)

도구평가 ▸▸▸

■ 도구개발시

BDI r=.60(p<.001), r=.56(p<.001), r=.41(p=.01); TDI r=.33(p=.04), r=.64(p<.001)[1)]

■ 적용시

BDI r=.71(p<.001)[1)], r=.78(p<.001)[2)], r=.31(p<.01)[3)], r=.67(p<.001)[4)]

도구적용방법 ▸▸▸

관찰자의 면담에 의한 평가도구로 점수가 낮을수록 호흡곤란이 심한 것을 의미한다.

Baseline Dyspnea Index/Transition Dyspnea Index: 호흡곤란 측정도구

Reference ▸▸▸

1) Mahler, D. A., Rosiello, R. A., Harven, A., Lentine, T., McGovern, J. F., Daubenspeck, J. A.(1987). Comparison of clinical dyspnea ratings and psychophysical measurements of respiratory sensation in obstructive airway disease. *The American Review of Respiratory Disease, 135*(6), 1229-33.

2) Mahler, D. A., Wells, C. K.(1988). Evaluation of clinical methods for rating dyspnea. *Chest, 93*(3), 580-6.

3) Hajiro, T., Nishimura, K., Tsukino, M., Ikeda, A., Koyama, H., & Izumi, T.(1998). Analysis of clinical methods used to evaluate dyspnea in patients with chronic obstructive pulmonary disease. *American Journal of Respiratory and Critical Care Medicine, 158*(4), 1185-1189.

4) Lee, H. L., Kim, S.G., Jang J., Kim, S. G., & Lee, W. Y.(1992). A Study on clinical applicability of dyspnea index and the 6-minute walking test in patients conplaining of dyspnea. *The Korean Journal of Internal Medicine, 42*(6), 790-801.

Baseline Dyspnea Index(BDI)

Functional Impairment

( ) Grade 4: No impairment. Able to carry out usual activities and occupation without shortness of breath.

( ) Grade 3: Slight impairment. Distinct impairment in at least one activity but no activities completely abandoned. Reduction, in activity at work or in usual activities, that seems slight or not clearly caused by shortness of breath.

( ) Grade 2: Moderate impairment. Patient has changed jobs and/or has abandoned at least one usual activity due to shortness of breath.

( ) Grade 1: Severe impairment. Patient unable to work or has given up most or all usual activities due to shortness of breath.

( ) Grade 0: Very severe impairment. Unable to work and has given up most or all usual activities due to shortness of breath.

( ) W: Amount uncertain. Patient is impaired due to shortness of breath, but amount can not be specified. Details are not sufficient to allow impairment to be categoried.

( ) X: Unknown. Information unavailable regarding impairment.

( ) Y: Impaired for reasons other than shortness of breath. For example, musculoskeletal problem or chest pain.

Usual activities refer to requirements of daily living, maintenance of residence, yard work, gardening, shopping, etc.

Magnitude of Task

( ) Grade 4: Extraordinary. Becomes short of breath only with extraordinary activity such as carrying very heavy loads on the level, lighter loads uphill, or running. No shortness of breath with ordianry tasks.

( ) Grade 3: Major. Becomes short of breath only with such major activities as walking up a steep hill, climbing more than three flights of stairs, or carrying a moderate load on the level.

( ) Grade 2: Moderate. Becomes short of breath with moderate or average tasks such as walking up a gradual hill, climbing fewer than three flights of stairs, or carrying a light load on the level.

( ) Grade 1: Light. Becomes short of breath with light activities such as walking on the level, washing, or standing.

Baseline Dyspnea Index(BDI)

( ) Grade 0: No task. Becomes short of breath at rest, while sitting, or lying down.

( ) W: Amount uncertain. Patient's ability to perform tasks is impaired due to shortness of breath, but amount cannot be specified. Details are not sufficient to allow imp0airment to be categoried.

( ) X: Unknown. Information unavailable regarding limitation of magnitude of task.

( ) Y: Impaired for reasons other than shortness of breath. For example, musculoskeletal problem or chest pain.

Magnitude of Effort

( ) Grade 4: Extraordinary. Becomes short of breath only with the greatest imaginable effort. No shortness of breath with ordinary effort.

( ) Grade 3: Major. Becomes short of breath with effort distinctly submaximal, but of major proportion. Tasks performed without pause unless the task requires extraordianry effort that may be performed with pauses.

( ) Grade 2: Moderate. Becomes short of breath with moderate effort. Tasks with occasional pauses and requiring longer to complete than average person.

( ) Grade 1: Light. Becomes short of breath with little effort. Tasks performed with little effort or more difficult tasks performed with frequent pauses and requiring 50−100% longer to complete than the average person might require.

( ) Grade 0: No effort. Becomes short of breath at rest, while sitting, or lying down.

( ) W: Amount uncertain. Patient's exertional ability is impaired due to shortness of breath, but amount cannot be specified. Details are not sufficient to allow impairment to be categorized.

( ) X: Unknown. Information unavailable regarding limitation of effort.

( ) Y: Impaired for reasons other than shortness of breath. For example, musculoskeletal problems or chest pain.

Transition Dyspnea Index(TDI)

Change in Functional Impairment

( ) −3: Major deterioration. Formerly working and has had to stop working and has completely abandoned some of usual activities due to shortness of breath.

( ) −2: Moderate deterioration. Formerly working and has had to stop working or has completely abandoned some of usual activities due to shortness of breath.

( ) −1: Minor deterioration. Has changed to a lighter job and/or has reduced activities in number or duration due to shortness of breath. Any deterioration less than preceding categories.

( ) 0: No change. No change in functional status due to shortness of breath.

( ) +1: Minor improvement. Able to return to work at reduced pace or has resumed some custoamry activities with more vigor than previously due to improvement in shortness of breath.

( ) +2: Moderate improvement. Able to return to work at nearly usual pace and/or able to return to most activities with moderate restriction only.

( ) +3: Major improvement. Able to return to work at former pace and able to return to full activities with only mild restriction due to improvement of shortness of breathness.

( ) Z: Further impairment for reasons other than shortness of breath. Patient has stopped working, reduced work, or has given up or reduced other activities for other reasons. For example, other medical problems, being "laid off" form work, etc.

Changes in Magnitude of Task

( ) −3: Major deterioration. Has deteriorated two grades or greater from baseline status.

( ) −2: Moderate deterioration. Has deteriorated at least one grade but fewer than two grades from baseline status.

( ) −1: Minor deterioration. Has deteriorated less than one grade from baseline. Patient with distinct deterioration within grade, but has not changed grades.

( ) 0: No change. No change from baseline.

( ) +1: Minor inprovement. Has improved less than one grade from baseline. Patient with distinct improvement within grade, but has not changed grades.

( ) +2: Moderate improvement. Has improved at least one grade but fewer than two grades form baseline.

Transition Dyspnea Index(TDI)

( ) +3: Major improvement. Has improved two grades or greater from baseline.

( ) Z: Further impairment for reasosns other than shortness of breath. Patient has reduced exertional capacity, but not related to shortness of breath. For example, musculoskeletal problem or chest pain.

Change in Magnitude of Effort

( ) −3: Major deterioration. Severe decrease in effort from baseline to avoid shortness of breath. Activities now take 50−100% longer to complete than required at baseline.

( ) −2: Moderate deterioration. Some decrease in effort to avoid shortness of breath, although not as great as prededing category. There is greater pausing with some activities.

( ) −1: Minor deterioration. Does not require more pauses to avoid shorness of breath, but does things with distinctly less effort than previously to avoid breathlessness.

( ) 0: No change. No change in effort to avoid shortness of breath.

( ) +1: Minor improvement. Able to do things with distinctly greater effort without shortness of breath. For example, may be able to carry out tasks somewhat more rapidly than previously.

( ) +2: Moderate improvement. Able to do things with fewer pauses and distinctly greater effort without shortness of breath. Improvement is greater than preceding category, but not of major proportion.

( ) +3: Major improvement. Able to do things with much greater effort than previously with few, if any, pauses. For example, activities amy be performed 50−100% more rapidly than at baseline.

( ) Z: Further impairment for reasons other than shortness of breath. Patient has reduced exertional capacity, but not related to shortness of breath. For example, musculoskeletal problem or chest pain.

출처 ▸▸▸

Mahler, D. A., Weinberg, D. H., Wells, C. K., & Feinstein, A. R.(1984). The measurement of dyspnea: Contents, interobserver agreement, physiologic correlates of two new clinical indexes. *Chest, 85*(6), 751-758.

기초 호흡곤란 측정도구

기능적 손상(Functional Impairment)

( ) 4 : 없음. 호흡에 지장없이 일상생활이나 직장생활을 할 수 있다.

( ) 3 : 약간. 호흡장애가 약간 있으나 명백하지는 않고 어떤 일상생활에 지장이 있으나 완전히 제한받는 것은 아니다.

( ) 2 : 중등도. 호흡장애 때문에 직업을 바꾸어야 하거나 어떤 일상활동은 완전히 제한된다.

( ) 1 : 심함. 호흡장애 때문에 일을 할 수 없거나 혹은 거의 모든 일상활동을 할 수 없다.

( ) 0 : 매우 심함. 호흡장애 때문에 일은 물론 거의 모든 일상활동을 할 수 없다.

( ) W: 측정할 수 없음. 호흡곤란으로 인해 기능손상이 있지만 정도를 측정할 수 없음.

( ) X : 알 수 없음. 정보파악이 불명확함.

( ) Y : 호흡장애외의 다른 이유 있음. 예를 들면 근골격계 문제 또는 흉통.

일상적인 활동은 매일의 생활, 거주에 필요한 활동의 유지, 정원 일, 쇼핑 등을 말한다.

수행능력(Magnitude of Task)

( ) 4 : 매우 우수함. 달리거나 무거운 짐을 나르는 등 심한 활동을 할 때에만 호흡장애를 느끼고 일상적인 활동은 잘 할 수 있다.

( ) 3 : 우수함. 가파른 언덕을 오르거나걸나 3층 이상을 올라갈 때에만 숨이 차다.

( ) 2 : 중등도. 약간 경사진 곳을 걷거나 3층 이하를 올라가는 보통의 활동에도 숨이 차다.

( ) 1 : 양호. 평지를 걷거나 세수를 하거나 서있을 때에도 숨이 차다.

( ) 0 : 없음. 앉거나 누워서 쉴 때도 숨이 차다.

( ) W: 측정할 수 없음. 호흡곤란으로 인해 기능손상이 있지만 정도를 측정할 수 없음.

( ) X : 알 수 없음. 정보파악이 불명확함.

( ) Y : 호흡장애외의 다른 이유 있음. 예를 들면 근골격계 문제 또는 흉통.

노력정도(Magnitude of Effort)

( ) 4 : 매우 우수함. 아주 힘들여 일할 때에만 숨이 차다.

( ) 3 : 우수함. 명백히 힘들여 일할 때에만 숨이 차고, 아주 힘들여 일하는 것이 아니면 쉬지않고 계속 일할 수 있다.

( ) 2 : 중등도. 보통 일을 할 때에도 숨이 차고, 가끔씩 쉬어가며 일을 해야 하고, 시간도 다른 사람보다 오래 걸린다.

( ) 1 : 양호. 조금만 힘들여 일해도 숨이 차고, 자주 쉬어가며 일을 해야 하며, 시간도 다른 사람보다 2배 이상 걸린다.

( ) 0 : 없음. 앉거나 누워서 쉴 때에도 숨이 차다.

( ) W: 측정할 수 없음. 호흡곤란으로 인해 기능손상이 있지만 정도를 측정할 수 없음.

( ) X : 알 수 없음. 정보파악이 불명확함.

( ) Y : 호흡장애외의 다른 이유 있음. 예를 들면 근골격계 문제 또는 흉통.

출처 ▸▸▸

Lee, H. L., Kim, S.G., Jang J., Kim, S. G., & Lee, W. Y.(1992). A Study on clinical applicability of dyspnea index and the 6-minute walking test in patients conplaining of dyspnea. *The Korean Journal of Internal Medicine, 42*(6), 790-801.

Perceived Exertion Rating Scale (Borg Scale): Borg 척도

출처 ▸▸▸

Borg, G. A. V., & Noble, B. J.(1974). Perceived Exertion. *Exercise ans Sport Sciences Reviews. 2,* 131-153.

목적 ▸▸▸

육체적 긴장강도(physical stress intensity)의 변화에 따른 심폐기능 변화(shortness of breath, HR, muscular & joint pain)에 대한 인식의 정도를 측정하기 위해 개발하였다.

개발과정 ▸▸▸

30대-50대의 건강한 남자 57명을 대상으로 일정시간동안 bicycle ergometer를 이용한 work load(중간강도-심한강도)를 준 후 느끼는 exertion에 대한 인식의 변화정도와 HR[1] 와의 관계를 조사하여 15점 척도(6점-20점)의 PER value를 정하였다.

1982년에 10대-60대 천식환자 45명을 대상으로 spirometry를 이용한 FEV_1측정치와 dyspnea(respiratory difficulty)정도에 대한 인식과의 상관관계를 조사해서 dyspnea 인식에 대한 자가사정을 더욱 빠르고 쉽게 측정할 수 있는 10점 척도(0-10점)의 Modified Borg Scale(MBS)[2] 을 개발하였다.

국내활용 및 대상자 ▸▸▸

COPD 환자[3]와 호흡곤란 환자[4]를 대상으로 MBS를 사용하였다.

척도 및 하위영역 ▸▸▸

- Borg scale: 자가보고 15점 척도, 6점-20점까지의 rating scale.
- MBS: 자가보고 10점척도, 0-10점의 rating scale.

Perceived Exertion Rating Scale (Borg Scale): Borg 척도

도구평가 ▸▸▸

■ 도구개발시

- Borg scale 신뢰도: r=.85[1]
- MBS 신뢰도: r=.88[2]

■ 적용시:

- Borg scale 신뢰도 .91[5] .92[6]
- MBS 신뢰도(with PEFR[peak expiratory flow rate])
  asthma: $r=-.31$, $p<.05$[7] COPD: $r=-.42$, $p<.001$[7]
  (with V_E: minute ventilation)
  mean $r^2=.75$, SD .13($p<.01$)[8] $r=-0.66$, ($p<.001$)[4]

도구적용방법 ▸▸▸

자가보고로 점수가 높을수록 exertion, respiratory difficulty의 정도가 높다.

Reference ▸▸▸

1) Borg, G. A. V., & Noble, B. J.(1974). Perceived Exertion. *Exercise and Sport Sciences Reviews. 2,* 131-153.

2) Burdon, J. G. W., Juniper, E. F., Killian, K. J, Hargrave, G. E., & Campbell, E. J. M.(1982). The perception of breathlessness in asthma. *The American Review of Respiratory Disease, 126,* 825-828.

3) Kim, A. K.(2001). The Study on the effects of a respiratory rehabilitation program for COPD patients. *Journal of Korean Academy of Nursing, 31*(2), 257-268.

4) Lee, H. L., Kim, S.G., Jang J., Kim, S. G., & Lee, W. Y.(1992). A Study on clinical applicability of dyspnea index and the 6-minute walking test in patients complaining of dyspnea. *The Korean Journal of Internal Medicine, 42*(6), 790-801.

5) Lollgen, H., Ulmer, H. V., Gross, R., Wilbert, G., & Nieding, G. V.(1975). Methodical aspects of Percieved Exertion Rating and Its Relation to Pedaling Rate and Rotating Mass. *European Journal of Applied Physiology, 34,* 205-215.

6) Skinner, J. S., Hutaser, R., Bergstelnoya, V., & Buskirk, E. R.(1973). The validity and reliability of a rating scale of perceived exertion. *Medicine and Science in Sports, 5(2),* 94-96.

7) Kendrick, K. P., Baxi, S. C., & Smith, R. M.(2000). Usefulness of the modified 0-10 Borg scale in assessing the degree of dyspnea in patients with COPD and asthma. *Journal of Emergency Nursing, 26*(3), 216-222.

8) Wilson, R. C., & Jones, P. W.(1989). A comparison of the visual analogue scale and modified Borg scale for the measurement of dyspnea during exercise. *Clinical Science, 76,* 277-282.

The scale of perceived exertion ratings (PERS=Borg Scale)

	English	Sweden
6		
7	very, very light	sohr, sohy leicht
8		
9	very light	sohr leicht
10		
11	fairly light	recht leicht
12		
13	somewhat hard	etwas anstrengend
14		
15	hard	anstrengend
16		
17	very hard	sehr anstrengend
18		
19	very, very hard	sehr, sehr anstrengend
20		

출처 ▸▸▸

Borg, G. A. V., & Noble, B. J.(1974). Perceived Exertion. *Exercise and Sport Sciences Reviews, 2*, 131-153.

The Modified Borg Scale

0	nothing at all
0.5	very very slight(just noticeable)
1	very slight
2	slight
3	moderate
4	somewhat severe
5	severe
6	
7	very severe
8	
9	very, very severe(almost maximum)
10	

출처 ▸▸▸

Burdon, J. G. W., Juniper, E. F., Killian, K. J, Hargrave, G. E., & Campbell, E. J. M.(1982). The perception of breathlessness in asthma. *The American Review of Respiratory Disease, 126,* 825-828.

수정판 Borg Scale

0	전혀 숨차지 않음
0.5	숨이 찰듯 말듯 함
1	아주 약간 숨이 참
2	약간 숨이 참
3	중등도로 숨이 참
4	약간 심하게 숨이 참
5	심하게 숨이 참
6	
7	매우 심하게 숨이 참
8	
9	매우 매우 심하게 숨이 참
10	극도로 심하게 숨이 참

출처 ▸▸▸

Lee, H. L., Kim, S.G., Jang J., Kim, S. G., & Lee, W. Y.(1992). A Study on clinical applicability of dyspnea index and the 6-minute walking test in patients conplaining of dyspnea. *The Korean Journal of Internal Medicine, 42*(6), 790-801.

검력기(Dynamometer)

제품명 ▸▸▸

Back & Leg Dynamometer: Take: KiKi Kogyo Co., LTD. Tokyo. JAPAN

Grip Dynamometer: Take: KiKi Kogyo Co., LTD. Tokyo. JAPAN

목적 ▸▸▸

근력의 측정이 목적이며 악력, 배근력, 각근력을 측정하는데 이용된다.

개발과정 ▸▸▸

근력 측정을 목적으로 만들어낸 수동식 측정기구로서 근력을 계량화하는 방법으로 개발되었다. 1870년 프랑스의 레니어(Regnier)는 타원형의 강철제 용수철을 사용한 역량계를 고안하였으며 그 구조와 원리는 오늘날의 악력계나 배근력계에 응용이 되었으므로 그를 이 역량계의 창시자라 할 수 있다. 그 후 개량을 거쳐 1887년 심리학자 서전트(Sargent)가 현재 널리 쓰이고 있는 배근력계 및 악력계와 거의 비슷한 모양의 Dynamometer를 만들어 미국의 근력측정계로 널리 쓰이게 되었다. 측정에서는 악력계와 배근력계가 가장 유효하며, 서전트식 배근·각근력계와 스메들리식 악력계가 널리 사용되고 있다.

국내활용 및 대상자 ▸▸▸

노인을 대상으로 검력기를 사용하여 악력과 배근력[1) 2) 3)], 하지근력[1) 4) 5)]을 측정한 연구가 있다.

척도 ▸▸▸

근력을 kg단위로 측정한다.

도구평가 ▸▸▸

근력을 정량식으로 측정하는 근력측정계로 널리 사용되었다. 이 기구는 용수철에 가해진 탄성을 이용해 근력을 측정하는 것이기 때문에 용수철의 마모 혹은 탄력성의 저하에 따른 측정오차가 생기기 쉽고 측정가능한 신체부위가 한정되어 있다는 결점이 있다.

도구적용방법 ▸▸▸

■ 악력 측정

- 악력계를 손에 잡은 후 손가락의 제2 관절이 직각이 되도록 잡고 그 폭을 조절한다.
- 팔을 자연스럽게 내려뜨리고 악력계가 몸에 닿지 않도록 한다.
- 좌우 교대로 2회씩 측정하며 최고치를 Kg단위로 택하며 그 미만은 반올림한다.

검력기 (Dynamometer)

■ 배근력 측정

- 발꿈치를 모으고 양발의 사이를 15 cm 정도 벌린 자세로 선다. 이때 배근력계의 줄이 양발에 의해 생긴 삼각형의 정점에 오게 하고 핸들높이를 정확히 조정한다(윗몸경사가 30도가 되게 한다).
- 측정시 상체를 뒤로 젖히거나 팔이나 무릎을 굽히지 않도록 주의한다.
- 준비운동으로 척추의 부상을 예방한다.

■ 각근력 측정

- 탁자 위에 누운 상태에서 하퇴는 수직으로 내린다.
- 대퇴와 가슴은 벨트를 이용해서 고정시킨다.
- 손을 편 채 대퇴와 하퇴의 각도가 120도를 이룬 상태에서 다리에 힘을 주는데 이때 허리를 굽혀 다리를 편 다음 힘을 주면 배근력이 되기 때문에 주의한다. 각근력의 측정방법은 위에서 소개한 방법 이외에도 여러 가지가 있다.

Reference ▸▸▸

1) 김희자(1994). *시설노인의 근력강화 운동이 근력, 근지구력, 일상생활기능 및 삶의 질에 미치는 영향*. 서울대학교 박사학위 논문.
2) 최선하(1996). *규칙적인 운동프로그램이 경로당 이용 노인의 건강에 미치는 효과*. 한양대학교 박사학위 논문.
3) 송라윤 등(1997). 저강도 운동프로그램이 입원노인의 일상생활 기능회복에 미치는 영향. *대한간호학회지, 27*(4), 807-819.
4) 최명애(2000). 걷기훈련이 재택 노인의 낙상방지 체력에 미치는 영향. *대한간호학회지, 30*(5), 1318-1332.
5) 전미양(2001). *낙상예방프로그램이 양로원 여성노인의 보행, 균형 및 근력에 미치는 효과*. 서울대학교 박사학위논문.

컴퓨터화된 등속성 검력기

제품명 ▸▸▸

Cybex-6000 Lumex Co. USA

목적 ▸▸▸

근력의 측정이 목적이다.

개발과정 ▸▸▸

1968년 Perrine에 의해 등속성 트레이닝 개념이 소개되어 개발된 이 등속성 검력기는 전기로 작동되는 최첨단 기구로서 근력 측정을 위해 사용되며 속도 조절 장치를 포함하고 있다. 이 계량적 근력측정기구가 이전에는 수동식이었으나, 컴퓨터화된 등속성 검력기의 운동부하는 수동으로 하는 조절장치가 아닌 키보드를 이용하여 protocol에 의해 조절하도록 고안되었고 측정결과는 컴퓨터 시스템에 저장하여 표준 데이터와 측정치를 비교 분석할 수 있도록 되어있다.

국내활용 및 대상자 ▸▸▸

무릎근력[1]을 측정시 사이벡스(Cybex)가 활용되었다.

척도 ▸▸▸

근력을 kg단위로 측정하며, 측정결과는 컴퓨터 시스템에 저장되어 표준 데이터와 측정치를 비교분석할 수 있다.

도구평가 ▸▸▸

신체적 결함에 대한 정량적 분석이 우수하여 임상적 연구와 운동수행능력을 측정하는 연구에 적합하다. 이 기구는 사이벡스, 노틸리스(Nautilus), 미니짐(Minigym) 등이 있으며 가장 진보된 기술로 만들어졌지만 비용이 고가이다[2) 3)].

컴퓨터화된 등속성 검력기

도구적용방법 ▸▸▸

등속성 검력기 중 최첨단 프로그램을 적용할 수 있는 사이벡스-6000은 해부학적 자세에서 견관절, 팔꿈치, 전완, 손목, 발목, 무릎, 고관절, 허리 등의 기능을 측정할 수 있는 기구이다.

이 기구의 운동속도범위는 0-500deg/sec이며 미리 선정된 속도로 관절의 움직임 속도를 일정하게 유지하면서 일단 선정된 속도에 도달하게 되면 가해지는 힘에 대해 자동적으로 그에 상응하는 힘을 제공한다. 그러므로 관절의 전체 동작 범위에 걸쳐 최대의 힘이 가해질 수 있으며, 컴퓨터 또는 기록장치와 연결되어 있어, 매 수축운동 동안 힘-속도 곡선이 기록되고 측정결과는 컴퓨터 시스템에 저장하여 표준 데이터와 측정치를 비교분석할 수 있게 되어있다. 노인의 건강증진과 재활을 위한 운동수행능력을 측정하는 연구에 적용하기에 적합하다[2)3)].

Reference ▸▸▸

1) 송라윤, 서연옥, 엄영란, 전경자, Beverly L. Roberts.(1997). 저강도 운동프로그램이 입원노인의 일상생활 기능회복에 미치는 영향. *대한간호학회지, 27(4)*, 807-819.

2) 고홍환(1992). *체육의 측정평가*. 연세대학교 출판부.

3) 조근종(2003). *체육측정법*. 대한미디어.

Arm Curl Test(상완연속굴신검사)

출처 ▶▶▶

Rikli, R. E., & Jones, C. J.(2001). *Senior Fitness Test Manual*. Human Kinetics, 14(23), 19-68.

목적 ▶▶▶

상체근력(upper body strength)측정을 위한 일반적 검사이다.

노인의 상체근력은 가사, 정원 가꾸기 짐, 식료품, 손자 등을 들어올리고 옮기는 일과 같은 일상활동수행에 필요하다.

개발과정 ▶▶▶

이 검사는 American Alliance for Health, Physical Education, Recreation & Dance(AAHPERD) 기능적 적성 검사에서 기술된 arm curl 검사와 유사하나 다음 2가지가 다르다. 즉 첫째, 여자의 경우 1.8kg에서 2.27kg으로 중량이 변경되었고, 둘째 curl up 동작기간 동안 팔위치 변경에서 다르다[1].

국내활용 및 대상자 ▶▶▶

지역노인[2) 3) 4)]을 대상으로 노인의 체력 연구 시 활용되었다.

척도 ▶▶▶

손으로 아령을 잡게 하여 팔을 구부렸다 펴는 동작을 30초 안에 완전하게 할 수 있는 횟수를 측정한다. 이때 아령의 중량은 여자는 5 lbs(2.27Kg), 남자는 8 lbs(3.63Kg)이다.

도구평가 ▶▶▶

■ 도구개발시

상체근력측정을 위한 척도로서 arm curl 검사의 타당도를 평가하기 위하여, 준거척도로 상체근력에 대한 복합측정치(1-RM(repetition maximum) biceps, chest press, seated rowing 점수)를 사용하였다. 68명의 노인(남자 33명; 평균연령 74세, 여자 35명; 평균연령71세)을 대상으로 도구의 타당도를 검증한 결과 arm curl 검사 점수와 준거척도인 복합 측정치간에 남자 r=.84, 여자 r=.79의 상관관계를 보여 준거타당도가 지지되었다.

Arm Curl Test(상완연속굴신검사)

도구적용방법 ▸▸▸

팔걸이가 없는 의자에 등을 곧게 펴고, 마루에 다리를 평편하게 놓고 우월한 몸 쪽으로 의자 가장자리에 밀착하여 앉는다. 우월한 쪽 손으로 아령을 잡고 옆쪽 아래로 가도록하여 마루와 수직을 이루게 한다. 아래에서부터 아령을 들어 올려 팔을 서서히 회전하면서 구부려 위를 향하는 위치로 했다가 완전히 편다. 천천히 시범을 보인 후 빠른 속도로도 시범을 보인다. 대상자가 적절한 검사방법을 확실히 알게 하기위하여 아령을 들지 않은 채로 한두 번 실시해 보게 한다.

검사를 할 때 "시작" 하면 대상자는 완전한 관절가동범위(완전 신전으로부터 완전 굴신으로)로 30초 안에 가능한 한 많은 횟수로 arm curl을 실시한다. 이때 상박은 검사하는 동안 움직이지 않아야 한다.

Reference ▸▸▸

1) 김현수(1999). 자기페이스의 운동이 고령여성의 활동체력에 미치는 영향. *운동과학, 8*(3), 485-494.

2) 김현수(2000). 저강도 근력트레이닝이 고령자의 활동체력과 생리적 기능에 미치는 영향. *한국체육학회지, 39*(3), 432-442.

3) 이미숙(2003). 노인의 건강한 장수를 위한 활동체력의 검사항목 선정 및 평가척도. *한국체육학회지, 42*(2), 541-550.

Chair stand test (앉았다 일어서기 검사)

출처 ▸▸▸

Rikli, R. E., & Jones, C. J.(2001). *Senior Fitness Test Manual.* Human Kinetics, 14(23), 19-68.

목적 ▸▸▸

노인의 하지근력은 계단 오르기, 걷기, 의자에서 일어나기, 일상생활활동 등에 필요하며, 이 운동의 수행능력이 증가되면 낙상의 기회를 줄일 수 있다. 앉았다 일어서기 검사는 하지근력사정 척도이다.

개발과정 ▸▸▸

도구개발자들이 기존의 Chair stand 방법을 수정한 것이다. 기존의 5회[1] 또는 10회 의자에서 앉았다 일어나기[2] 검사에서는 이 횟수만큼 의자에서 일어날 수 없는 노인은 점수를 얻을수 없다. 이에 보다 효과적으로 하지 근력을 측정하기 위해 30초 동안 의자에서 일어나는 횟수로 검사방법을 수정한 것이다.

국내활용 및 대상자 ▸▸▸

지역노인[3][4][5][6]의 건강 체력 연구 시 활용하였다.

척도 ▸▸▸

팔은 가슴위에 교차시킨 후 30초 동안 완전히 의자에 앉은 자세로부터 완전히 설 수 있는 횟수를 측정한다. 대상자가 검사 마지막 30초에 반이상 섰으면 완전히 선 것으로 계산한다. 이 검사는 한번만 시도해야 한다.

도구평가 ▸▸▸

준거타당도를 검사하기 위하여 준거척도로서 Keiser double leg press기계에 의해 측정된 근력과 비교하였다. 즉 chair stand test 와 leg press의 점수의 상관계수는 남자 r=.78, 여자 r=.71 로 높은 상관을 보여 하지근력척도로서 이 검사의 준거타당도가 지지되었다. 구성타당도는 활력이 높은 집단 42명(평균연령 67.9세)의 30초 동안 Chair stand 횟수가 17회, 활력이 낮은 집단 37명(평균연령 69.4세)은 13회로 나타나 지지되었다.

Chair stand test (앉았다 일어서기 검사)

도구적용방법 ▸▸▸

앉은 높이는 17inch(43.18cm)이며 의자 뒤가 일직선이거나 혹은 접는 의자를 사용한다. 의자는 미끄러짐 방지를 위해 등이 벽 쪽을 향하게 놓는다. 검사 시에는 등을 펴고 의자 가운데에 앉고, 발은 마루에 평편하게 놓으며 팔은 손목을 교차시키고 가슴을 향하게 접는다. "시작"하면 참가자는 완전히 일어서고 그 다음엔 완전히 앉는다. 30초동안 시행하고, 점수는 30초 동안에 완전히 선 전체 횟수로 한다. 한 번도 못하는 경우 지팡이나 walker를 사용하도록 하고 그래도 한 번도 못하면 한 번 더 수행할 수 있도록 허용한다[1].

Reference ▸▸▸

1) Guralink, J. M., Simonsick, E. M., Ferrueci, L., Glynn, R. J., Berkman, L. F., Blazer, D. G., Scherr, P. A., & Wallace, R. B. (1994). A short physical performance battery assessing lower extremity function: association with self-reported disability and prediction of mortality and nursing home admission. *Journal of Gerontology, 49*(2), M 85-94.

2) Csuka, M., & McCanty, D. L. (1984). Simple method for measurement of lower extremity muscle strength. *American Journal of Medicine, 78*(1), 77-81.

3) 김태왕 등(2000). 여성고령자의 규칙적 aerobic dance가 건강에 관련된 체력과 혈액성분에 미치는 영향. *한국체육학회지, 39*(3), 421-431.

4) 김현수(1999). 자기페이스의 운동이 고령여성의 활동체력에 미치는 영향. *운동과학, 8*(3), 485-494.

5) 김현수(2000). 저강도 근력트레이닝이 고령자의 활동체력과 생리적 기능에 미치는 영향. *한국체육학회지, 39(3),* 432-442.

6) 이미숙(2002). 고령자의 성공적 장수를 위한 신체적 건강도 평가. *한국체육학회지, 41*(1), 607-617.

Tokyo Metropolitan Institute of Gerontology(TMIG) Index of Competence: 로켄시키 활동능력지표

출처 ▸▸▸

Koyano, W. Shibata, H., Nakazato, K., Haga, H., & Suyama, Y.(1987). Measurement of competence in the elderly living at home: development of an index of competence. *Japanese Journal of Public Health, 34,* 109-114.

목적 ▸▸▸

일본의 도쿄도 노인종합연구소에서 노인의 사회적 생활기능의 독립성을 측정하기 위해 개발되었다.

개발과정 ▸▸▸

노인의 생활기능의 자립성을 규정하는 요인을 밝히는 것은 加齡에 따른 자립성의 저하를 예방하기 위한 불가결의 과제이다. 그러나 지역의 대부분의 노인은 식사, 목욕, 옷입기 등 기본적인 생활동작의 자립성이 확보되어있으므로 ADL 척도로는 생활기능을 적절하게 평가할 수 없다. 이에 1985년 도쿄의 코가네이市의 지역거주 노인 총 8427명 전체를 대상으로 조사하였고 회수된 7735명의 자료를 분석하여 예비조사항목 15항목 중 13문항이 정해졌으며, 이에 대한 신뢰도 및 타당도를 1810명을 대상으로 조사한 결과[1] 지역거주 노인의 활동능력을 평가하는데 적절하였음이 밝혀졌다.

국내활용 및 대상자 ▸▸▸

한국과 일본 노인의 사회활동능력 지표의 비교시 사용되었다. 대상자는 개발당시 지역거주 노인이었고, 국내 활용 시에도 보건소 혹은 노인복지관을 이용하고 있는 지역거주 재가노인이었다[2].

척도 및 하위영역 ▸▸▸

이 도구는 총 13문항으로 구성되어 있으며, '예' 와 '아니오' 의 이분 척도로 '예' 라고 답한 것의 숫자를 세어 합산하게 되므로 득점가능 점수는 0-13점이다. 하위영역은 3가지이며, 1-5번 문항은 수단적 자기유지(Instrumental self-maintenance)를, 6-9번 문항은 활동(Intellectual activity)을, 그리고 10-13번 문항은 사회적 역할(Social role)에 관한 것으로 구성되어 있다. 이 중 제 1요인이 45.1%를, 2요인은 26.3%, 3요인은 23.8% 설명력을 나타냈다.

Tokyo Metropolitan Institute of Gerontology(TMIG) Index of Competence: 로켄시키 활동능력지표

도구평가 ▸▸▸

■ 도구개발시

- 신뢰도: 신뢰도는 제 1요인 .90, 제 2요인 .79, 제 3요인 .79로 나타나 하위척도를 독립적으로 사용할 수 있음도 밝혀졌다.
- 타당도: 이는 도쿄의 코가네이시와 사이타마켄 후지미시에서 조사한 바 구성개념타당성 및 예측 타당성, 그리고 교차타당성이 확인되었다[1) 3)].

■ 적용시

- 노인복지관 혹은 보건소를 이용하고 있는 노인을 대상으로 하였을 때 Cronbach's alpha 값은 .71[2)]

도구적용방법 ▸▸▸

이 도구는 일상생활능력 중 사회적 '활동능력'을 평가하는 좋은 도구로 점수가 높을수록 활동능력이 우수하다고 판단되며 이 점수는 수명 예후를 예측할 수 있다.

Reference ▸▸▸

1) Koyano, W. Shibata, H., Nakazato, K., Haga, H., & Suyama, Y.(1991). Measurement of competence: reliability and validity of the TMIG Index of Competence, *Archives of Gerontology and Geriatrics 13*, 103-116.

2) 최명애, 김증임, 채영란, 전미양, 유정희(2004). 노인의 신체활동 정도와 신체활동 관련요인들간의 관계. *노인간호학회지, 6*(1), 99-106.

3) Koyano, W., & Shibata, H.(1992). Cross-validation of the TMIG Index of Competence: invariability of factor structure and predictive validity, *Rokensyakaigaku, 14*, 34-42.

老研式活動能力指標(TMIG Index of Competence)

毎日の生活についての問います. 以下の質問のそれぞれについて, 「はい」,「いいえ」のどれ一つに?をつけて, お答えください.質問が多いが, 面倒でも全部の質問にお答えください.

1. バスや電車を使って一人で外出できますか	1.「はい」	2.「いいえ」
2. 日用品の買い物ができますか	1.「はい」	2.「いいえ」
3. 自分で食事の用意ができますか	1.「はい」	2.「いいえ」
4. 請求書 支拂いができますか	1.「はい」	2.「いいえ」
5. 銀行預金, 郵便貯金の出入りがひとりで, できますか	1.「はい」	2.「いいえ」
6. 年金等の書類が書けますか?	1.「はい」	2.「いいえ」
7. 新聞を讀んでいますか	1.「はい」	2.「いいえ」
8. 本や雜誌を讀んでいますか	1.「はい」	2.「いいえ」
9. 健康についての記事や番組に關心がありますか	1.「はい」	2.「いいえ」
10. 友だちの家を訪ねることがありますか	1.「はい」	2.「いいえ」
11. 家族や友達の相談にのることがありますか	1.「はい」	2.「いいえ」
12. 病人をお見舞いすることができますか	1.「はい」	2.「いいえ」
13. 若い人に自分から話しかけることがありますか	1.「はい」	2.「いいえ」

출처 ▸▸▸

Koyano, W. Shibata, H., Nakazato, K., Haga, H., & Suyama, Y.(1987). Measurement of competence in the elderly living at home: development of an index of competence. *Japanese Journal of Public Health, 34*, 109-114.

로켄시키 활동능력지표

1. 대중교통수단(버스, 전철)을 혼자서 탈 수 있습니까?	예	아니오
2. 일상생활용품을 사실 수 있습니까?	예	아니오
3. 혼자서 식사준비를 하실 수 있습니까?	예	아니오
4. 요금 청구서등을 가지고 가서 돈을 지불하실 수 있습니까?	예	아니오
5. 은행예금이나 우체국 저금을 자유롭게 입금하고 인출하실 수 있습니까?	예	아니오
6. 연금, 보험등의 서류를 작성하실 수 있습니까?	예	아니오
7. 신문을 보십니까?	예	아니오
8. 책이나 잡지를 보십니까?	예	아니오
9. 건강에 대한 기사나 방송에 관심이 있습니까?	예	아니오
10. 친구집을 방문하는 일이 있습니까?	예	아니오
11. 가족이나 친구들로부터 상담을 받는 일이 있습니까?	예	아니오
12. 아픈 사람을 병문안 하실 수 있습니까?	예	아니오
13. 때때로 젊은 사람에게 말을 걸기도 합니까?	예	아니오

출처 ▸▸▸

- Koyano, W. Shibata, H., Nakazato, K., Haga, H., & Suyama, Y.(1987). Measurement of competence in the elderly living at home: development of an index of competence. *Japanese Journal of Public Health, 34*, 109-114.

- Reproduced and translated by Kim, Jeungim with permission of Dr. Koyano.

Katz ADL Index: 카츠의 일상생활활동 측정도구

출처 ▸▸▸

- Katz.S., Ford, A.B., Moscokowitz, R.W., Jackson, B.A., & Jaffe, M.W.(1963). Studies of illness and the aged: the index of ADL; a standardized measure of biological and psychosocial function. *JAMA, 185,* 914-919.

목적 ▸▸▸

일상생활의 활동을 독립적으로 수행할 수 있는 능력의 평가도구로 가장 적합하다고 인정된 도구이다.

개발과정 ▸▸▸

대퇴골경부의 골절환자를 대상으로 8년간 Benjamin Rose 병원에서 기능평가를 함으로써 6항목의 기능을 채택하게 되었고 이를 ADL자립도의 지표로 개발하였다. A rank, B rank의 계층적 척도이다. 현재 노인의 기능평가를 위해 가장 많이 사용되고 있다.

국내활용 및 대상자 ▸▸▸

23명을 대상으로 한 연구에서 사용하였고, 지역노인과 시설노인의 건강관련 삶의질 비교 연구시 적용되었으나[2] 신뢰도, 타당도 검증은 이루어지지 않았다.

척도 및 하위영역 ▸▸▸

독립적 수행을 나타내는 3점척도 6문항으로 구성되며, 최저 0점에서 최고 18점까지 획득가능하다. 하위영역은 보고되지 않았다.

도구평가 ▸▸▸

35년 정도 전에 개발된 이 도구는 수정되거나 단순화되기도 하면서 점수에 대한 접근도 다양했다. 그러나 꾸준히 노인의 기능평가에 유용성이 인정되어 왔다. 공식적인 신뢰도와 타당도에 대한 문헌은 찾아볼 수 없다[3].

도구적용방법 ▸▸▸

악화된 건강상태의 변화를 평가하는데 민감하나 재활 등의 작은 변화를 측정하는데는 제한점이 있다[3].

Katz ADL Index: 카츠의 일상생활활동 측정도구

Reference ▸▸▸

1) 송라윤, 서연옥, 엄영란, 전경자, Beberly, L. R.(1997). 저강도 운동프로그램이 입원노인의 일상생활기능회복에 미치는 영향. *대한간호학회지, 27*(4), 807-819.

2) 박경수, 서용길, 남해성, 손석준, 이정애(1998). 일 도시 시설노인과 지역노인들의 건강관련 삶의 질 비교. *예방의학회지, 31*(2), 293-309.

3) Shelkey, M., & Wallace, M.(1998). Katz index of independence in activities of daily living(ADL). Retrieved Oct 28, 2005, from http://www.hartfordign. org

Katz Index of Independence in Activities of Daily Living

ACTIVITIES Points 0 or 1	INDEPENDENCE: (1 Points) NO supervision, direction or personal assistance	DEPENDENCE: (0 Points) WITH supervision, direction or personal assistance or total care
BATING Points:__________	(1 Points) Bathes self completely or needs help in tathing only a single part of the body such as the back, genital area or disabled extremity.	(0 Points) Need help with bathing more than one part of the body, getting in or out of the tub or shower. Requires total bathing.
DRESSING Points:__________	(1 Points) Gets clothes from closets and drawers and puts on clothes and outer garments complete with fasteners. May have help tying shoes.	(0 Points) Need help with dressing self or needs to be completely dressed.
TOILETING Points:__________	(1 Points) Goes to toilet, gets on and off, arranges clothes, cleans genital area without help.	(0 Points) Need help transterring to the toilet, cleaning self or uses bedpan or commode.
TRANSFERRING Points:__________	(1 Points) Moves in and out of bed or chair unassisted. Mechanical transferning aides are acceptable.	(0 Points) Need help in moving from bed to chair or requires a complete transfer.
CONTINENCE Points:__________	(1 Points) Exercises complete self control over urination and defecation.	(0 Points) Is partially or totally incentinrnt of bowel or bladder.
FEEDING Points:__________	(1 Points) Gets feed from plate into mouth without help. Preparation of feed may be done by another person.	(0 Points) Need portial or total help with feeding or requires parenteral feeding.

TOTAL POINTS= ________ *6=High(patient independent)* *0=Low(patient very dependent)*

출처 ▸▸▸

- Katz.S., Ford, A.B., Moscokowitz, R.W., Jackson, B.A., & Jaffe, M.W.(1963). Studies of illness and the aged: the index of ADL; a standardized measure of biological and psychosocial function. *JAMA, 185*, 914-919.
- Shelkey, M., & Wallace, M.(1998). Katz index of independence in activities of daily living(ADL). Retrieved Oct 28, 2005, from http://www.hartfordign. org

Katz 일상생활 활동도구

독립정도는 아래 사항을 제외하고는 감독, 지시, 적극적인 도움없이 수행할 수 있는 것을 의미한다. 실제 수행을 평가하여야 하며 능력을 측정하는 것은 아니다. 기능수행을 거부하는 환자는 자신이 할 수 있다고 생각하더라도 기능을 수행하지 못하는 것으로 간주한다.

1. 목욕하기(스폰지목욕, 샤워, 욕조목욕)
   독립적: 신체일부분(등, 장애가 있는 사지)의 목욕만 도움을 받거나 스스로 완전하게 목욕한다.
   의존적: 신체 한 부분 이상의 목욕에 도움을 받는다; 욕조에 들어가고 나오는데 도움을 받거나, 혼자서 목욕할 수 없다.
2. 옷 입기
   독립적: 옷장과 서랍에서 옷을 꺼낸다. 속옷과 겉옷을 입고, 보조기를 착용한다; 고정밸트를 조정한다; 신발을 신는것은 제외한다.
   의존적: 혼자서 입을 수 없거나 일부 옷을 입지 못한다.
3. 화장실 가기
   독립적: 화장실가서 변기에 앉을 수 있고 일어선다. 옷을 추스리고 뒷처리를 한다(밤에만 사용하는 자신의 변기를 관리할 수 있고, 기계적 보조기구를 이용하여도 된다).
   의존적: 변기를 이용하거나 화장실을 가는데 도움을 받는다.
4. 이동하기
   독립적: 혼자 침대나 의자로 갈 수 있고 나올 수 있다(기계적 보조기구는 이용하여도 된다).
   의존적: 침상과 의자에서 이동하는데 도움이 필요하다; 한 가지 이상의 이동을 할 수 없다.
5. 배설
   독립적: 배뇨와 배변은 혼자서 조절한다.
   의존적: 배뇨와 배변의 부분적 또는 완전실금; 관장, 카테터로 부분적 또는 완전조절하거나 소변수집 장치나 변기를 이용하여 조절한다.
6. 식사하기
   독립적: 식탁에서 음식을 집어 입으로 가져간다(고기 자르기, 음식준비, 잼 바르기 등은 제외).
   의존적: 식사할 때 도움이 필요하다; 전혀 먹지 못하거나 위관영양을 한다.

일상생활동작의 독립성 도구는 목욕하기, 옷입기, 화장실 가기, 이동하기, 배설과 식사하기에 있어 독립정도를 평가한다. 기능적 독립정도의 정의는 아래와 같다.

A. 6개 모두 독립적
B. 6개 기능 중 한 가지를 제외한 나머지 기능이 독립적
C. 목욕하기 외 다른 한 가지 기능을 제외한 나머지 기능이 독립적
D. 목욕하기, 옷입기 외 다른 한 가지 기능을 제외한 나머지 기능이 독립적
E. 목욕하기, 옷입기, 화장실 가기 외 다른 한 가지 기능을 제외한 나머지 기능이 독립적
F. 목욕하기, 옷입기, 화장실 가기 이동하기 외 다른 한 가지 기능을 제외한 나머지 기능이 독립적
G. 6가지 기능 모두가 의존적
기타: 최소한 2가지 기능들이 의존적이지만 C, D, E, F로 분류할 수 없는 경우 독립적은 1점, 의존적은 0점 처리하여 6점은 매우 독립적, 0점은 매우 의존적이라고 평가

출처 ▸▸▸

서문자, 강현숙, 김인자, 김정화, 임혜숙, 서연옥, 손행미, 이명화, 임난영, 조복희(2001). *재활기능 측정 도구*, 서울, 정문각 pp166-167.

Barthel ADL index: 바텔의 일상생활활동 측정도구

출처 ▸▸▸

Mahoney, F. L., & Barthel, D. W.(1965). Functional evaluation: the Barthel index. *Maryland State Medical Journal, 14*, 61-65.

목적 ▸▸▸

일상생활의 활동을 독립적으로 수행할 수 있는 능력의 평가도구로서 기능적평가를 하는 것이다.

개발과정 ▸▸▸

1955년 이후 볼티모어의 만성병원에서 신경근육질환자나 골관절질환자의 자립도를 측정하기 위해 만들어졌으며 총점으로 나타내는 지표이다.

국내활용 및 대상자 ▸▸▸

국내에서는 번역하여 적용된 대상자는 만성질환자의 가족원이었으며, 문항수는 동일하나 3점척도로 수정하여 사용되었다[1]. 대상자는 지역거주노인, 양로원노인[1]에게 많이 이용되었으며, 또한 뇌졸중환자, 편마비환자[2]에게 적용하여 재활효과의 평가요소로 이용하였다.

척도 및 하위영역 ▸▸▸

10개의 카테고리(식사, 대/소변 가리기, 개인위생, 화장실 사용, 침대밖으로의 이동, 보행, 옷 입기, 계단 오르내리기, 목욕하기)로 분류되며 항목 당 가능하면 10점, 중간 5점, 그 외는 0점으로 처리한다. 단 이동과 보행은 15점, 목욕과 개인위생은 5점으로 총 100점 만점이다. 그러나 최근 영국에서는 아주 사용하기 쉬운 지표로 권장하고 있으며 평가는 100점 만점이 아닌 20점 만점으로 채점하고 있다.

도구평가 ▸▸▸

- 적용시: 편마비환자에 적용한 연구에서 신뢰도는 .84로 높았으나, 경로당 이용 노인여성에서는 .67로 높지 않았다.

도구적용방법 ▸▸▸

기본적인 일상생활활동의 평가법으로 가장 많이 이용되는 대표적인 지표이다. 훈련의 효과에 관심이 있으며 할 수 있는지 할 수 없는지의 능력에 초점을 두고 있다. 재활의 효과, 치매환자의 인지기능과의 관계 등을 보는데 적용된다. 20점 만점의 평가법이 권장되고 있다[3][4].

Barthel ADL index: 바텔의 일상생활활동 측정도구

Reference ▸▸▸

1) 양영희(1992). *만성환자를 돌보는 가족원의 역할스트레스와 건강에 관한 이론적 구조모형*, 서울대학교 박사학위논문.
2) 김금순, 이소우, 최명애, 이명선, 김은정(2001). 바이오휘드백을 이용한 운동훈련이 재가 편마비환자의 상지 둘레, 악력, 근육강도, 관절운동범위, 일상생활활동에 미치는 효과. *간호학회지, 31*(3), 432-442.
3) Wade, D. T. (1992). *Measurement in neurological rehabilitation*. Oxford Univ Press, pp. 175-178. UK.
4) Ozawa, T., Edo, H., Takahashi, R.(1999). *고령자의 생활기능평가 가이드:* 精神機能評價法. 의치약출판주식회사. 55-58, Tokyo. Japan.

The Barthel Index

Patient Name: ______________________

Rater Name: ______________________

Date: ______________________

Activity	Score
FEEDING 0 = unable 5 = needs help cutting, spreading butter. etc,. or requires modified diet 10 = independent	______
BATHING 0 = dependent 5 = independent(or in shower)	______
GROOMING 0 = needs to help with personal care 5 = independent face/hair/shaving(implements provided)	______
DRESSING 0 = dependent 5 = needs help but can do about half unaided 10 = independent(including buttons, zips, laces, etc.)	______
BOWELSI 0 = incontinent(or needs to be given enemas) 5 = occasional accident 10 = continent	______
BLADDER 0 = incontinent or catheterized and unable to manage alone 5 = occasional accident 10 = continent	______
TOILET USE 0 = dependent 5 = needs some help, but can do something alone 10 = independent(on and off, dressing, wiping)	______
TRANSFERS(BED TO CHAIR AND BACK) 0 = unable, no sitting balance 5 = major help(one, or two people, physical), can sit 10 = major help(verbal or physical) 15 = independent	______
MOBILITY(ONLEVEL SURFACES) 0 = immobile or < 50 yards 5 = wheelchair independent, including corners.> 50 yards 10 = walks with help of one person(verbal or physical)> 50 yards 15 = independent(but may use any aid: for example, stick)> 50 yards	______
STAIRS 0 = unable 5 = needs help(verbal, physical, carrying aid) 10 = independent	______
TOTAL(0-100):	______

출처 ▸▸▸

Mahoney, F. L., & Barthel, D. W.(1965). Functional evaluation: the Barthel index. *Maryland State Medical Journal, 14*, 61-65.

바텔인덱스

1. 식사	10: 적절한 시간에 식사를 혼자서 할 수 있는 상태 5: 수저질 등이나 잘라주기 등 일부 도움이 필요한 상태 0: 전적인 도움이 있어야 하는 경우
2. 목욕	5: 도움없이 할 수 있다 0: 도움이 필요하다
3. 개인위생	5: 세수, 면도, 양치와 머리 손질 등을 혼자서 할 수 있다 0: 도움이 필요하다
4. 옷 입기	10: 도움없이 신발 신고, 보조기를 착용하고, 단추나 지퍼를 할 수 있다 5: 도움이 필요하나 반 정도의 일들은 할 수 있다 0: 대부분의 일들이 도움이 필요한 경우
5. 배변 조절	10: 도움이 필요없다 5: 가끔씩 도움이 필요하다 0: 대부분 도움이 필요하다
6. 배뇨 조절	10: 도움이 필요없다 5: 가끔씩 도움이 필요하다 0: 대부분 도움이 필요하다
7. 화장실 사용	10: 도움이 필요없다 5: 옷을 다시 입거나 휴지로 닦을 때 도움이 필요하다 0: 대부분 도움이 필요하다
8. 휠체어에서 침대로 이동	15: 혼자서 휠체어를 고정하고 발판으로 발을 올려놓는다(보행자립포함) 10: 약간의 도움이 필요하다 5: 앉아 있을 수는 있지만 그 외의 대부분은 전적으로 도움이 필요 0: 전적인 도움 요망 혹은 이동이 불가능
9. 보행	15: 보조기 등을 이용해서 혼자서 50미터 이상을 걸을 수 있다 10: 도움이 있어야 50미터 정도를 걸을 수 있다 5: 걸을 수 없으나 휠체어를 이용해서 혼자서 50미터 이동할 수 있다 0: 상기 사항 외
10. 계단	10: 도움이 필요없다 5: 가끔씩 도움이 필요하다 0: 대부분 도움이 필요하다

출처 ▸▸▸

박종한, 조성완, 손형석(1995). 노인기능상태 평가의 신뢰도. *신경정신의학, 34*(2), 475-480.

Latwon IADL: 도구적 일상생활활동

출처 ▶▶▶

Lawton, M. P., & Brody, E. M.(1969). Assessment of older people: self-maintaining and instrumental activities of daily living. *Gerontologist 9*, 179-186.

목적 ▶▶▶

독립적인 생활을 하는데 필요한 보다 높은 차원의 기능을 평가하기 위해 개발되었다.

개발과정 ▶▶▶

1969년 Lawton과 Brody에 의해 너싱홈 입주자, 정신과병동입원자, 재택서비스수혜자, 홈헬퍼 파견대상자 중 60세 이상의 노인을 대상으로 개발되었으며, 급성기 입원환자는 포함되지 않았다. 그 후 1978년 듀크대학에서 OARS(Older Americans Resources and Services): Multidimensional Functional Assessment Questionnaire를수정하여 개발하였다[1].

국내활용 및 대상자 ▶▶▶

우리나라에서는 임의로 번역하여 사용하여 왔으며 대상자는 재가 노인과 양로원노인 130명[2], 법정복지대상노인[3]에서 사용되었다. 또한 65세 이상의 입원환자 23명을 대상으로 한 연구에서는 OARS[4]가 이용되었다. 국외에서는 일반노인뿐 아니라 치매, 뇌졸중에도 이용되었다.

척도 및 하위영역 ▶▶▶

이 척도는 8개의 카테고리, 32항목으로 구성되며, 원저에서는 각 카테고리의 가부로 점수를 합치는 방법이었으나, 편법으로 32항목의 가부로 채점하여 사용되기도 하였다. 또한 개발당시 남여의 성별 차이가 있다고 보았으며, 5항목(A, B, F, G, H)만으로 구성하여 득점가능한 것이 남자는 0-5점, 여자는 0-8점으로 하였다. 편법으로 이용된 방법은 각 문항의 점수는 최하 0점으로 하고 그 보다 높은 수준에 각각 1점씩 더하는 방법으로 가중치를 두어 점수가 높을수록 일상생활활동이 높다는 것을 의미한다. OARS는 3점척도 7문항으로 최저 7점에서 최고 21점까지 획득가능하다. 하위영역에 대한 언급은 없다.

Latwon IADL: 도구적 일상생활활동

도구평가 ▸▸▸

■ 개발시

신뢰도와 타당도의 검증은 신체기능의 분류 내과의사에 의한 검토 및 정신상태질문지, 행동-적응 척도와 상관관계로 검토하였다고 하며 정확한 자료제시는 없으나 신뢰도와 타당성이 있다고 보고하였다.

■ 도구적용시

우리나라에서는 8개 문항을 양로원에 부적합한 음식준비 1문항을 삭제하고 7문항으로 측정하였으며 이때의 신뢰도는 Cronbach's alpha .72였다[3]. ADL과 IADL을 혼합한 15항목으로 측정한 것은 신뢰도 .96으로 나타났다[4]. 우리나라에서는 한국판 Lawton IADL index에 대한 타당도와 신뢰도를 검토하였으며 내적일관성과 test-retest reliability가 모두 .90이상이었고 검사자간 일치도도 kappa .75이상으로 나타났다[5].

도구적용방법 ▸▸▸

구조화된 설문지로 대면식 혹은 자기기입법으로 측정할 수 있으며, 남여에 따라 적용하는 항목이 다르다.

Reference ▸▸▸

1) Center for the Study of Aging and Human Development.(1978). *Multidemensional Functional Assessment: The OARS Methodology(2nd ed.)*. Durham, N. C. Duke University.

2) 김정선(1998). 가정노인과 양로원노인의 자아존중감, 일상생활활동, 생활만족도에 관한 연구. *대한간호학회지, 28*(1), 148-158.

3) 유호신(2001). 전국 법정복지대상 노인의 일상생활활동과 치매의 상관관계. *대한간호학회지, 31*(1), 139-149.

4) 송라윤, 서연옥, 엄영란, 전경자, Beberly, L.R.(1997). 저강도 운동프로그램이 입원노인의 일상생활 기능회복에 미치는 영향. *대한간호학회지, 27*(40), 807-819.

5) Kim, S. Y., Won, J. W., & Cho, K. W.(2005). The validity and reliability version of Lawton IADL index. *Journal of Korean Geriatric Society, 9*(1), 23-29.

Instrumental Activities of Daily Living Scale (IADL)

Males' score		Females' score
	A. Ability to use telephone	
1	1. Operates telephone on own initiative: looks up and dials numbers, etc.	1
1	2. Dials a few well-known numbers	1
1	3. Answers telephone but does not dial	1
0	4. Does not use telephone at all	0
	B. Shopping	
1	1. Takes care of all shopping needs independently	1
1	2. Shops independently for small purchases	0
1	3. Needs to be accompanied on any shopping trip	0
0	4. Completely unable to shop.	0
	C. Food Preperation	
	1. Prepares and serves adequate meals independently	1
	2. Prepares adequate meals if supplied with ingredients	0
	3. Heats, serves and prepares meals or prepares meals but does not maintain adequate diet	0
	4. Needs to have meals prepared and served	0
	D. Housekeeping	
	1. Maintains house alone or with occasional assistance(e. g. "heavy-work domestic help")	1
	2. Performs light daily tasks such as dishwashing, bed making	1
	3. Performs light daily tasks but cannot maintain acceptable level of cleanliness	1
	4. Needs help with all home maintenance tasks	1
	5. Does not participate in any housekeeping tasks	0
	E. Laundry	
	1. Does personal laundry completely	1
	2. Launders small items: rinses stockings, etc.	1
	3. All laundry must be done by others	0
	F. Mode of Transportation	
1	1. Travels independently on pubic transportation or drives own car	1
1	2. Arranges own travel via taxi, but does not otherwise use public transportation	1
0	3. Travels on public transportation when accompanied by another	1
0	4. Travel limited to taxi or automobile with assisted or accompanied by another	0
0	5. Does not travel at all	0
	G. Responsibility for own medication	
1	1. Is responsible for taking medication in correct dosages at correct time	1
0	2. Takes responsibility if medication is prepared in advance in separate dosages	0
0	3. Is not capable of dispensing own medication	0
	H. Ability to Handle Finances	
1	1. Manages financial matters independently (budgets, writes checks, pays rent and bills, goes to bank), collects and keeps track of income	1
1	2. Manages day-to-day purchases, but needs help with bank for major purchases, etc.	1
0	3. Incapable of handling money	0

출처 ▸▸▸

Lawton, M. P., & Brody, E. M. (1969). Assessment of older people: self-maintaining and instrumental activities of daily living. *Gerontologist 9*, 179-186.

로톤의 도구적 일상생활 동작 척도

A-F 각 범주 중에서 대상자가 해당하는 번호에 0표를 하시오.

남자		여자
	A. 전화 사용능력	
1	1. 스스로(전화번호를 찾고 번호를 돌리는 등) 전화를 사용한다.	1
1	2. 잘 알고 있는 몇 전화번호로만 건다.	1
1	3. 전화를 받기는 하나 걸지는 않는다.	1
0	4. 전혀 전화를 사용하지 않는다.	0
	B. 쇼핑	
1	1. 필요한 것은 모두 혼자 산다.	1
1	2. 많이 사지 않을 때만 혼자서 산다.	0
1	3. 물건을 살 때 꼭 도움이 필요하다.	0
0	4. 전혀 쇼핑을 할 수 없다.	0
	C. 식사준비	
	1. 혼자서 식단을 짜고, 준비하고, 상을 차린다.	1
	2. 음식재료가 있으면 식사를 준비한다.	0
	3. 준비된 음식을 데우거나 차려먹기를 하나 식사준비를 제대로 못한다.	0
	4. 음식을 준비하고 상을 차려주어야 한다.	0
	D. 집안일	
	1. 혼자서 집안일을 하거나 가끔씩 도움을 받는다(힘든 일-가족에게).	1
	2. 가벼운 일상적인 일은 한다(설겆이, 이부자리 정돈).	1
	3. 가벼운 일상적인 일은 하나 깨끗하게 하지 못한다.	1
	4. 모든 집안 일은 도움을 받아야 한다.	1
	5. 집안일은 전혀 못한다.	0
	E. 세탁	
	1. 혼자서 직접 모든 세탁을 할 수 있다.	1
	2. 작은 물건만 세탁할 수 있다(양말, 스타킹 헹구기).	1
	3. 모든 세탁은 다른 사람이 해준다.	0
	F. 교통수단	
1	1. 혼자서 운전하거나 대중교통을 이용한다.	1
1	2. 혼자서 택시를 탈 수 있으나 다른 대중교통수단을 이용하지는 못한다.	1
0	3. 도움을 받거나 다른 사람과 동행할 때 대중교통을 이용한다.	1
0	4. 다른 사람의 도움을 받아야만 택시나 자동차를 탈 수 있다.	0
0	5. 전혀 밖으로 다닐 수 없다.	0
	G. 투약	
1	1. 정확한 양의 약을 정해진 시간에 먹는다.	1
0	2. 미리 준비해 준 약은 잘 먹는다.	0
0	3. 혼자 먹을 수 없다.	0
	H. 돈 관리	
1	1. 혼자서 돈을 잘 관리한다(예산, 수표, 세금, 집세).	1
1	2. 매일매일 조금씩 살 수 있으나 많은 것을 사거나 은행가는 일은 도움이 필요하다.	1
0	3. 전혀 돈을 관리하지 못한다.	0

출처 ▸▸▸

서문자, 강현숙, 김인자, 김정화, 임혜숙, 서연옥, 손행미, 이명화, 임난영, 조복희(2001). *재활기능 측정 도구*, 서울, 정문각 pp174.

K-ADL & K-IADL: 한국형 일상생활활동측정도구와 한국형 도구적 일상생활활동 측정도구

출처 ▸▸▸

- 원장원(2002). 한국형 일상생활활동측정도구와 한국형 도구적 일상생활활동 측정도구의 특징. *노인병, 6*(1), 1-10.
- 원장원(2004). 일상생활기능평가, *가정의학회지, 25*(4), S 617-624.

목적 ▸▸▸

우리나라의 문화에 맞는 노인의 일상생활의 기능상태를 평가하고자 개발되었다.

개발과정 ▸▸▸

Katz의 ADL이나 Bathel ADL은 많이 사용되고 있으나 번역-역번역-원 도구의 개발자의 검토등의 절차가 없이 사용되고 있는 문제점과 문화의 차이, 예를들면 동일한 식사이나 영국은 포크와 나이프를 쓸 줄 아는지를 평가하는 반면 우리는 수저를 사용하는 지를 평가하게 되는 차이점이 있고, IADL의 경우에도 영국은 차를 끓일 수 있는지를, 뉴질랜드는 정원 가꾸기를 할 수 있는 지 등이 포함되어 있다. 이에 대한노인병학회 노인기능평가연구회에서 보건복지부의 용역과제를 받아 수차례의 사전조사와 전문가회의, 국어자문을 받아 K-ADL, K-IADL을 개발하게 되었다. 과정은 불편한 신체활동의 종류와 구체적인 내용을 조사하여 이를 문항화, 범주화하였다. 총 617개의 장애활동을 채집하였고(ADL 382개, IADL 235개), 수차례의 전문가회의를 거쳐 118명의 기능장애노인을 대상으로 사전조사를 99명의 기능장애노인을 대상으로 2차 사전조사후 최종 설문지를 개발하였다.

국내활용 및 대상자 ▸▸▸

사전조사 당시부터 중소병원, 보건소등의 기능장애 노인을 대상으로 하였다[1]. 타당도를 보는 연구에서 지역거주 노인이 포함되어 검토되었다[2) 3)]. 정상군과 환자군으로 나누어 277명을 검토한 연구[4] 등 최종본이 완성된 후에도 지속적으로 연구되고 있다.

척도 및 하위영역 ▸▸▸

K-ADL은 1은 완전자립, 2는 부분의존, 3은 완전의존으로 계산하며 7개 항목의 총점을 구하여 16점이 적절한 분기점이 되며 21점은 완전의존을 의미한다[3].

K-ADL & K-IADL: 한국형 일상생활활동측정도구와 한국형 도구적 일상생활활동 측정도구

도구평가 ▸▸▸

■ 도구개발시

- 신뢰도: K-ADL의 경우 총점에 대한 검사-재검사(test-retest reliability) 신뢰도는 .97, 내적일치도는 Cronbach's alpha .95 이었다. K-IADL도 신뢰도 .94, 검사-재검사의 correlation coefficient도 .90이상으로 나타났다[4]. 기능저하군에서의 면접자간일치도 카파는 K-ADL .86이상, K-IADL .81이상이었다[1].
- 타당도: 기능장애가 없는 건강한자, 병원의 외래 및 입원환자, 가정간호환자, 주간보호센터환자등의 기능저하군으로 정하여 양군간의 차이를 보는 임상타당도와 각 항목별 점수와 뇌병변장애등급간의 상관성을 보는 구성개념타당도를 검증하였다[1) 2) 3)].

■ 적용시

- 정상군과 환자군으로 나누어 277명을 검토한 연구[4] 와 지역거주노인 2000명을 대상으로 한 연구[5]에서 모두 신뢰도와 타당도가 높게 나왔다.

도구적용방법 ▸▸▸

구조화된 질문지법으로 측정할 수 있으며 자세한 지침이 있고 연구자간 일치도가 높았으므로 노인의 기능상태를 평가하기에 용이하다.

Reference ▸▸▸

1) 이영수, 원장원, 노용균, 이홍순, 김수영, 김선민(2001). *노인의 일상생활 장애 정도의 표준화 및 판정기준절차 마련연구 연구보고서.* (사)한국노인과학학술단체연합회대한노인병학회.

2) 원장원(2002). 한국형 일상생활활동측정도구와 한국형 도구적 일상생활활동 측정도구의 특징. *노인병, 6*(1), 1-10.

3) 원장원(2004). 일상생활기능평가, *가정의학회지, 25*(4), S 617-624.

4) 김수영, 원장원, 조경환(2005). 한국어판 도론 도구적 일상활동지표, *노인병, 9*(1), 23-29.

5) 윤종률(2001). 지역사회 거주 노인의 기능상태(ADL, IADL)수준. *노인병, 5*(2), 139-150.

한국형 일상생활활동 측정도구(K-ADL)

※ 조사원에게

이 도구의 목적은 노인 분들이 생활하는데 주변 사람들의 도움이 얼마나 필요한가를 평가하는 것입니다. 환자에 대한 정보는 환자, 가족, 친척, 친구 혹은 간병인으로부터 얻으시면 됩니다. 조사의 시점은 최근 1주간의 활동을 기준으로 합니다.

※ 다음의 각 기능 영역에 대해 환자분에게 해당되는 보기에 표시해 주십시오.

1. 옷 입기－내복, 외투를 포함한 모든 옷을 옷장이나 서랍, 옷걸이에서 꺼내 챙겨입고 단추나 지퍼, 벨트를 채우는 것.

질문: 어르신들 께서는 옷을 챙겨 입으실 때 다른 사람의 도움없이 혼자서 하십니까?

☐ 1. 도움없이 혼자서 옷을 옷장에서 꺼내어 입을 수 있다[1].

☐ 2. 부분적으로 다른 사람의 도움을 받아 옷을 입을 수 있다[2].

☐ 3. 전적으로 다른 사람의 도움에 의존한다.

1) 단추를 채우고 지퍼를 올리고 벨트를 채우는 일도 도움없이 한다.

2) 옷을 꺼내주고 준비해 주면 혼자 입을 수 있거나, 단추, 밸트, 혹은 지퍼를 잠그는데 도움을 받는것도 2.에 해당

2. 세수하기－세수, 양치질, 머리감기를 하는 것

질문: 어르신께서는 세수나 양치질을 하고, 머리를 감을 때 다른 사람의 도움 없이 혼자서 하십니까?

☐ 1. 세 가지 모두 도움없이 혼자서 할 수 있다.

☐ 2. 세수와 양치질은 혼자 하지만 머리감기는 도움이 필요하다.

☐ 3. 다른 사람의 도움을 받지 않고는 머리감기 뿐 아니라 세수나 양치질을 할 수 없다.

** 세수는 얼굴에 물을 묻히는 정도로 괜찮음*

3. 목욕－욕조에 들어가서 목욕하거나, 욕조에 들어가지 않고 물수건으로 때 밀기, 샤워(물뿌리기) 등을 모두 포함

질문: 어르신께서는 목욕을 하실 때 다른 사람의 도움을 받지 않고 혼자서 하십니까?

☐ 1. 도움없이 혼자서 때 밀기와 샤워를 한다[1].

☐ 2. 샤워는 혼자 하나, 때는 혼자 밀지 못한다. 또는 몸의 일 부부위를(등 제외) 닦을 때만 도움을 받는다[2].

☐ 3. 전적으로 다른 사람의 도움에 의존한다.

1) 등은 혼자 닦지 못해도 무관하며, 욕조에서 목욕 할 경우에는 욕조에 들어가고 나올 때 혼자 서 한다.

2) 혼자 목욕을 할 수는 있어도 목욕을 하기 위해서는 욕조에 들어가야 하고, 이를 위해 도움이 필요하다면 2.에 해당됨

한국형 일상생활활동 측정도구 (K-ADL)

4. 식사하기 – 음식이 차려져 있을 때 혼자서 식사 할 수 있는 능력

질문: 어르신께서는 음식을 차려주면 남의 도움 없이 혼자서 식사를 하십니까?

☐ 1. 도움없이 식사할 수 있다[1].

☐ 2. 생선을 발라먹거나 음식을 잘라먹을 때는 도움이 필요하다.

☐ 3. 식사를 할 때 다른 사람의 도움이 항상 필요하거나, 튜브나 경정맥 수액을 통해 부분적으로 혹은 전적으로 영양분을 공급받는다[2].

1) 젓가락은 사용하지 못하나, 숟가락이나 포크를 이용해서라도 혼자 식사 할 수 있는 경우에는 1.에 해당.

2) 숟가락이나 포크를 사용해도 음식을 대부분 흘리는 사람은 3.에 해당.

5. 이동 – 잠자리(침상)에서 벗어나 방문을 열고 밖으로 나오는 것.

질문: 어르신께서는 이부자리에 누웠다가 일어나 방문 밖으로 나올 때 다른 사람의 도움없이 혼자서 하십니까?

☐ 1. 도움없이 혼자서 방밖으로 나올 수 있다[1].

☐ 2. 방밖으로 나오는데 다른 사람의 도움이나 부축이 필요하다.

☐ 3. 들것에 실리거나 업혀야 방밖으로 나올 수 있다.

1) 무언가를 잡고 나오거나 지팡이, 휠체어 등의 보조기구를 사용해도 무관하며, 기어서 나오더라도 방밖으로 혼자서 나오면 1.에 해당됨

6. 화장실 사용 – 대소변을 보기 위해 화장실에 가는것과 대소변을 본 후에 닦고 옷을 추려 입는 것.

질문: 어르신께서는 대소변을 보기 위해 화장실 출입 할 때 남의 도움없이 혼자서 하십니까?

☐ 1. 도움없이 혼자서 화장실에 가고 대소변 후에 닦고 옷을 입는다[1].

☐ 2. 화장실에 가거나 변기위에 앉는 일, 대소변 후에 닦는 일이나 대소변 후에 옷을 입는 일, 또는 실내용 변기(혹은 요강)를 사용하고 비우는 일에 다른 사람의 도움을 받는다.

☐ 3. 다른 사람의 도움을 받아도 화장실 출입을 못하거나 실내용 변기(혹은 요강)를 이용해 대소변을 볼 수 없다.

1) 지팡이, 보행기 혹은 휠체어를 이용해도 되며, 실내용 변기(혹은 요강)를 사용해도 되지만 스스로 실내용 변기를 비울 수 있어야 한다

7. 대소변 조절 – 대변이나 소변보기를 참거나 조절하는 능력

질문: 어르신께서는 대변이나 소변을 지리거나 흘리지 않고 잘 보십니까?

☐ 1. 대변이나 소변을 본인 스스로 조절한다[1].

☐ 2. 대변이나 소변 조절을 가끔 실패할 때가 있다[2].

☐ 3. 대변이나 소변을 전혀 조절하지 못한다.

1) 화장실 가기에 문제가 있어서 실내에서 보더라도 대소변을 잘 가리거나, 카데터(도관),장루를 본인이 도움 없이 완벽하게 사용하면 1.에 해당

2) 소변 조절 실패가 하루 1회 정도이거나, 대변 조절 실패가 주 1회 정도인 경우에 해당

한국형 도구적 일상생활활동 측정도구(K-IADL)

※ 다음의 각 기능 영역에 대해 환자분에게 해당되는 보기에 표시해 주십시오.

1. 몸단장 – 빗질, 화장(化粧), 면도, 손/발톱 깎기 포함

질문: 어르신께서는 머리 빗질이나 손발톱 깍는 것, 화장(여자), 면도(남자)를 남의 도움없이 혼자서 하십니까?

☐ 1. (기구만 준비되어 있으면) 다른 사람의 도움 없이 빗질, 손/발톱 깎기, 면도 혹은 화장을 혼자서 한다.

☐ 2. (기구가 준비되어 있더라도) 빗질, 손/발톱 깎기, 면도 혹은 화장 중 한 두가지는 다른 사람의 도움을 받아야 한다.

☐ 3. (기구가 준비되어 있더라도) 다른 사람의 도움을 받지 않고는 빗질, 손/발톱 깎기, 면도 혹은 화장 등을 모두 하지 못한다.

2. 집안 일 – 실내청소, 설거지, 침구정리, 집안 정리정돈 하기

질문: 어르신께서는 집안의 일상적인 청소나 정리정돈, 침구정리, 설거지 등을 다른 사람의 도움 없이 혼자서 하십니까?

☐ 1. 도움 없이 혼자서 집안 일을 한다.

☐ 2. 집안 일을 할 때 부분적으로 다른 사람의 도움을 받는다[1].

☐ 3. 집안 일을 할 수 없어서 다른 사람의 도움에 전적으로 의존한다.

☐ 4. 집안 일을 하지 않는다. ➡ 추가 질문으로

⋆ 추가 질문: 다음중 환자에게 맞는 것을 고르시오.

☐ 4-1. 집안 일을 할 수 있는데 하지 않는다.

☐ 4-2. 집안 일을 해본 적이 없다.

1) 걸레질은 못해도 빗질은 할 수 있거나, 남의 도움을 받으면서 함께 설거지나 정리정돈을 할 수 있는 경우, 이불이나 가벼운 것은 개지만 무거운 것은 갤 수가 없거나, 장롱에 올려놓지 못하는 경우에는 2.에 해당

3. 식사 준비 – 음식재료를 준비하고, 요리하고, 상을 차리는 것

질문: 어르신께서는 식사 준비(음식재료를 준비하고, 요리를 하고, 밥상을 차리는 일)를 다른 사람의 도움 없이 혼자서 하십니까?

☐ 1. 도움 없이 혼자서 밥과 반찬을 하고 상을 차린다.

☐ 2. 식사 준비에 부분적으로 다른 사람의 도움을 받는다[1].

☐ 3. 식사 준비를 할 수가 없어서 전적으로 다른 사람의 도움을 받는다.

☐ 4. 식사 준비를 하지 않는다. ➡ 추가 질문으로

⋆ 추가 질문: 다음중 환자에게 맞는 것을 고르시오.

☐ 4-1. 식사 준비를 할 수 있는데 하지 않는다.

☐ 4-2, 식사 준비를 해본 적이 없다.

1) 음식재료만 다른 사람이 준비해주면 혼자 요리하고 차릴 수 있다든지, 밥은 혼자 할 수 있으나 반찬 만들기는 다른 사람의 도움을 받아야 한다든지, 반찬은 할 수 없지만 이미 요리된 음식을 데워서 먹을 수 있다면 2.에 해당

한국형 도구적 일상생활활동 측정도구(K-IADL)

4. 빨래하기 – 손으로 직접 하거나 세탁기를 이용하여 빨래를 하고 세탁한 후 널어 말리는 것 포함

질문: 어르신께서는 빨래(손으로 빨든 세탁기를 이용하든 상관없이)를 다른 사람의 도움없이 혼자서 하십니까?

☐ 1. 도움없이 혼자서 빨래를 한다[1].

☐ 2. 빨래를 할 때 부분적으로 다른 사람의 도움을 받는다[2].

☐ 3. 빨래를 할 수가 없어서 전적으로 다른 사람의 도움에 의존한다.

☐ 4. 빨래를 하지 않는다. ➡ 추가 질문으로

* 추가 질문: 다음 중 환자에게 맞는 것을 고르시오.

☐ 4-1. 빨래를 할 수 있는데 하지 않는다.

☐ 4-2. 빨래를 해본 적이 없다.

1) 세탁기를 이용해 빨래해도 무관함

2) 큰 빨래는 못해도 속옷이나 양말 정도는 빨 수 있거나, 빨래를 하지만 널 수 없는 경우는 2.에 해당

5. 근거리 외출 – 교통수단을 이용하지 않고 가까운 상점, 관공서, 병원, 이웃 등을 다녀오는 것

질문: 어르신께서는 걸어서 갔다올 수 있는 상점이나 이웃, 병원, 관공서 같은 가까운 곳의 외출을 다른 사람의 도움 없이 혼자서 하십니까?

☐ 1. 도움 없이 혼자서 근거리 외출을 한다[1].

☐ 2. 혼자서는 외출을 못하지만 도움을 받아 외출한다[2].

☐ 3. 도움을 받아도 외출을 전혀 하지 못한다.

1) 외출할 때 지팡이나 휠체어 등 보조기구를 사용해도 무관

2) 휠체어에 태워 주면 혼자 외출할 수 있는 경우에는 2.에 해당

6. 교통수단 이용 – 버스, 전철, 택시 등의 대중교통수단을 이용하거나 직접 차를 몰고 먼 거리를 다녀오는 것

질문: 어르신께서는 버스나 전철, 택시 혹은 승용차 등을 타고 외출을 할 때 남의 도움없이 혼자서 하십니까? 또는 직접 운전을 하고 다니십니까?

☐ 1. 도움없이 혼자서 모든 교통수단을 이용하거나 직접 차를 운전한다.

☐ 2. 버스나 전철을 이용할 때에는 다른 사람의 도움을 받는다[1].

☐ 3. 택시나 승용차를 이용할 때에도 다른 사람의 도움을 받는다.

☐ 4. 다른 사람의 도움을 받아도 교통수단을 전혀 이용할 수 없거나 남의 등에 업히거나 들것에 실려야만 교통수단을 이용할 수 있다.

* 도움이란 부축을 받아 차에 타고 내리거나 남과 동행하는 것을 말함.

1) 택시나 승용차는 도움없이 혼자서 이용할 수 있는 상태를 말함

한국형 도구적 일상생활활동 측정도구(K-IADL)

7. 물건 사기(쇼핑) – 상점에 들어갔을 때 필요한 물건을 결정하고, 사고 또 돈을 지불하는 능력(상점까지 가거나, 산 물건을 들고 오는 것은 고려하지 말 것)

질문: 어르신께서는 사고싶은 물건을 사려고 상점에 갔을 때 다른 사람의 도움없이 혼자서 구입하십니까?

☐ 1. 도움없이 혼자서 필요한 물건을 모두 구입한다.
☐ 2. 한 두 가지 물건은 혼자서 구입할 수 있으나, 여러 가지 물건을 살때는 다른 사람의 도움이 필요하다.
☐ 3. 어떠한 물건을 사던지 다른 사람이 동행해 주어야 한다.
☐ 4. 쇼핑을 전혀 할 수 없으며, 다른 사람이 필요한 물건을 대신 사다 주어야 한다.

8. 금전 관리 – 용돈, 통장관리, 재산관리를 하는 것

질문: 어르신께서는 용돈이나 통장, 재산관리 같은 금전 관리를 남의 도움없이 혼자서 하십니까?

☐ 1. 도움없이 혼자서 모든 금전 관리를 한다.
☐ 2. 용돈 정도의 금전 관리는 할 수 있으나, 큰 돈 관리는 다른 사람의 도움을 받는다.
☐ 3. 금전 관리를 할 수 없어서 전적으로 다른 사람의 도움에 의존한다.
☐ 4. 금전 관리를 하지 않는다. ➡ 추가 질문으로

* 추가 질문: 다음중 환자에게 맞는 것을 고르시오.

☐ 4--1. 금전 관리를 할 수 있는데 하지 않는다.
☐ 4–2. 금전 관리를 해본 적이 없다.

9. 전화 사용 – 전화번호를 찾고, 걸고 또 받는 것

질문: 어르신께서는 전화를 걸고 받는 일을 다른 사람의 도움없이 혼자서 하십니까?

☐ 1. 혼자서 전화번호를 찾고 또 전화를 걸 수 있다.
☐ 2. 알고 있는 전화번호 몇 개만 걸 수 있다.
☐ 3. 전화는 받을 수는 있지만 걸지는 못한다.
☐ 4. 전화를 걸지도 받지도 못한다.

10. 약 챙겨 먹기 – 제 시간에 정해진 양의 약 먹기

질문: 어르신께서는 약을 다른 사람의 도움없이 혼자서 잘 챙겨 드십니까?

☐ 1. 제 시간에 필요한 용량을 혼자서 챙겨 먹을 수 있다.
☐ 2. 필요한 양의 약이 먹을 수 있게 준비되어 있다면, 제 시간에 혼자 먹을 수 있다.
☐ 3. 약을 먹을 때마다 다른 사람이 항상 챙겨주어야 한다.

Chapter · 3

심리적 건강

Rosenberg의 Self-Esteem Scale (자아존중감)

출처 ▸▸▸

Rosenberg, M.(1965). *Society and the Adolescent Self-Image*. Princeton, New Jersey: Princeton University Press.

목적 ▸▸▸

자아존중감의 일 측면인 자아수용성(self-acceptance)을 측정하는 도구로 개발하였다.

국내활용 및 대상자 ▸▸▸

■ 개발시

고등학교 학생 5,024명을 대상으로 개발하였다.

■ 적용(국내)시

요양원에 거주하는 60세 이상의 여성 노인[1], 65세 이상의 재가노인+양로원 노인[2], 60세 이상의 재가 여성 노인[3], 입원한 60세 이상 노인[4] [5], 60세 이상 재가 노인[6] [7] [8], 50세 이상의 재가 노인[9], 통원중인 60세 이상의 만성 관절염 환자[10], 65세 이상의 재가 노인[11](독거노인 제외), 양로원 거주의 60세 이상 노인[12] 등 광범위하게 활용되었다.

척도 및 하위영역 ▸▸▸

- 총 10문항, Likert형 4점 평정 척도이다.
- 하위영역은 없다.

도구평가 ▸▸▸

■ 도구 개발 시

- reproducibility: .92, scalability: .72

■ 적용(국외) 시

- 타당도: Coopersmith's 자아존중감 도구와 상관계수: .59[3]
- 신뢰도: test-retest 상관계수 .85[4]

■ 적용(국내) 시

- 신뢰도: .61[1], .64[6], .67[9], .75[3], 82[12]
- 5점 평정한 경우: .63[4], .73[2], .79[5], .72[7], .78[10], .78[8],
  .77(문항분석 결과 내적 일관성이 낮은 2문항 제외한 측정)[11]

Rosenberg의 Self-Esteem Scale (자아존중감)

도구적용방법 ▸▸▸

- 면접에 의한 자가보고형, 약 5분 소요된다.
- 5개의 긍정문항, 5개의 부정문항, 부정문항은 역산한다.
- 점수범위: 최저 10점-최고 40점, 매우 동의한다 1점, 매우 동의하지 않는다 4점.
- 점수가 높을수록 자아존중감이 높은 것을 의미한다.

Reference ▸▸▸

1) 김수영(1999). 집단회상요법이 노인의 통증, 우울, 자아존중감에 미치는 영향-만성통증을 가진 요양원 여성노인을 대상으로. *성인간호학회지, 11*(1), 50-62.

2) 김정선(1998). 가정 노인과 양로원 노인의 자아존중감, 일상생활활동, 생활만족도에 관한 연구. *대한간호학회지, 28*(1), 148-158.

3) 김현숙, 유수정, 한규량(2002). 지역사회 여성노인의 인지기능, 신체적 건강, 자아존중감 및 사회적 지지와 우울간의 관계. *노인간호학회지, 4*(2), 163-175.

4) 김희경, 강경자(2000). 입원 노인 환자의 자아존중감과 자가간호역량의 관계. *노인간호학회지 2*(1), 7-21.

5) 송봉덕(2002). *입원노인의 가족지지와 자아존중감 및 자가간호역량간의 관계*. 부산가톨릭대학교 간호대학원 석사학위논문.

6) 박영주, 정혜경, 안옥희, 신행우(2004). 노인의 외로움과 건강행위 및 자아존중감의 관계. *노인간호학회지, 6*(1), 91-98.

7) 안영미(2002). *노인의 삶의 의미와 자아존중감 및 정신건강과의 관계 연구*. 이화여자대학교 대학원 석사학위논문.

8) 조경순, 이강이, 김순이(1999). 재가 노인들의 무력감, 자아존중감 및 가족지지와의 관계 연구. *성인간호학회지, 11*(3), 436-448.

9) 신기원(1997). 노인의 인지기능, 자아존중감과 우울정도. *대한간호학회지, 27*(1), 36-48.

10) 오현아(2004). *만성 관절염 환자의 건강증진 행위와 통증, 자아존중감, 가족지지 및 자기효능과의 관계*. 충남대학교 대학원 석사학위논문.

11) 유양경(1999). 노인의 가족지지와 자아존중감에 관한 연구. *성인간호학회지, 11*(3), 367-377.

12) 하은호, 이영휘(2004). 무료양로시설노인이 지각한 사회적 지지에 따른 자아존중감과 삶의 질에 관한 연구. *노인간호학회지, 6*(1), 47-54.

13) Silber, E. & Tippett, J.(1965). Self-esteem: clinical assessment and measurement validation. *Psychological Reports, 16*, 1017-1071.

14) 전병재(1974). Self-esteem: A test of its measurability. *연세총론, 11*, 107-129.

Rosenberg Self-Esteem Scale

1. I feel that I am a person of worth, at least on an equal plane with others.
2. I feel that I have a number of good qualities.

*3. All in all, I am inclined to feel that I am a failure.

4. I am able to do things as well as most other people.

*5. I feel I do not have much to be proud of.

6. I take a positive attitude toward myself.
7. On the whole, I am satisfied with myself.

*8. I wish I could have more respect for myself.

*9. I certainly feel useless at times.

*10. At times I think I am no good at all.

strongly agree-1점, agree-2점, disagree-3점, strongly disagree-4점

* 부정 문항: 부정 문항은 역산

출처 ▸▸▸

Robinson, J. P. & Shaver, P. R.(1980). *Measures of social psychological attitudes*. pp83. Michigan: The Institute for Social Research, The University of Michigan.

자아존중감 측정 도구-국문 번역본

1. 나는 내가 적어도 다른 사람과 같은 정도로는 가치있는 사람이라고 생각한다.
2. 나는 좋은 성품을 많이 가졌다고 생각한다.
*3. 대체적으로 나는 실패한 사람이라는 느낌을 갖기 쉽다.
4. 대부분의 다른 사람들과 같은 정도로 나는 일을 잘 할 수 있다.
*5. 나는 자랑할 것이 별로 없다.
6. 나는 내 자신에 대하여 긍정적인 태도를 가지고 있다.
7. 대체로 나는 내 자신에 대해 만족한다.
*8. 나는 내 자신을 좀 더 존경할 수 있으면 좋겠다.
*9. 나는 가끔 쓸모없는 사람이라는 생각을 한다.
*10. 나는 때때로 좋지않은 사람이라고 생각한다.

* 부정 문항: 부정 문항은 역산

항상 그렇다-4점, 그렇다-3점, 아니다-2점, 전혀 아니다-1점

출처 ▸▸▸

전병재(1974). Self-esteem: A test of its measurability. *연세총론, 11*, pp124.

Geriatric Depression Scale-short form: 노인성 우울감

출처 ▸▸▸

Sheikh, J. I., & Yesavage, J. A.(1986). Geriatric depression scale(GDS): recent evidence and development of a shorter version. *Clinical Gerontologist, 5*, 165-172.

목적 ▸▸▸

노인의 우울을 스크리닝하는 검사로 고안되었다.

개발과정 ▸▸▸

처음에는 의사와 연구자들이 정상인과는 구별되는 100문항을 선택하는 것으로부터 시작되었다. 그 다음 단계로 55세 이상의 입원환자와 정상인 47명에게 적용하여 item-total correlations이 높은 30항목이 선정되었다[1]. 이 후 Seikh와 Yesavage[2]에 의해 15항목으로 축소되었다.

국내활용 및 대상자 ▸▸▸

국내에서도 많이 사용되었으며 모두 노인을 대상으로 하였다. 특히 기백석, 이철원[3]은 한국판을 표준화하는 연구를 하였고 이 후 정인과, 곽동일, 조숙행 등[4]이 표준화연구를 하여 발표하였으나 모두 인지기능 장애가 없는 노인이 대상이었다. 이후 인지기능에 장애가 있는 노인을 대상으로도 연구가 되었다[5].

척도 및 하위영역 ▸▸▸

이 척도는 15문항의 short-form으로서 이분척도(1=예, 0=아니오)로 응답하며 0점에서 15점까지 득점가능하며 5-9점이 경증, 10-15점은 중등도 혹은 중증의 우울이 있는 것으로 평가한다[2]. 여기서 역코딩이 필요한 문항은 1, 5, 7, 11, 13으로 '아니오' 라고 응답한 것을 1점으로 평가한다. 참고로 30문항의 도구는 10점이하를 정상, 11-20점까지는 경증, 21-30점은 중등도 혹은 중증으로 평가하였으며, cutting point는 10/11로 제시하였다. 한국형은 5개요인으로 요인 1(정서적 불편감: 1, 2, 3, 5, 17, 25), 요인2(부정적생각과 불행한 느낌: 7, 6, 15, 21, 22), 요인3(신체적 허약함과 활력감소: 28, 18, 27, 30, 29, 12), 요인4(인지기능장애: 9, 11, 16, 24), 요인5(사회적 관심과 활동저하: 4, 13, 19)로 나타났다.

Geriatric Depression Scale: short form: 노인성 우울감

도구평가 ▸▸▸

■ 도구개발시

- 신뢰도: 정상인과 우울인 사람을 혼합하여 100명을 조사하였을 때 신뢰도는 .94이었다.
- 타당도: Hamilton Rating Scale for Depression(HRSD)와 비교하여 상관성을 살펴본 바 .78, .82로 나타났다 또한 Zung이나 Hamilton의 것보다 민감성이 뛰어났다.

■ 적용시

- 15문항의 신뢰도는 .94로 30문항과의 상관관계는 .84로 나타났다. 인지기능의 장애가 없는 노인을 대상으로 15-GDS를 사용한 연구에서 Cronbach' s alpha .84[6)7)] 한편 국내용으로 개발된 30문항의 Korean from of Geriatric Depression Scale(KGDS)에서 신뢰도는 .88[4)]이었고 이 한국형도구를 이용하여 인지기능의 장애가 있는 노인에서 측정한 결과 .85[5)]로 높게 나타났다.

도구적용방법 ▸▸▸

면접법에 의해 쉽게 사용할 수 있으며 0-4점은 정상, 5-9점은 이상은 경증우울, 10-15점은 중등도 혹은 중증우울로 판정한다[2) 3)]. 한편 30문항을 이용한 연구[8)]에서는 10점이하는 정상, 11-14점은 경증, 15-19점은 중등도, 20 이상을 중증의 우울이 있는 것으로 평가하였다.

Reference ▸▸▸

1) Yesavage, J. A., Brink, T. L., Rose, T. L., Lum, O., & Huang, V.(1982). Development and validation of a geriatric depression screening scale: a preliminary report. *Journal of Psychiatric Research, 17*(1): 37-49.

2) Sheikh, J. I., & Yesavage, J. A.(1986). Geriatric depression scale(GDS), recent evidence and development of a shorter version, *Clinical Gerontologist, 5*, 165-172.

3) 기백석, 이철원(1995). 한국판 노인우울척도의 표준화 예비연구. *신경정신의학, 34*, 1012-1020.

4) 정인과, 곽동일, 조숙행 등(1997). 한국형 노인우울검사 표준화 연구, *노인정신의학, 1*, 103-120.

5) 김재민, 신일선, 윤진상, 이형영(2001). 지역사회거주노인의 인지기능에 따른 한국형노인우울검사의 타당도, *정신병리학, 10*(2), 126-131.

6) 이영석, 전병렬, 심상순, 이삼순(1996). 일부 농촌지역 재택노인들의 일상생활활동 및 우울정도, *한국농촌의학회지, 21*(2), 195-207.

7) 최명애, 김증임, 채영란, 전미양, 유정희(2004). 노인의 신체활동 정도와 신체활동 관련요인들간의 관계. *노인간호학회지, 6*(1), 99-106.

8) 김주희, 김정현(1998). 노인우울척도를 이용한 노인의 우울성향과 근골격계만성동통의 상관관계. *한국노년학, 18*(3), 90-102.

Geriatric Depression Scale-15-question form (GDS-15)

Yesavage Geriatric Depression Scale(Short Form)

Answer yes or no to the following questions to indicate how you felt during the past week.

1. Are you basically satistied with your life?
2. Have you dropped many of your activities and interests?
3. Do you feel that your life is empty?
4. Do you often get bored?
5. Are you in good spirits most of the time?
6. Are you afraid that something bad is going to happen to you?
7. Do you feel happy most of the time?
8. Do you often feel helpless?
9. Do you prefer to stay at home rather than going out and doing new things?
10. Do you feel you have more problems with memory than most?
11. Do you think it is wonderful to be alive now?
12. Do you feel pretty worthless the way you are now?
13. Do you feel full of energy?
14. Do you feel that your situation is hopeless?
15. Do you think that most people are better off than you are?

For scoring, grant I point for each of the following answers(a score of more than 5 suggests depression):

1. No
2. Yes
3. Yes
4. Yes
5. No
6. Yes
7. No
8. Yes
9. Yes
10. Yes
11. No
12. Yes
13. No
14. Yes
15. Yes

출처 ▸▸▸

Sheikh, J. I., & Yesavage, J. A.(1986). Geriatric depression scale(GDS), recent evidence and development of a shorter version. *Clinical Gerontologist, 5,* 165-172.

노인성우울 측정도구 – 단축형

※ 지난 일주간을 살펴볼 때 아래 항목에 대해 어떻게 느끼셨는지 대답해주세요.

질문항목	응답	
*1. 자신의 삶에 만족하십니까?	예	아니오
2. 지금까지 해온 일이나 흥미가 있었던 일을 그만두었습니까?	예	아니오
3. 자신의 삶이 허무하다고 느끼십니까?	예	아니오
4. 지루하다고 느끼는 일이 자주 있습니까?	예	아니오
*5. 보통 기분이 좋은 편입니까?	예	아니오
6. 자신에게 어떤 좋지 않은 일이 일어날지도 모른다는 불안이 있습니까?	예	아니오
*7. 항상 행복하다고 느끼고 있습니까?	예	아니오
8. 자신이 무력하다고 자주 느끼십니까?	예	아니오
9. 외출하여 새로운 일을 하는 것보다 집안에 있는 것을 더 좋아하십니까?	예	아니오
10. 다른 사람보다 기억력이 떨어졌다고 느끼십니까?	예	아니오
*11. 지금 살고 있는 것이 멋지다고 생각하십니까?	예	아니오
12. 자신의 현재 상태는 전혀 무가치하다고 느끼십니까?	예	아니오
*13. 당신은 활력이 넘친다고 느끼십니까?	예	아니오
14. 지금 당신의 상황은 희망이 없는 것으로 느끼십니까?	예	아니오
15. 다른 사람들은 당신보다 더 여유있는 생활을 하고 있다고 생각하십니까?	예	아니오

*역문항(역코팅이 요구됨)

출처 ▸▸▸

최명애, 김증임, 채영란, 전미양, 유정희(2004). 노인의 신체활동정도와 신체활동 관련요인들간의 관계. *노인간호학회지, 6*(1), 99-106.

한국형 노인우울검사

고려대학교 의과대학 신경정신과학교실

문항내용	응답	
쓸데없는 생각들이 자꾸 떠올라 괴롭다.	예	아니오
아무 것도 할 수 없을 것처럼 무기력하게 느낀다.	예	아니오
안절부절하고 초조할 때가 자주 있다.	예	아니오
밖에 나가기 보다는 주로 집에 있으려 한다.	예	아니오
앞날에 대해 걱정할 때가 많다.	예	아니오
지금 내가 살아있다는 것이 참 기쁘다.	예	아니오
인생은 즐거운 것이다.	예	아니오
아침에 기분좋게 일어난다.	예	아니오
예전처럼 정신이 맑다.	예	아니오
건강에 대해서 걱정하는 일이 별로 없다.	예	아니오
내 판단력은 여전히 좋다.	예	아니오
내 나이의 다른 사람들 못지않게 건강하다.	예	아니오
사람들과 잘 어울린다.	예	아니오
정말 자신이 없다.	예	아니오
즐겁고 행복하다.	예	아니오
내 기억력은 괜찮은 것 같다.	예	아니오
미쳐버리지나 않을까 걱정된다.	예	아니오
별일없이 얼굴이 화끈거리고 진땀이 날 때가 있다.	예	아니오
농담을 들어도 재미가 없다.	예	아니오
예전에 좋아하는 일들을 여전히 즐긴다.	예	아니오
기분이 좋은 편이다.	예	아니오
앞날에 대해 희망적으로 느낀다.	예	아니오
사람들이 나를 싫어한다고 느낀다.	예	아니오
나의 잘못에 대하여 항상 나 자신을 탓한다.	예	아니오
전보다 화가 나고 짜증이 날때가 많다.	예	아니오
전보다 내 모습(용모)이 추해졌다고 생각한다.	예	아니오
어떤일을 시작하려면 예전보다 힘이 많이 든다.	예	아니오
무슨 일을 하든지 늘 피곤해진다.	예	아니오
요즈음 몸무게가 많이 줄었다.	예	아니오
이성에 대해 여전히 관심이 있다.	예	아니오

출처 ▸▸▸

정인과, 곽동일, 조숙행, 이현수(1997). 한국형 노인우울검사(Korean form of geriatric depression scale: KGDS) 표준화연구. *노인정신의학, 1*(1), 61-72.

한국어판 개정 UCLA 외로움 척도

출처 ▸▸▸
김옥수(1997). 한국어로 번역된 UCLA 외로움 사정도구의 신뢰도 및 타당도 조사(Korean Version of the Revised UCLA loneliness scale: Reliability and validity test). *대한간호학회지, 27*(4), 871-879.

목적 ▸▸▸
The revised UCLA Loneliness Scale[1])을 한국 노인에게 맞는 외로움 측정도구로 활용하기 위함이다.

개발과정 ▸▸▸
The revised UCLA Loneliness Scale[1])을 영어와 한국어를 동시에 사용하는 사람에 의해 번역-역번역의 과정을 거쳐 한국어 표현을 수정하였다. 번역된 한국어도구를 편의 추출된 203명의 미국거주 한국노인을 대상으로 신뢰도와 타당도 검정 결과 최종 20문항으로 확정되었다.

국내활용 및 대상자 ▸▸▸
1997년 도구개발 후 재가노인을 대상으로 김옥수[2) 3)],박영주[4)],권선숙[5)]이 외로움 및 보건행태에 따른 고독감을 분석 할때 활용하였다.

척도 및 하위영역 ▸▸▸
척도는 총 20문항이며 4점 Likert scale(자주 그렇다 4점, 때때로 그렇다 3점, 거의 그렇지 않다 2점, 전혀 그렇지 않다)이며 하위영역은 3가지로 친밀한 주변인(11문항), 사회적 주변인(5문항), 소속감(4문항)으로 되어 있다.

도구평가 ▸▸▸
- 도구개발시
  전체문항 Cronbach's alpha .93[7)]
- 적용시
  전체 문항 Cronbach's alpha .95[2)], .83[3)], .85[4)]

도구적용방법 ▸▸▸
자가보고방법이며 점수가 높을수록 외로움의 정도가 높은 것을 의미한다.

한국어판 개정 UCLA 외로움 척도

Reference ▶▶▶

1) Russell, D., Peplau, L. A., & Cutrona, C. E.(1980). The revised UCLA Loneliness Scale: Concurrent and discriminant validity evidence. *Journal of personality and Social Psychology, 39*, 472-480.
2) 김옥수(1998). 사회적 지지가 미국 이민 노인의 외로움과 삶의 만족도에 미치는 영향. *성인간호학회지, 10*(2). 311-321.3.
3) 김옥수, 백성희(2003). 노인의 외로움과 사회적 지지, 가족 기능간의 관계연구. *대한간호학회지. 33*(3), 425-431.
4) 박영주, 정혜경, 안옥희, 신행우(2004).노인의 외로움과 건강행위 및 자아존중감의 관계. *노인간호학회지, 6*(1), 91-98.5.
5) 권선숙(1998). 보건행태에 따른 고독감 분석. *대한보건협회학회지, 24*(2), 5-13.

한국어판 개정 UCLA 외로움 척도 4점 척도

문항	1 전혀 그렇지 않다	2 거의 그렇지 않다	3 때때로 그렇다	4 자주 그렇다
1. 나는 내 주위 사람들과 기분이 통한다.				
2. 나는 사람들과 교제가 부족하다.				
3. 나는 의지할 사람이 한 사람도 없다.				
4. 나는 혼자라고 느끼지 않는다.				
5. 나는 친구들 모임에 속해 있다.				
6. 나는 내주위 사람들과 많은 공통점을 가지고 있다.				
7. 나는 더 이상 아무하고도 가깝지 않다.				
8. 주위사람들은 나의 관심사와 생각들을 나와 함께 나누지 않는 것 같다.				
9. 나는 외향적이다.				
10. 나는 가깝게 느끼는 사람들이 있다.				
11. 나는 혼자 남겨진 느낌이 든다.				
12. 사람들과 나와의 교제는 피상적이다.				
13. 어느 누구도 나를 잘 알지 못한다.				
14. 나는 다른 사람들로부터 소외감을 느낀다.				
15. 내가 교제를 원할 때 나는 친구들을 사귈 수 있다.				
16. 나를 진심으로 이해해 주는 사람들이 있다.				
17. 나는 소외된 것 같아 슬픈 느낌이 든다.				
18. 사람들은 내 주위에 있는 것이지 진정 나와 함께 있는 것이 아니다.				
19. 나와 함께 얘기를 나눌 수 있는 사람들이 있다.				
20. 나는 의지할 사람들이 있다.				

출처 ▸▸▸

김옥수(1997). 한국어로 번역된 UCLA 외로움 사정도구의 신뢰도 및 타당도 조사(Korean Version of the Revised UCLA loneliness scale: Reliability and validity test). *대한간호학회지, 27*(4), 871-879.

A Measure of the Quality of Dying and Death (QODD)

출처 ▸▸▸

Patrick, DL., Engelberg, R.A., & Curtis, J.R.(2001). Evaluating the Quality of Dying and Death. *Journal of Pain Symptom Manage, 22*(3), 717-726.

목적 ▸▸▸

임종과 사망과 관련한 삶의 질의 수준을 평가하기 위해서 개발되었다.

개발과정 ▸▸▸

문헌고찰, 만성 질환과 말기질환을 가졌거나 가지지 않은 사람들을 대상으로 한 질적 연구 및 도구의 평가적 내용에 대한 고려를 통해 개발. 저자들은 임종과 죽음의 질을 개인이 바라는 임종과 죽음의 내용과 실제로 어떻게 사망하였는지에 대한 일치 정도로 정의하였다.

국내활용 ▸▸▸

아직 알려진 연구는 없다.

대상자(적용연구) ▸▸▸

노인 사망자의 가족[1)]

척도 및 하위영역 ▸▸▸

■ 척도

개발 당시 연구에서는 척도가 제시 되지 않았고 도구 평가 연구[1)]에서 0-10점으로 제시하였다.

■ 하위영역

증상과 간호, 죽음에 대한 준비, 임종 순간, 가족, 치료선호도, 전인적 고려.

A Measure of the Quality of Dying and Death(QODD)

도구평가 ▸▸▸

■ 개발당시

질적 연구를 통해 6개 주제(domain: 증상과 간호, 죽음에 대한 준비, 임종 순간, 가족, 치료선호도, 전인적 고려)와 전체 31 항목을 제시하였다.

■ 적용연구

Curtis[1] 등은 도구 적용 연구에서 Cronbach alpha .89로 보고하였다. Measurement Validity는 6항목에서 missing response가 대상자의 15%이상에서 나타났으며 항목별로 분포가 >3.00이상으로 skew된 것은 없는 것으로 보고하였다. 전체 점수의 분포는 minimum skew(-0.37)로 정상 범위 내에 있었다. Construct Validity는 일반적 특성에 따른 총점의 차이로 설명하였다.

Patrick 등[2]은 도구를 적용하여 임종과 죽음의 질을 평가하였으나 도구 자체에 대한 평가는 제시 하지 않았다. Ray 등[3]은 ICU에서 사망한 환자 가족을 대상으로 적용하여 Critical care Family Satisfaction Survey(CCFSS)와의 correlation 보고하였다.

적용방법 ▸▸▸

사후 가족 면대면 인터뷰[1], 10점 척도

Reference ▸▸▸

1) Curtis, J. R., Patrick, D. L., Engelberg, R. A., Norris, K., Asp, C. & Byock, I.(2002). A Measure of the quality of dying and death: Initial validation using after-death interviews with family members. *J Pain Symptom Manage, 24*(1), 17-31.

2) Patric, D. L., Curtis, S. R., Engelberg, R. A., Nielsen, E., McCown, E.(2003). Measuring and improving the guality of dying and death. *Annals of Internal Medicine, 2*(139), 410-415.

3) Ray, D. E., Fuhrman, C., Arnoid, D., Masiado, T., Geracci, J., Wasser, T., Kruklitis, R. Deitrick, L.(2005). Correlation of the guality of dying and death questionnaire and the Critical care family Satisfaction Survey in a multispeciality intensive care unit. *CHEST, 128*(4), 1865.

Items for Measuring the Quality of Dying and Death(QODD)

Each item was asked with the following leader: "How would you rate this aspect of (patient's name) dying experience?" The response scale was from 0 to 10 where 0 was a "terrible experience" and 10 an "almost perfect experience".

1. Having pain under control.
2. Having control of event.
3. Being able to feed oneself.
4. Having control of bladder, bowels.
5. Being able to breathe comfortably.
6. Having energy to do things one wants to do.
7. Spend time with your children as much as you want(or I have no children).
8. Spend time with your friends and other family as much as you want.
9. Spend time alone.
10. Be touched and hugged by loved ones.
11. Say goodbye to your loved ones.
12. Have the means to end your life in you need to.
13. Discuss your wishes for end-of-life care with your doctor and others.
14. Feel at peace with dying.
15. Avoid worry about strain on your loved ones.
16. Be unafraid of dying.
17. Find meaning and purpose in your life.
18. Die with dignity and respect.
19. Laugh and smile.
20. Avoid being on dialysis or mechanical ventilation
21. Location of death(home, hospice, hospital).
22. Die with/without loved ones present.
23. State at moment of death(awake, asleep).
24. Have a visit from a religious or spiritual advisor.
25. Have a spiritual service or ceremony.
26. Have health care cost provided.
27. Have funeral arrangements in order.
28. Spend time with spouse, partner(or I have no spouse, partner).
29. Spend time with pets(or I have no pets).
30. Clear up bad feelings(or there were no bad feelings to clear up).
31. Attend important events(or there were no important events to attend).

출처 ▸▸▸

Patric, D. L., Engelberg, R. A., & Curtis, J. R.(2001). Evaluating the Quality of Dying and Death. *Journal of Pain Symptom Manage, 22*(3), 717-726.

Templer's Death Anxiety

출처 ▸▸▸

Templer, D. I.(1970). The construction and validation of a death anxiety scale. *Journal of General Psychology, 82,* 165-177.

목적 ▸▸▸

죽음 불안을 측정, 평가하기 위하여 개발하였다.

국내활용 ▸▸▸

애착과 죽음 불안 및 관련변인들의 관계[1]를 연구하였고 원본에서 제시한 진위형의 항목을 7점 척도로 변형한 Templer/McMordie[2] 도구를 적용하였다.

대상자 ▸▸▸

■ 개발당시

대학생을 대상으로 하였다.

■ 적용연구

필리핀의 대학생[3], 네덜란드 대학생[4], 한국의 의대생, 의사, 간호사[5], 한국의 대학생[1] 등을 대상으로 수행되었다.

척도 및 하위영역 ▸▸▸

- 15항목 진위 (True or False) 척도.
- 역문항: 2, 3, 5, 6, 7, 15

도구평가 ▸▸▸

■ 개발당시

- 신뢰도: 내적일치도 Kuder-Richardson .76

■ 적용연구

- Hoogstraten, Koele 과 Laan[3]의 연구에서 내적일치도(Kuder-Richardson 20-.69), 항목 10번의 item rest of test correlations .07을 보고하고 요인분석결과 5개 요인 추출 보고하였다.
- 안미령 등[4]은 내적일치도 Kuder-Richardson .69, Death Depression Scale(.58), Sense of Symbolic Immotality Scale(.18)과 유의한 상관관계 보고하였다.
- 장휘숙[1]은 내적 타당도를 .82로 보고 하였다.
- Lester와 Castromayor[2]은 요인회전 결과 6개 요인 추출 보고 하였고 cross-cultural validity를 보고 하였다. 또한 자신과 타인의 죽음에 대한 불안 구별과 죽음과 임종에 대한 불안 구별이 안되는 것으로 보고 하였다.

Templer's Death Anxiety

도구적용방법 ▸▸▸

- 자가보고 진위 척도
- 7점 척도로 개정[5)]
- 5점 척도제안[3)]

Reference ▸▸▸

1) 장휘숙(2000). 애착과 죽음불안 및 관련 변인들의 관계. *한국심리학회지: 발달, 13*(1), 127-143.

2) McMordie, W. R.(1979). Improving measurement of death anxiety. *Psychological Reports, 44,* 975-980.

3) Lester, D & Castromayor, I.(1992). The construct validity of Templer's death anxiety scale in Filipino students. *Journal of Social Psychology, 133*(1), 113-114.

4) Hoogstraten, J., Koele, P., & Laan, J.(1998). Templer's death anxiety scale resisited: The Dutch version. *Perceptual and Motor Skills, 8,* 1259-1264.

5) 안미령, 소예경, 고병수, 최영은, 심재용, 이혜리.(2000). 한국형 Templer 죽음 불안 척도, 상징적 불멸감 척도의 신뢰도 및 타당도. *가정의학회지, 21*(7), 893-900.

Death Anxiety Scale

1. I am very much afraid to die.
2. The thought of death seldom enters my mind.
3. It doesn't make me nervous when people talk about death.
4. I dread to think about having to have an operation.
5. I am not at all afraid to die.
6. I ma not particularly afraid of getting cancer.
7. The thought of death never bothers me.
8. I am often distressed by the way time flies so very rapidly.
9. I fear dying a painful death.
10. The subject of life after death troubles me greatly.
11. I am really scared of having a heart attack.
12. I often think about how short life really is.
13. I shudder when I hear people talking about a World War III.
14. The sight of a dead body is horrifying to me.
15. I feel that the future holds nothing for me to fear.

출처 ▸▸▸

Templer, D. I.(1970). The construction and validation of a death anxiety scale. *Journal of General Psychology, 82,* 165-177.

The Collett-Lester Fear of Death Scale

출처 ▸▸▸

■ 원본

Collett, J. & Lester, D.(1969). The fear of death and the fear of dying. *The Journal of Psychology, 72,* 179-181.

■ 개정판

Lester, D.(1990). The Collett-Lester fear of death scale: The original version and a revision. *Death Studies, 14,* 451-468.

목적 ▸▸▸

죽음불안을 측정하되 죽음에 대한 공포, 임종과정에 대한 공포와 구별되게 죽음 불안을 측정하고자 하는 목적으로 개발하였다. 또한 죽음불안이 나에 대한 것인지 타인에 대한 것인지를 구별하기 위한 목적으로 개발하였다.

개발과정 ▸▸▸

당시 사용되던 죽음 불안 도구들의 이질성을 제거하기 위하여 개발되었다. 그 결과 당시 사용하던 도구들에 포함되어 있던 장례와 장지에 대한 항목을 삭제하고 죽음/임종 그리고 자신/타인간의 차이를 구분하였다.

국내활용 ▸▸▸

- 한미노인의 죽음에 대한 태도 연구[1)]
- 성별에 따른 죽음에 대한 태도 비교연구-남녀노인들의 임종과 죽음에 대한 불안도 측정을 중심으로[2)]
- 삶의 의미수준과 죽음불안과의 관계[3)]

대상자 ▸▸▸

■ 개발당시

원본-여대생 25명씩 2그룹 개정판-대학생, 성인, 정신지체

■ 적용연구

노인[1) 2) 3)] 성인[4)]

The Collett-Lester Fear of Death Scale

척도 및 하위영역 ▸▸▸

■ 원본
- 6점 척도-+3매우 동의, -3매우 반대
- 하위영역-자신의 죽음 1, 4, 6, 14, 17, 20, 23, 26, 28; 자신의 임종 5, 12, 15, 24, 30, 36; 타인의 죽음 2, 7, 9, 13, 18, 19, 21, 27, 32, 33; 타인의 임종 3, 8, 10, 11, 16, 22, 25, 29, 31, 34, 35
- 역문항-3, 6, 7, 8, 9, 10, 14, 16, 18, 21, 23, 24, 25, 26, 28

■ 개정판
- 5점 척도-1아니오, 5매우
- 하위영역-자신의 죽음, 자신의 임종, 타인의 죽음, 타인의 임종. 각 영역당 8항목

도구평가 ▸▸▸

■ 원본 개발당시

intercorrelations between the four subscale .03-.58

a three way analysis of variance for repeated measures on the data with the two samples: not significant

■ 적용연구
- 신뢰도: test-retest reliability .55[5]

  multidimensional scaling and cluster analysis of the items: present two-dimensional maps; the clustering of items was different for men and women; the evaluation of some items also differed between the sexes[6].

  Küder-richardson formula 21=.80[1]

  Cronbach alpha .85(사전조사) .81(사후조사)[3]
- 타당도: 요인분석 결과 5개 요인 추출[7]

  concurrent validity with other fear of death scale[8][9]

■ 개정판(원본 대 개정판)

원본:
- 신뢰도: test-retest Pearson correlation .79-.85

  Spearman-brown correlation .72-.91

  Alpha Coefficients .77-.931

  Split-half reliability Cronbach' s alpha .72-.91

  Item total correlation .36-.78이 결과에 의하여 특히 상관계수가 낮은 두 개 항목을 수정하였다.

  test-retest Pearson correlation .79-.85
- 타당도: concurrent validity with Multidimensional Fear of Death Subscales[10]

The Collett-Lester Fear of Death Scale

개정판 :

- 도구평가(적용연구)신뢰도: Maudsley Personality Inventory 결과와 비교하여 상관관계 보고[11)]

도구적용방법 ▸▸▸

자가보고

Reference ▸▸▸

1) 서혜경(1987). 한미노인의 죽음에 대한 태도 연구. *한국노년학회지, 7,* 39-60.

2) 서혜경(1990). 성별에 따른 죽음에 대한 태도 비교연구-남녀노인들의 임종과 죽음에 대한 불안도 측정을 중심으로. *한국보건교육학회지,* 7(2), 89-102.

3) 한미정, 최정윤(1999). 삶의 의미수준과 죽음불안과의 관계. *한국심리학회지, 11*(2), 167-181.

4) Loo, R. & Shea, L.(1996). Structure of the Collett-Lester fear of death and dying scale. *Death Studies, 20*(6), 577-586.

5) Rigdon, M. A. & Epting, F. R.(1985). Reduction in death threat as a basis for optimal junctioning. *Death Studies, 9,* 427-448.

6) Schultz, C. M.(1977). Death anxiety and the structuring of a death concerns cognitive domain. *Essence,* 1, 171-188.

7) Livneh, H.(1985). Brief note of the structure of the Collett-Lester fear of death scale. *Psychological Reports, 56,* 136-138.

8) Neimeyer, R. A.(1985). Actualization, integration and fear of death. *Death Studies, 9,* 235-244.

9) Neimeyer, R. A., Bagley, K. J. & Moore, M. K.(1986). Cognitive structure and death anxiety. *Death Studies, 10,* 273-288.

10) Mooney, D. C. & O'Gorman, J. G.(2001). Construct validity of the revised Collett-Lester fear of death and dying scale. *OMEGA, 43*(2), 157-173.

11) Lester, D.(1990). The Collet-Lester fear of death Scale: The original version and a revision. *Death Studies, 14,* 451-468.

The Original Collett-Lester Scale

+1 slight agreement	−1 slight disagreement
+2 moderate agreement	−2 moderate disagreement
+3 strong agreement	−3 strong disagreement

1. I would avoid death at all costs.
2. I would experience a great loss if someone close to me dies.
3. I would not feel anxious in the presence of someone I knew was dying.
4. The total isolation of death frightens me.
5. I am disturbed by the physical degeneration involved in a slow death.
6. I would not mind dying young.
7. I accept the death of others as the end of their life on earth.
8. I would not mind visiting a senile friend.
9. I would easily adjust after the death of someone close to me.
10. If I had a choice as to whether or not a friend should be informed he/she is dying, I would tell him/her.
11. I would avoid a friend who was dying.
12. Dying might be an interesting experience.
13. I would like to be able to communicate with the spirit of a friend who has died.
14. I view death as a release from earthly suffering.
15. The pain involved in dying frightens me.
16. I would want to know if a fried were dying.
17. I am disturbed by the shortness of life.
18. I would not mind having to identify the corpse of someone I knew.
19. I would never get over the death of someone close to me.
20. The feeling that I might be missing out on so much after I die bothers me.
21. I do not think of dead people as having an existence of some kind.
22. I would feel uneasy if someone talked to me about the approaching death of a common friend.
23. Not knowing what it feels like to be dead does not bother me.
24. If I had a fatal disease, I would like to be told.
25. I would visit a friend on his/her deathbed.
26. The idea of never thinking or experiencing again after I die does not bother me.
27. If someone close to me died, I would miss him/her very much.
28. I am not disturbed by death being the end of life as I know it.
29. I would feel anxious if someone who was dying talked to me about ir.
30. The intellectual degeneration of old age disturbs me,
31. If a friend were dying, I would not want to be told.
32. I could not accept the finality of the death of a friend.
33. I would upset me to have to see someone who was dead.
34. If I knew a friend were dying, I would not know what to say to him/her.
35. I would like to see the physical degeneration of a friend who was dying.
36. I am disturbed by the thought that my abilities will be limited while I lie dying.

출처 ▸▸▸

Collett, J. & Lester, D.(1969). The fear of death and the fear of dying. *The Journal of Psychology, 72*, 179-181. (original scale)

The Revised Collett-Lester Scale

	very		somewhat		not
Your own death					
1. the total isolation of death	5	4	3	2	1
2. the shortness of life	5	4	3	2	1
3. missing out on so much after you die	5	4	3	2	1
4. dying young	5	4	3	2	1
5. how it will feel to be dead	5	4	3	2	1
6. never thinking or experiencing anything again	5	4	3	2	1
7. the possibility of pain and punishment during life-after-death	5	4	3	2	1
8. the disintegration of your body after you die	5	4	3	2	1
Your Own Dying					
1. the physical degeneration involved in a slow death	5	4	3	2	1
2. the pain involved in dying	5	4	3	2	1
3. the intellectual degeneration of old age	5	4	3	2	1
4. that your abilities will be limited as you lay dying	5	4	3	2	1
5. the uncertainty as to how bravely you will face the process of dying	5	4	3	2	1
6. your lack of control over the process of dying	5	4	3	2	1
7. the possibility of dying in a hospital away from friends and family	5	4	3	2	1
8. the grief of others as you lay dying	5	4	3	2	1
The Death of Others					
1. the loss of someone close to you	5	4	3	2	1
2. having to see their dead body	5	4	3	2	1
3. never being able to communicate with them again	5	4	3	2	1
4. regret over not being nicer to them when they were alive	5	4	3	2	1
5. growing old alone without them	5	4	3	2	1
6, feeling guilty that you are relieved that they are dead	5	4	3	2	1
7. feeling lonely without them	5	4	3	2	1
8. envious that they are dead	5	4	3	2	1
The Dying of Others					
1. having to be with someone who is dying	5	4	3	2	1
2. having them want to talk about death with you	5	4	3	2	1
3. watching them suffer from pain	5	4	3	2	1
4. having to be the one to tell them that they are dying	5	4	3	2	1
5. seeing the physical degeneration of their body	5	4	3	2	1
6. not knowing what to do about your grief at losing them when you are with them	5	4	3	2	1
7. watching the deterioration of their mental abilities	5	4	3	2	1
8. being reminded that you are going to go through the experience also one day	5	4	3	2	1

출처 ▸▸▸

Lester, D.(1990). The collett-Lester fear of death scale: the original version and a revision. *Death Studies, 14,* 451-468.

김정순의 자아통합감(Ego-integrity) 측정 도구

출처

김정순(1988). *노인의 사회적 활동과 자아통합감에 관한 연구*. 이화여자대학교 대학원 박사학위논문.

목적

노년기의 심리적 안녕상태를 측정하기 위하여 자아통합감 측정도구를 개발하였다.

개발과정

자아통합감 정의: 노인들의 현재생활에 대한 행복감, 만족감, 사기뿐만 아니라 지나간 일생에 대한 수용 및 궁극적으로는 죽음에 대한 수용까지도 포함하는 보다 일반적이고 포괄적인 개념이다. 문헌고찰을 거쳐 문항 개발하였고 내용타당도 검증을 통해 문항 수정: 간호학 교수 4인, 심리학 교수 1인, 대학원 박사과정 5인이 검토한 후 노인 대상 예비조사로 문항 수정하였다.

평정자간 신뢰도, 내적일관도를 검증하였고 요인분석으로 평가하였다.

국내활용 및 대상자

- 도구개발시

  60세 이상의 재가 노인 200명을 대상으로 개발하였다.

- 적용시

  60세 이상 재가 노인[1) 2) 3)], 65세 이상 재가 노인[4) 5) 6) 7)], 입원한 60세 이상 노인[8)], 입원한 65세 이상 노인[9)]에서 활용되었다.

척도 및 하위영역

- 31문항, Likert형 5점 평정 척도이다.

- 하위영역: 6개 영역

  현재생활에 대한 만족 8문항

  지혜로운 삶 7문항

  생에 대한 태도 6문항

  죽음에 대한 수용 3문항

  노령에 대한 수용 4문항

  지나온 일생에 대한 수용 3문항

김정순의 자아통합감(Ego-integrity) 측정 도구

도구평가 ▸▸▸

■ 도구개발시

- Cronbach alpha .93, 평정자간 신뢰도 .91 이었다(하위영역별 신뢰도 분석은 안함).

■ 적용시

- Cronbach alpha .93[2) 8) 9)], .91[4) 7)], .94[5)]이었다.
- 박영주외[2)] 에서는 이유에 대한 설명 없이 25문항만 사용하였으며, 현재생활에 대한 만족 .86, 지혜로운 삶 .80, 생에 대한 태도 .76, 노령에 대한 수용.72를 보고 하였다.
- 4점 척도로 평점하여 .89로 보고한 연구[6)]와 죽음에 대한 직접적 문항을 제외한 30문항 만을 적용하여 .81[9)]을 보고한 연구도 있다.

도구적용방법 ▸▸▸

- 면접에 의한 자가보고 질문지이다.
- 긍정문항 15, 부정문항 16개, 부정문항은 역산한다.
- 점수범위: 31-155점, 1점 매우 그렇다. 5점 전혀 그렇지 않다.
- 점수가 높을수록 자아통합감이 높다는 것을 의미한다.

Reference ▸▸▸

1) 김옥현(1998). 노인의 성격유형, 자아통합감과 노화에 대한 지각과의 관계 연구. *청암대학 논문집. 22*(2).
2) 박영주, 이숙자, 박은숙, 장성옥(1999). 한국노인의 건강행위 예측모형구축. *대한간호학회지, 29*(2), 281-292.
3) 류정란(2002). *노인자원봉사활동이 자아통합감에 미치는 영향에 관한 연구.* 서울여자대학교 대학원 석사학위논문(사회사업학과).
4) 배영숙(1993). 노인이 지각한 사회적 지지와 자아통합감에 관한 연구. *성인간호학회지, 5*(1), 18-32.
5) 이상화(1997). *노인의 자아통합감과 건강상태에 관한 연구.* 충남대학교 대학원 석사학위논문.
6) 이춘희, 정문숙, 이성희(2005). 재가 노인이 인지하는 생의 의미, 자아통합감, 도구적 일상활동능력. *경북간호과학지, 9*(1), 13-22.
7) 장혜경, 손정남, 차보경(2004). 노인의 자아통합감에 영향을 미치는 요인. *정신간호학회지, 13*(1), 64-71.
8) 박민애(2001). *입원노인의 성격유형 및 건강상태와 자아통합감과의 관계.* 한림대학교 사회복지대학원 석사학위논문(사회복지학과).
9) 이양수(2003). *만성질환 노인환자의 자아통합감에 관한 연구.* 한서대학교 대학원 석사학위논문(노인복지학과).

자아통합감 척도

1점: 전혀 그렇지 않다.	2점: 그렇지 않다.	3점: 보통이다.
4점: 그렇다.	5점: 매우 그렇다.	

1. 대체로 나는 지금의 나 자신에 만족한다.
*2. 나는 이 세상에서 못 다한 일이 많아 한스럽다.
3. 막상 늙고 보니, 모든 것이 젊었을 때 생각했던 것보다 낫다.
*4. 요즈음 나는 나 자신을 발전시키려는 노력을 포기했다.
5. 인생은 의미 있고 살 가치가 있는 것이다.
6. 내가 늙었다고는 느끼나, 그것이 나를 괴롭히지는 않는다.
7. 나는 죽은 사람을 보는 것이 무섭지 않다.
8. 나이든 지금도 나는 여전히 가치있는 삶을 살고 있다.
*9. 나는 다른 사람과 친밀감을 느낄 수 없다.
10. 노인의 지혜나 경험은 젊은이들에게 도움이 된다.
*11. 나의 앞날은 암담하고 비참하게 느껴진다.
*12. 나는 죽는 것이 두렵고 원망스럽다.
*13. 지금이 내 인생에서 가장 지루한 때이다.
14. 나는 지금 젊었을 때와 마찬가지로 행복하다.
15. 남을 위해 봉사하는 일이 나에게는 매우 보람을 준다.
*16. 나는 내 자신이 지긋지긋하다.
*17. 늙는다는 것은 무기력하고 쓸모없어지는 것이다.
18. 지나온 평생을 돌이켜 볼 때, 내 인생은 대체로 만족스러운 것이었다.
19. 나는 현재 살고 있는 곳이 마음에 든다.
20. 나는 일생동안 최선을 다해왔다.
*21. 나는 때때로 내 자신이 쓸모없는 사람이라는 생각이 든다.
*22. 내 인생이 이렇게 된 것은 운이 나빴기 때문이다.
*23. 나이가 들수록 모든 것이 점점 더 나빠진다.
24. 인생을 다시 살 수 있는 기회가 주어진다해도 살아온 대로 다시 살겠다.
*25. 늙고 무기력해지느니 차라리 죽는 것이 낫겠다.
*26. 나는 대체로 인생에서 실패했다고 느낀다.
*27. 내세에 대한 문제가 몹시 나를 괴롭힌다.
28. 나는 적어도 다른 사람만큼 가치있는 사람이다.
*29. 요즈음 나는 늙고 지쳤다고 느낀다.
*30. 나는 내 인생이 이렇게 된데 대해 가슴 아프게 생각한다.
31. 나는 일생동안 운이 좋은 편이었고 그것에 감사한다.

* 부정문항

출처 ▸▸▸

김정순(1989). *노인의 사회적 활동과 자아통합감에 관한 연구*. 이화여자대학교 대학원 박사학위논문.

자아통합감 측정 도구 [홍주연]

출처 ▸▸▸

홍주연(2000). *성격과 자아통합감이 노인 회상 기능에 미치는 영향.* 이화여자대학교 대학원 박사학위논문.

목적 ▸▸▸

노년기 회상에 미치는 자아통합감의 영향을 파악하기 위해 도구 제작하였다.

개발과정 ▸▸▸

- 자아통합감의 정의: 노년기에 발생하는 신체적, 정신적 그리고 사회적 제약에도 불구하고 내가 가지 못했던 길과 내가 갔던 길을 모두 인정하고 내 삶이 인간의 긴 역상의 일부분으로써 최선을 다했다고 평가하는 것이다.
- 초기 문항 제작시 Erikson의 자아통합감 이론을 틀로 Hamachek[1]의 자아통합감과 절망감의 행동적 표현과 태도, Boylin[2]의 자아통합감 척도, Chicago Life Satisfaction Index(LSI) 중 자아통합감을 반영하는 6개의 문항 및 김정순[3]의 자아통합감 척도를 토대로 34개 문항 개발하였다.
- 문항 예비 검토에서 발달 심리 전공자 2인, 심리학 교수 3인, 심리학 전공자 3인에게 문항 표현의 적절성과 명료성, 노인 2인에게 적절성 검토 받은 후 문항 수정하였다.
- 1차 문항 분석한 결과 문항-총점간 상관이 .3이하인 문항과 문항별 평균 15 미만 및 표준편차 1미만인 12문항을 제외하였다.
- 요인 분석한 결과 2 요인 16문항 채택하였다.
- 내적일관도를 분석하였다.

국내활용 및 대상자 ▸▸▸

■ 도구개발시

60세 이상 재가 노인 223명을 대상으로 개발하였다.

■ 적용시

65세 이상 노인[4]과 60세 이상의 노인[5]에서 활용되었다.

척도 및 하위영역 ▸▸▸

■ 16문항, Likert 형 4점 평정 척도이다.

■ 하위영역: 2개 영역

- 과거와 현재에 대한 수용 11문항
- 삶에 대한 태도 5문항

자아통합감 측정 도구 [홍주연]

도구평가 ▸▸▸

■ 도구개발시

- 신뢰도: Cronbach' s alpha 전체: .83(과거와 현재에 대한 수용: .83, 삶에 대한 태도: .61)이었다.
- 구성개념 타당도 분석: 요인 분석하였다.
- 요인 1: 과거와 현재에 대한 수용
- 요인 2: 삶에 대한 태도

■ 적용시

- Cronbach' s alpha .79[4], 74[5]이었다.

도구적용방법 ▸▸▸

- 1:1 면접에 의한 자가보고형 질문지이다.
- 9개의 긍정문항, 7개의 부정문항, 부정문항 역산한다.
- 점수 범위: 16점-64점, 전혀 그렇지 않다 1점, 매우 그렇다 4점.
- 점수가 높을수록 자아통합감이 높다는 것을 의미한다.

Reference ▸▸▸

1) Hamacheck, D.(1990). Evaluating self-concept and ego status in Erikson's last three psychosocial stages. *Journal of Counseling & Development, 68,* 677-683.

2) Boylin, W., Gordon, S. K., & Nehrke, M. F.(1976). Reminiscing and integnity in institutionalize elderiy males. *The Gerontologist, 16,* 118-124.

3) 김정순(1988). 노인의 사회적 활동과 자아통합감에 관한 연구. 이화여자대학과 대학원 박사학위 논문.

4) 김안젤라(2003). *회상을 주제로 한 집단미술치료가 노인의 자아존중감과 자아통합감에 미치는 영향.* 원광대학교 보건환경대학원 석사학위논문(예술치료학과).

5) 여인숙(2005). *노년기 자아통합감 증진을 위한 이야기 치료 회상집단 프로그램 개발 및 효과.* 경북대학교 박사학위논문.

자아통합감 질문지

사람들은 자기 자신에 대해 여러 가지 생각을 합니다. 특히 나이가 들어감에 따라 옛날 자신의 모습을 떠 올려 보기도 하고 지금 내 자신을 다시 보기도합니다. 이 질문지는 이처럼 자신이 과거 걸어온 길, 그리고 지금 자신의 모습에 대해 여러분이 어떻게 생각하는지 알아보기 위한 것입니다.

다음을 읽으시고 평소 본인이 자신에 대해 생각하는 정도에 표시해 주시기 바랍니다. 한 문항도 빠짐없이 표시 해 주시기 바랍니다.

<응답방법>

아래의 문장을 읽으신 후 자신에 대해 생각하는 정도가 전혀 그렇지 않다면 ①에, 그렇지 않다고 생각되시면 ②에, 어느 정도 그렇다고 생각되시면 ③에 그리고 매우 그렇다고 생각되시면 ④에 표시해 주시기 바랍니다.

<보기>

"나는 한 평생 최선을 다해 살아왔다."라는 문장에 대해 그렇다고 생각하시면 "③" 에 ○표 해 주시면 됩니다.

---

*1. 나는 내가 살아온 과거를 바꿀 수 있다면 그렇게 하겠다.

① 전혀 그렇지 않다 ② 그렇지 않다 ③ 그렇다 ④ 매우 그렇다

2. 나는 내가 했던 일들을 자랑스럽게 생각한다.

① 전혀 그렇지 않다 ② 그렇지 않다 ③ 그렇다 ④ 매우 그렇다

*3. 나는 과거의 내 잘못에 대해 후회한다.

① 전혀 그렇지 않다 ② 그렇지 않다 ③ 그렇다 ④ 매우 그렇다

4. 인생을 다시 살 수 있다고 해도 지금까지 살아온 데로 살 것이다.

① 전혀 그렇지 않다 ② 그렇지 않다 ③ 그렇다 ④ 매우 그렇다

*5. 나는 내가 살아온 길이 허망하게 느껴진다.

① 전혀 그렇지 않다 ② 그렇지 않다 ③ 그렇다 ④ 매우 그렇다

6. 나는 지금까지의 내 인생에 대해 만족한다.

① 전혀 그렇지 않다 ② 그렇지 않다 ③ 그렇다 ④ 매우 그렇다

7. 나는 내게 닥친 일들을 잘 받아들일 수 있다.

① 전혀 그렇지 않다 ② 그렇지 않다 ③ 그렇다 ④ 매우 그렇다

자아통합감 질문지

8. 나는 남을 위해 봉사하는 데에서 보람을 느낀다.
① 전혀 그렇지 않다 ② 그렇지 않다 ③ 그렇다 ④ 매우 그렇다

*9. 늙는다는 것은 쓸모없어지는 것이다.
① 전혀 그렇지 않다 ② 그렇지 않다 ③ 그렇다 ④ 매우 그렇다

10. 내가 잘 살아온 것은 부모를 잘 만난 덕이다.
① 전혀 그렇지 않다 ② 그렇지 않다 ③ 그렇다 ④ 매우 그렇다

11. 지금이 내 평생 가장 편안한 때이다.
① 전혀 그렇지 않다 ② 그렇지 않다 ③ 그렇다 ④ 매우 그렇다

*12. 내 인생을 바꿀 수 있는 기회를 놓친 것에 대해 후회한다.
① 전혀 그렇지 않다 ② 그렇지 않다 ③ 그렇다 ④ 매우 그렇다

*13. 내 인생을 돌이켜 볼 때, 내가 가장 원했던 것을 얻지 못했다.
① 전혀 그렇지 않다 ② 그렇지 않다 ③ 그렇다 ④ 매우 그렇다

14. 사람의 환경이 중요하다고 해도 자기 인생에 대한 책임은 나 자신에게 있다고 생각한다.
① 전혀 그렇지 않다 ② 그렇지 않다 ③ 그렇다 ④ 매우 그렇다

*15. 지금이 내 인생에서 가장 지루한 때이다.
① 전혀 그렇지 않다 ② 그렇지 않다 ③ 그렇다 ④ 매우 그렇다

16. 나는 기본적으로 인생은 내가 만드는 것이라고 생각한다.
① 전혀 그렇지 않다 ② 그렇지 않다 ③ 그렇다 ④ 매우 그렇다

* 부정 문항

출처 ▸▸▸

홍주연(2000). *성격과 자아통합감이 노인 회상 기능에 미치는 영향.* 이화여자대학교 대학원 박사학위논문.

대처행동 척도

출처 ▸▸▸

윤현희(1994). *남녀노인의 스트레스, 대처행동, 심리적 적응감*. 숙명여자대학교 석사학위논문.

목적 ▸▸▸

우리나라 노인이 가족과의 일상생활에서 또는 노년기라는 새로운 발달 단계에 들어서면서 겪게 되는 긴장이나 갈등에 직면해서 어떠한 대처행동을 사용하여 심리적 적응감을 높이는지 확인하기 위함이다.

개발과정 ▸▸▸

Individual Coping Style[1]의 20개 항목 척도와, The ways of Coping Checklist[2]를 수정, 번안하고, 김명자[3]의 대처양식 척도 중에서 '신앙에의 의지' 4문항을 포함하여 1차적으로 총 28문항을 선정하였다. 이 척도를 10명의 노인을 대상으로 개별면담을 실시한 결과, 5문항이 추가되어 총 33문항이 예비조사에 사용되었다. 서울시에 거주하는 적어도 1명 이상의 자녀가 있는 재가노인 60명(남녀 각 30명씩)을 대상으로 예비조사를 통한 신뢰도 조사 및 문항분석, 요인분석을 실시하여 총 22개 문항 4개 요인이 추출되었다.

국내활용 및 대상자 ▸▸▸

재가노인[4], 1명 이상의 자녀가 있는 남, 녀 노인[5] [6]을 대상으로 대처행동 연구시 활용되었다.

척도 및 하위영역 ▸▸▸

척도는 자가보고 도구로 총 22문항이며, 5점 Likert Scale(전혀 그렇지 않다 1점-매우 그렇다 5점)이며, 하부영역으로는 4개 요인-신앙에의 의지(6문항), 문제의 재정립(5문항), 수동적 회피(6문항), 감정표출(5문항) 으로 되어있다. 총점수 범위는 22-110점이다.

도구평가 ▸▸▸

■ 도구개발시

- Cronbach' s alpha: 전체문항 .68, 하부영역: .64-.92

■ 도구적용시

- Cronbach' s alpha: 전체문항 .57[5], .82[4], .68[6]

대처행동 척도

도구적용방법 ▸▸▸

자가보고, 가능한 점수범위는 22-110점이다. 하부영역에서 높은 점수는 그 대처방식을 더 많이 쓰고 있다는 것을 의미한다.

Reference ▸▸▸

1) Stewart, K. L.(1988). *Stress & Adaptation; A Mnltisystem Model of Individual, Couple, Family and Network systems.* Unpublished doctoral dissertation, The University of Minnesota.

2) Davis, R. G.(1985). *Developmental Patterns of Stress & Cophegi Middle Age & Older Adulthood.* Unpublished doctoral dissertation, The University of Washington.

3) 김명자(1991). 중년기 부부의 가족 스트레스에 대한 대처 양식과 위기감. *대한가정학회지, 29*(1), 203-216.

4) 모선희, 이지영(2002). 노인의 스트레스와 대처방식에 관한 연구. *한국노년학, 22*(1), 65-80.

5) 김옥현, 전수진(2000). 노년기 스트레스와 대처방안에 따른 생활만족도 연구. *순천청암대학논문집, 24,* 29-68.

6) 윤현희, 김명자(1994). 남녀노인의 스트레스와 대처행동, 적응감 연구. *한국노년학, 14*(1), 17-32.

대처행동 척도

※ 다음 문항들은 최근 1년 동안 귀하가 가족내에서 긴장을 일으킬 수 있는 일을 경험했을 때, 그 문제나 어려움에 대해 귀하가 대처(적응)하는 방법들을 나열한 것입니다. 한 문항도 빠짐없이 그 정도를 기록해 주시기 바랍니다.

내가 어떤 문제나 어려움을 경험할 때	전혀 그렇지 않다	가끔 그렇다	보통 그렇다	거의 그렇다	매우 그렇다
1. 종교에 관련된 테이프나 라디오를 듣는다.					
2. 기도한다.					
3. 신을 믿고 의지한다.					
4. 성직자(목사,신부,스님 등)로부터 조언을 구한다.					
5. 종교활동(부흥회,연등행사 등)에 참여한다.					
6. 종교단체(교회,성당,절 등)의 예배에 참석한다.					
7. 가벼운 운동(산책 등)으로 기분을 전환한 후에, 다시 생각한다.					
8. 그 문제를 즉시 해결하고자 한다.					
9. 다른 해결책을 찾아본다.					
10. 일이 잘 해결될 수 있도록 애쓴다.					
11. 과거의 경험을 떠올린다:전에도 비슷한 상황이 있었다.					
12. 출가한 딸을 만나서 푸념한다.					
13. 출가한 딸이나 다른 자녀에게 전화를 건다.					
14. 자녀에게 내 섭섭함을 표현한다.					
15. 가까운 친구나 친척에게 얘기 또는 의논한다.					
16. 배우자에게 하소연한다.					
17. 집안의 화목을 위해서 그냥 참는다.					
18. 참는 수 밖에 다른 방법이 없다고 생각한다.					
19. 음식을 먹거나 술, 담배를 한다.					
20. 시간이 흐르면 저절로 해결될 것이라고 생각한다.					
21. 다른 일을 하면서 신경을 다른 데로 돌린다(예:취미생활, 집안 청소 등).					
22. 그 일을 잊어버리려고 노력한다.					

* 위에 적힌 방법 외에도 어떤 문제나 어려운 일이 있을 때 어떻게 행동하시는지 생각나는대로 모두 적어주십시요.

출처 ▸▸▸

윤현희(1994). *남녀노인의 스트레스, 대처행동, 심리적 적응감*. 숙명여자대학교 석사학위논문.

Pittsburgh Sleep Quality Index(PSQI)

출처 ▸▸▸

Buysse, D. J., Reynolds, C. F., Mond, T. H, Berman, S. R., Kupfer, D. J.(1989). The Pittsburgh sleep quality index: A new instrument for psyciatric practice and research, *Psychiatry Research, 28*(2), 193-213.

목적 ▸▸▸

임상에서 대상자들의 수면의 질을 평가하는 것이 목적이다.

개발과정 ▸▸▸

18개월에 걸쳐 수면을 잘 취하는 건강한 대상자 52명과 수면을 잘 못 취하는 우울환자 54명, 불면증 환자 62명에게 본 도구를 적용하여 높은 신뢰도와 타당도를 나타냄. 전체 PSQI 점수가 >5인 경우 89.6%의 민감도와 86.5%의 specificity로 수면을 잘 못 취하는 대상자의 진단이 가능하다.

국내활용 ▸▸▸

100명의 측두하악장애 환자를 대상으로 치료 전과 후의 수면지수에 관하여 연구[1)]가 있으며 본 도구 번역하여 사용하였으나 신뢰도나 타당도에 대한 보고는 없다.

대상자 ▸▸▸

■ 개발당시

- 건강한 대상자 52명과 수면을 잘 못 취하는 우울환자 54명, 불면증 환자 62명
- 척도 및 하위영역 주관적 수면의 질, 수면 잠재기, 수면 기간, 수면 효율, 수면장애 여부, 수면제 사용 여부, 낮 동안의 기능상태, PSQI 전체 점수

척도 및 하위영역 ▸▸▸

19문항의 자가보고 설문과 5개 문항의 동침자(동침자가 있는 경우)에 대한 질문으로 이루어져 있으며, 첫 자가 보고 19문항은 7개의 요소(component)는 다음과 같다. 요소 1(주관적 수면의 질, 문항 6), 요소 2(수면 잠재기, 문항 2, 5a), 요소 3(수면길이, 문항 4), 요소 4(수면 효율성, 문항 4, 3, 1), 요소 5(수면장애 여부, 문항 5b-5j), 요소 6(수면제 복용 여부, 문항 7), 요소 7(주간의 기능장애, 문항 8, 9)로 구성되어 있다.

노구평가 ▸▸▸

■ 개발당시

연구자들이 good sleeper(건강한 성인)과 poor sleeper(우울 환자, 불면증 환자internal homogenicity, consistency(test-retest reliability), validity 확인. PSQI global score>5 인 경우 good sleeper와 poor sleeper를 구별하는데 있어 89.6%의 sensitivity와 86.5%(kappa=0.75, p<.001)의 specificity를 보고.

Pittsburgh Sleep Quality Index(PSQI)

■ 추후연구

4군의 신체질환자에게 적용하여 internal consistency reliability와 construct validity 보고[2]. Primary insomnia 환자에게 적용하여 PSQI global score correlation coefficient for test-retest reliability .87 보고, Validity 평가에서는 sleep log와는 높은 상관관계를 다원수면기록과는 낮은 상관관계 보고, PSQI global score>5 에서는 불면증그룹과 대조 집단 간에 sensitivity는 98.7 specificity는 84.4 로 보고됨[3].

■ 타언어 적용연구

일본판으로 번역하여 82명의 건강한 성인과 92명의 정신질환자(일차성수면장애, 주요우울, 범불안장애, 장신분열병)에게 적용하여 reliability coefficient(Cronbach's alpha=.77). Significant correlation coefficients between global adn component scores 보고. 각 정신질환자에서 높은 수준의 sensitivity and specificity 보고[4].

도구적용방법 ▸▸▸

첫 19개 문항은 자가 보고이며 마지막 5개 문항은 동침자가 있는 경우 동침자에 의해 작성된게 된다. 도구 내에서 제시한 7개 요소에는 각각 1항목 이상이 속하며 각 항목의 점수를 합산하거나 저자가 제시한 계산법을 이용하여(수면 효율의 경우) 7개 요소에 해당하는 모든 문항에 대한 점수의 결과를 근거로 다시 각 요소의 점수(0-3)로 환산하게 된다. 본 도구의 채점 방법은 원저에 매우 자세하게 소개되어 있다.

7개 요소별 점수 환산법은 요소 1, 3, 6의 경우는 단일 항목이므로 각 항목 별 점수를 그대로 적용한다. 요소 2와 7의 경우 2개 항목의 합산치가 0→0, 1-2→2, 3-4→2, 5-6→3으로 환산한다. 요소 4는 #4의 수치(실제 잠잔시간)를 분모로 #3에서 #1을 뺀 수치(침상시간)를 분자로 한 후 100을 곱하여 수면 효율을 계산한다. 그런 후 >85%→0, 75-84%→1, 65-74%→2, <65%→3으로 환산한다. 요소 5는 0→0, 1-9→2, 10-18→2, 19-27→3로 각각 환산한다.

7개 요소 각각의 환산된 점수를 모두 합산하면 Global PSQI score가 되며 총체적 점수의 폭은 0-21점이고 0점은 수면장애가 없는 것을, 21점은 수면장애가 심각한 것을 의미하게 되며 수면장애를 나타내는 점수의 기준은 6점 이상이다(Global PSQI score >5).

Pittsburgh Sleep Quality Index(PSQI)

Reference ▸▸▸

1) 김미혜, 한경수(2002). Pittsburgh Sleep Quality Index를 이용한 측두하악장애 환자의 수면의 질에 대한 연구. *원광치의학, 11*(1), 129-149.
2) Carpenter, J. S., & Andrykowski, M. A.(1998). Psychometric evalustion of the Pittsburgh sleep quality index. *Journal of Psychosomatic Research, 45*(1), 5-13.
3) Backhaus, J., Junghanns, K., Broocks, A., Riemann, D., & Hohagen, F.(2002). Test-retest reliability and validity of the Pittsburgh Sleep Quality Index in primary insomnia. *Journal of Psychosomatic Research, 53,* 737-740.
4) Dio, Y., Minowa, M., Uchiyama, M., Okawa, M., Kim, K., Shibui, K., & Kamei. Y.(2000). Psychometric assessment of subjective sleep quality using the Japanese version of the Pittsburgh Sleep Quality Index(PSQI-J) in psychiatric disordered and control subjects. *Psychiatry Research, 97,* 165-172.

Pittsburgh Sleep Quality Index(PSQI)

Instruction: The following questions related to your usual sleep habits during the past month only. Your answer should indicate the most accurate reply for the majority of days and nights in the past month. Please answer all questions.

1. During the past month, when have you usually gone to bed at night?

   USUAL BED TIME ____________

2. During the past month, how long(in minutes) has it usually take you to fall asleep each night?

   NUMBER OF MINUTES ____________

3. During the past month, when have you usually gotten up in the morning?

   USUAL GETTING UP TIME ____________

4. During the past month, how many hours of actual sleep did you get at night? (This may be different than the number of hours you spend in bed)

   HOURS OF SLEEP PER NIGHT ____________

For each of the remaining questions, check the one best response. Please answer all questions.

5. During the past month, how often have you had trouble sleeping because you.

   (a) Cannot get to sleep within 30 minutes

   Not during the past month ______ Less than once a week ______ Once or twice a week ______ Three of more times a week ______

   (b) wake up in the middle of the night or early morning

   Not during the past month ______ Less than once a week ______ Once or twice a wee ______ Three of more times a week ______

   (c) Have to get up to use the bathroom

   Not during the past month ______ Less than once a week ______ Once or twice a week ______ Three of more times a week ______

   (d) Cannot breathe comfortably

   Not during the past month ______ Less than once a week ______ Once or twice a week ______ Three of more times a week ______

   (e) Cough or snore loudly

   Not during the past month ______ Less than once a week ______ Once or twice a week ______ Three of more times a week ______

   (f) Feel too cold

   Not during the past month ______ Less than once a week ______ Once or twice a week ______ Three of more times a week ______

Pittsburgh Sleep Quality Index(PSQI)

(g) Feel too hot

Not during the past month _______	Less than once a week _______	Once or twice a week _______	Three of more times a week _______

(h) Had bad dream

Not during the past month _______	Less than once a week _______	Once or twice a week _______	Three of more times a week _______

(i) Have pain

Not during the past month _______	Less than once a week _______	Once or twice a week _______	Three of more times a week _______

(j) Other reason(s), Please describe ____________________

How often during the past month have you had trouble sleeping because of this?

Not during the past month _______	Less than once a week _______	Once or twice a week _______	Three of more times a week _______

6. During the past month, how would you rate your sleep quality overall?

Very good ______________

Fairly good ______________

Fairly bad ______________

Very bad ______________

7. During the past month, how often have you taken medicine(prescribed or 'over the counter') to help you sleep?

Not during the past month _______	Less than once a week _______	Once or twice a week _______	Three of more times a week _______

8. During the past month, how often have you had trouble staying awake while driving, eating meals, or engaging in social activity?

Not during the past month _______	Less than once a week _______	Once or twice a week _______	Three of more times a week _______

9. During the past month, how much of a problem has it been for your to keep up enough enthusiasm to get things done?

No problem at all ______________

Only a very slight problem ______________

Somewhat of a problem ______________

A very big problem ______________

Pittsburgh Sleep Quality Index(PSQI)

10. Do you have a bed partner or roommate?

No bed partner of roommate	______
Partner/roommate in other room	______
Partner in same room, but not same bed	______
Partner in same bed	______

If you have a roommate or bed partner, ask him/her how often in the past month you have had.

(a) Loud snoring

Not during the past month______	Less than once a week____	Once or twice a week____	Three of more times a week____

(b) Long pauses between breaths while asleep

Not during the past month______	Less than once a week____	Once or twice a week____	Three of more times a week____

(c) Legs twitching or jerking while you sleep

Not during the past month______	Less than once a week____	Once or twice a week____	Three of more times a week____

(d) Episodes of disorientation or confusion during sleep

Not during the past month______	Less than once a week____	Once or twice a week____	Three of more times a week____

(e) Other restlessness while you sleep; please describe

Not during the past month______	Less than once a week____	Once or twice a week____	Three of more times a week____

출처 ▸▸▸

Buysse, D. J., Reynolds III, C. F., Monk, T. H., Berman, S. R. & Kupfer, D. J.(1989). The Pittsburgh Sleep Quality Index: A new instrument for psychiatric practice and research. *Psychiatry Research, 28,* 198-213.

Epworth Sleepiness Scale

출처 ▸▸▸

Johns, M. W.(1991). A new method for measuring daytime sleepiness: The Epworth Sleepiness Scale. *Sleep, 14*(6), 540-545.

목적 ▸▸▸

대상자의 낮동안 주관적 졸리움 정도를 평가하는 것이다.

개발과정 ▸▸▸

Epworth Sleepiness Scale(ESS)의 개념은 주간의 졸리움의 본질과 졸리움이 발생하는 상황으로부터 추출되었다. 따라서 ESS는 그러한 상황으로 간주된 8개의 상황에 근거한다. 그런 후 180명의 성인에게 적용하여 도구의 신뢰도와 타당도를 보고하였다.

국내활용 ▸▸▸

3871명의 고등학생에게 적용하여 낮동안의 졸리움의 빈도와 학업성취간의 관계를 연구하였으며 신뢰도나 타당도에 대한 보고는 없다[1].

대상자 ▸▸▸

- 도구개발당시
  다양한 수면장애를 가진 성인 150명, 30명의 대조군 (정상 수면자)
- 적용된 대상자
  노인[2] 수면무호흡환자[3] [4] 고등학생[1].

척도 및 하위영역 ▸▸▸

각 영역에 0-3점 척도로 전체로는 0 24점까지 나타남: 0=전혀 졸지않음, 3=졸 가능성이 높음.
다음의 경우에 졸게 되는지 여부: 앉아있을 때와 독서 중, 텔레비전 시청 중, 공공장소에 앉아있는 경우(극장이나 회의), 한 시간 이상 계속 차에 타고 있는 경우, 오후에 눕거나 휴식을 취하는 경우, 앉아서 누군가와 대화하는 경우, 음주하지 않은 상태에서 점심식사 후 조용히 앉아있는 경우, 차가 밀려 잠시 차에서 기다리는 경우.

Epworth Sleepiness Scale

도구평가 ▸▸▸

■ 개발당시

- ESS score는 건강한 성인집단과 수면무호흡환자, periodic limb movement disorder, narcolepsy, idiopathic hypersomnia 환자 집단을 유의하게 구별해냄.
- Multiple Sleep Latency Test(낮), 다원수면기록(밤)의 기록과 유의한 상관관계 보고.
- test-retest reliability연구에서 Pearson's r=.82; internal consistency Cronbach' s alpha=.88 보고.

■ 적용연구

- 전 세계에서 ESS를 이용하여 다양한 집단의 주간 졸리움을 평가한 항목별 결과들을 비교하여 높은 일치도를 보고(Kendall's C=.84)[5]

적용방법 ▸▸▸

대상자 자가 보고이다. 그러나 인지기능이 저하된 대상자의 경우 간호자가 관찰하여 표시할 수도 있다.

Reference ▸▸▸

1) Shin, C., Kim, J., Lee, S., Ahn, Y., & Joo, S.(2003). Sleep habits, excessive daytime sleepiness and school performance in high school students. *Psychiatry and Clinical Neurosciences, 57,* 451-453.

2) Broman, J, E., Bengtson, H, & Hetta, J.(2000). Psychometric properties of a Swedish version of the Epworth sleepiness scale. *Journal Sleep Research. 9*(suppl. 1), 27.

3) Hirshkowitz, M., Gokcebay, N., Moore, C. A. & Zebrak, A.(1996). Epworth sleepiness scale: Item analysis in patients with obstructive sleep apnea, *Sleep Research., 25,* 256.

4) Kingshott, R., Douglas, N. & Deary, I.(1998). Mokken scaling of the Epworth sleepiness scale items in patients with the sleep apnea/hypopnea syndrome. *Journal Sleep Research. 7,* 293-294.

5) Johns, M. W.(2002). sleep propensity vanies with behavior and the situation in which it in measured: the concept of somnificity. *Journal Sleep Research. 11,* 61-67.

Epworth Sleepiness Scale

How likely are you to doze off or fall asleep in the following situations, in contrast to feeling just tired? This refers to your usual way of life in recent times. Even if you have not done some of these things recently try to work out how they would have affected you. Use the following scale to choose the most appropriate number for each situation:

0 = would never doze

1 = slight chance of dozing

2 = moderated chance of dozing

3 = high chance of dozing

Sitation	Chance of dozing
Sitting and reading	____________
Watching TV	____________
Sitting, inactive in a public place(e.g. a theater or a meeting)	____________
As a passenger in a car for an hour without a break	____________
Lying down to rest in the afternoon when circumstance permit	____________
Sitting and talking to someone	____________
Sitting quitely after a lunch without alcohol	____________
In a car, while stopped for a few minutes in the traffic	____________

출처 ▸▸▸

Johns, M. W.(1999). A new method for measuring daytime sleepiness: The Epworth Sleepiness Scale. *Sleep, 14*(6), 540-545.

The St. Mary's Hospital(SMH) Sleep Questionnaire

출처 ▸▸▸

Ellis, B. W., Johns, M. W., Lancaster, R., Raptopoulos, P., Angelopoulos, A., & Priest, R. G.(1981). The St. Mary's Hospital Sleep Questionnaire: A Study of Reliability. *Sleep, 4*(1), 93-97.

목적 ▸▸▸

검사 직전 야간의 수면 양상을 확인하는 것, 특히 병원 입원한 다양한 환자를 염두에 두고 반복 사용이 가능한 도구를 개발하고자 개발된 도구이다.

개발과정 ▸▸▸

93명의 대상자들에게 본 도구를 일일 2회에 걸쳐 적용함. 첫 번째 사정은 기상 후 1-2시간 내에 실시하였고 두 번째 사정은 미리 경고를 하지 않은 채 약 4시간 후에 다시 실시하였다.

국내활용 ▸▸▸

최하석, 양성근[1]등이 "The St. Mary's Hospital(SMH) 수면설문지" 의 한국형 표준화 작업을 실시하였다.

대상자 ▸▸▸

- 도구개발시: 입원환자(외과환자 16명; 내과환자 21명, 정신과 환자 32명), 대조군(건강한 자원봉사자)

척도 및 하위영역 ▸▸▸

- 척도는 항목마다 다양함.
- 침상에 든 시간, 입면시간, 기상시간, 주관적 수면의 질, 수면 중 각성 회수, 수면기간, 수면을 방해받은 이유, 기상 후 휴식감, 수면 만족도.

도구평가 ▸▸▸

- 개발당시: 건강한 성인, 외과환자, 내과 환자, 정신과 환자 4군에 대해 test-retest reliability 검증(Kendall's tau), 그 결과 4군 모두에서 significant reliability 보고.

적용방법 ▸▸▸

자가보고

Reference ▸▸▸

1. 최하석, 양성근(1994). "The St. Mary's Hospital(SMH) 수면설문지" 의 한국형 표준화 및 연령에 따른 수면 양상 보고. *신경정신의학, 33*(5), 1095-1104.

The SMH Sleep Questionnaire

This questionnaire refers to your sleep over the past 24 hours. Please try and answer every question.

At what time did you:

1. Settle down for the night? ________ Hrs. ________ Mins.
2. Fall asleep last night? ________ Hrs. ________ Mins.
3. Finally wake this morning? ________ Hrs. ________ Mins.
4. Get up this morning? ________ Hrs. ________ Mins.
5. Was your sleep: (tick box)
   - ① Very light ☐
   - ② Light ☐
   - ③ Fairly light ☐
   - ④ Light average ☐
   - ⑤ Deep average ☐
   - ⑥ Fairly deep ☐
   - ⑦ Deep ☐
   - ⑧ Very deep ☐
6. How many times did you wake up? (tick box)
   - ⓪ not at all ☐
   - ① Once ☐
   - ② Twice ☐
   - ③ Three times ☐
   - ④ Four times ☐
   - ⑤ Five times ☐
   - ⑥ Six times ☐
   - ⑦ More than six times ☐

How much sleep did you have:

7. Last night? ________ Hrs. ________ Mins.
8. During the day, yesterday? ________ Hrs. ________ Mins.
9. How well did you sleep last night? (tick box)
   - ① Very badly ☐
   - ② Badly ☐
   - ③ Fairly badly ☐
   - ④ Fairly well ☐
   - ⑤ Well ☐
   - ⑥ Very well ☐

The SMH Sleep Questionnaire

If not well, what was the trouble?(e.g., restless, etc.)

① ________________

② ________________

③ ________________

10. How clear-headed did you feel after getting up this morning?

① Still very drowsy indeed ☐
② Still moderately drowsy ☐
③ Still slightly drowsy ☐
④ Fairly clear-headed ☐
⑤ Alert ☐
⑥ Very alert ☐

11. How satisfied were you with last night's sleep?

① Very unsatisfied ☐
② Moderately unsatisfied ☐
③ Slightly unsatisfied ☐
④ Fairly satisfied ☐
⑤ Fairly satisfied ☐
⑥ Completely satisfied ☐

12. Were you troubled by waking early and being unable to get off to sleep again?

① No ☐
② Yes ☐

13. How much difficulty did you have in getting off to sleep last night?

① None or very little ☐
② Some ☐
③ A lot ☐
④ Extreme difficulty ☐

14. How long did it take you to fall asleep last night? ________ Hrs. ________ Mins.

출처 ▸▸▸

Ellis, B. W., Johns, M. W., Lancaster, R., Raptopoulos, P., Angelopoulos, A., & Priest, R. G.(1981). The St. Mary's Hospital Sleep Questionnaire: A Study of Reliability. *Sleep, 4*(1), 93-97.

The St. Mary's Hospital(SMH): 수면설문지-한국형

출처 ▸▸▸

최하석, 왕성근(1994). "The St. Mary's Hospital(SMH) 수면설문지"의 한국형 표준화 및 연령에 따른 수면 양상 보고. *신경정신의학, 33*(5), 1095-1104.

목적 ▸▸▸

국내에서 사용할 수 있는 표준화된 수면설문지를 제시하기 위하여 표준화 작업을 수행하였다.

개발과정 ▸▸▸

정상인군 58명과 환자군 43명의 총 101명을 대상으로 수면설문지를 하루에 두차례 완성하였다. 한번은 아침잠에서 깬 후 대략 1-2시간 이내에 시행하였고, 그 후 사전 통지 없이 약 4시간 경과후 동일한 설문지를 완성하게 하여 두 설문지의 응답을 비교 분석하였다.

국내활용 ▸▸▸

본 한국판을 적용한 연구는 없다.

대상자 ▸▸▸

표준화 연구 당시: 정상인 58명, 환자군 43명

척도 및 하위영역 ▸▸▸

- 척도는 항목마다 다양함
- 침상에 든 시간, 입면시간, 기상시간, 주관적 수면의 질, 수면 중 각성 회수, 수면기간, 수면을 방해받은 이유, 기상 후 휴식감, 수면 만족도

도구평가 ▸▸▸

■ 표준화 연구 당시(시행-재 시행간의 상관계수)

- 대조군에서 모든 문항에서 유의한 상관관계 $p < .001$
- 환자군에서는 12번 문항을 제외한 13개 문항으로 유의한 상관관계 $p < .001$
- 전체대상자에서는 모든 문항에서 유의한 상관관계 $p < .001$

적용방법 ▸▸▸

자가보고

SMH 수면설문지

이름: ____________ 오늘의 날짜: ____________ 나이: ____________ 성별: 남 / 여

1. 당신이 어젯밤 잠자리에 든 시간은 언제입니까? 시 분
2. 당신이 어젯밤 실제로 잠이 든 시간은 언제입니까? 시 분
3. 당신이 오늘 잠에서 깨어난 시간은 언제입니까? 시 분
4. 당신이 오늘 잠자리에서 일어난 시간은 언제입니까? 시 분
5. 지난밤 당신의 수면의 정도는?
   ① 매우 얕은 잠 ② 얕은 잠 ③ 약간 얕은 잠 ④ 평균에 가까운 얕은 잠
   ⑤ 평균에 가까운 깊은 잠 ⑥ 약간 깊은 잠 ⑦ 깊은 잠 ⑧ 매우 깊은 잠
6. 지난밤에는 몇 번이나 깼습니까?
   ⓪ 깬 적 없다 ① 한 번 ② 두 번 ③ 세 번 ④ 네 번
   ⑤ 다섯 번 ⑥ 여섯 번 ⑦ 일곱 번 이상
7. 당신의 지난 밤 총 수면 시간은? 시 분
8. 당신의 어제 낮잠 시간은? 시 분
9. 지난밤의 수면에 대하여 당신은 어떻게 생각합니까?
   ① 매우 못잤다 ② 못잤다 ③ 약간 못잤다
   ④ 약간 잘잤다 ⑤ 잘 잤다 ⑥ 매우 잘 잤다

* 만약 잘 못 잤다면 그 이유는 무엇입니까?
   ①
   ②
   ③

10. 오늘 아침 일어나서 머리가 개운한 정도는 어떠했습니까?
    ① 매우 졸리운 상태였다 ② 졸리운 상태였다 ③ 조금 졸리운 상태였다
    ④ 조금 개운했다 ⑤ 개운했다 ⑥ 매우 개운했다
11. 간밤의 수면에 대해서 얼마나 만족하십니까?
    ① 매우 불만족하다 ② 불만족하다 ③ 조금 불만족하다
    ④ 조금 만족한다 ⑤ 완전히 만족한다
12. 일찍 잠에서 깬 후 다시 잠들 수가 없었습니까?
    ① 예 ② 아니오
13. 지난밤에 당신은 잠들기가 어떠하였습니까?
    ① 별로 힘들지 않았다 ② 약간 힘들었다
    ③ 상당히 힘들었다 ④ 매우 힘들었다
14. 지난 밤 당신이 잠들기까지 걸린 시간은? 시 분

출처 ▸▸▸

최하석, 양성근(1994). "The St. Mary's Hospital(SMH) 수면설문지"의 한국형 표준화 및 연령에 따른 수면 양상 보고. *신경정신의학, 33*(5), 1095-1104.

Verran and Snyder-Halpern(VSH) Sleep Scale

출처 ▸▸▸

Snyder-Halpern, R., & Verran, J. A.(1987). Instrumentation to describe subjective sleep characteristics in healthy subjects. *Research in Nursing & Health, 10*(3), 155-163.

목적 ▸▸▸

주관적 수면 양상 평가

개발과정 ▸▸▸

Deductive approach가 적용되었으며 문헌 고찰을 통해 수면의 질을 나타내는 요인들을 찾아내는 과정으로부터 시작하였다. 4개 주요 수면 요인(입면시간, 수면장애, 수면효과, 낮잠)과 관련 특성으로 구성되었으며 대상자들은 3종류의 무작위로 항목이 배열된 세종의 설문지를 3일에 걸쳐 각각 기입하였다. 이때 설문지 기입은 기상 후 두 시간 이내에 완성하였다. 신뢰도 조사 결과 4개 영역 중 두 개 영역이 추출되고 그런 후 평가 영역의 확장과 하위 문항 개발을 위해 이 두 영역에 각각 하위 영역으로 수면 후 각성, 장애정도, 입면잠재기간 정도가 장애영역에, 최종 기상 후 각성, 주관적인 만족감, 낮잠이 수면효과 영역에 각각 추가되었다. 본 도구는 다른 수면 도구 즉, 'The St. Mary's Hospital (SMH) Sleep Questionnaire'[1)]와 'The Baekeland and Hoy Sleep Log'[2)] 비교하여 타당도를 확보하였다.

국내활용 ▸▸▸

수면측정 도구 개발에 활용됨[3)]

대상자 ▸▸▸

69명의 20-78세 사이의 성인으로 수면장애, 정신질환, 수면제 복용력, 경련성질환, 만성적 정신과 약물이나 알골 복용을 하시 않는 대상자.

척도 및 하위영역 ▸▸▸

수면장애, 수면효과

Verran and Snyder-Halpern(VSH) Sleep Scale

도구평가(개발당시) ▸▸▸

■ 신뢰도

- Principal components factor analysis로 2개 요인 추출
- coefficient theta for a scale with non-parallel item 0.82 reliability 보고

■ 타당도

- 구성타당도: varimax rotation 에 의해 2개 추출
  요인 1: disturbance(항목 1, 2, 3, 4), 요인 2: effectiveness(항목 5, 6, 7)
  항목 8은 요인 1, 요인 2 어디에도 해당되지 않았다.
- Convergent 구성 타당도: SMH sleep questionnaire와 Baekeland와 Hoy(1971)의 수면일지 결과와 비교하여 모든 상관관계 계수가 0.50이상으로 보고하였다.
- 연령에 따른 수면 특성 변화 탐색 가능성 검증: 1, 4항목 유의; 6, 8항목 유의하게 역방향; 2, 3, 4, 7 일치된 연관성이 없거나 유의하지 않음을 보고하였다.

도구적용 및 개정 ▸▸▸

Simpson, Lee와 Cameron[4]이 심장 수술 후 수면양상과 수면에 영향을 주는 요인을 확인하는데 본 도구 사용. Simpson 등은[4] 유의하지 않은 항목 8을 삭제하고 낮잠을 세 시점으로 구분하여 15개 항목의 도구 적용(도구내용 첨부).

적용방법 ▸▸▸

시각상사척도이며 각 항목당 0-100점의 척도.

Reference ▸▸▸

1) Ellis, B. W., Johns, M. W., Lancaster, R., Raptopoulos, P., Angelopoulos, A., & Priest, R. G.(1981). The St. Mary's Hospital Sleep Questionnaire: A Study of Reliability. *Sleep, 4*(1), 93-97.

2) Baekeland, F., & Hoy, P.(1971). Reported vs. recorded sleep characteristics. *Archives of General Psychiatry, 24,* 548-551.

3) 오진주, 송미순, 김신미(1998). 수면측정 도구의 개발을 위한 연구. *대한간호학회지, 28*(3), 563-572.

4) Simpson, T., Lee, E. R. & Cameron, C.(1996). Relationships among sleep dimensions and factors that impair sleep after cardiac surgery. *Research in Nursing & Health, 19,* 213-223.

VSH Sleep scale

10cm visual analogue scale 에 표시(0-100점 척도)

Disturbance

- Sleep latency
- Mid sleep awakening
- Movement during sleep
- Soundness of sleep
- Wake after sleep onset
- Quality of sleep disturbance
- Quality of sleep latency

Sleep effectiveness

- Rest upon awakening
- Subjective quality of sleep
- Total sleep period
- Wake after final arousal
- Subjective sufficiency evaluation
- Daytime sleep
- Method of awakening*

*: 두 요인 어디에도 속하지 않는 항목

출처 ▸▸▸

Snyder-Halpern, R., & Verran, J. A.(1987). Instrumentation to describe subjective sleep characteristics in healthy subjects. *Research in Nursing & Health, 10*(3), 155-163

VSH Sleep scale(modified by Simpson et al, 1996)

Subscale and items	Anchor Points for Visual Analogue Line 0----------/----------10
Disturbance	
Sleep latency	Fell asleep immediately/did not fall asleep
Midsleep awakening	Didn't wake al all/was awake off and on all night
Movement during sleep	Didn't move/slept deeply
Soundness of sleep	Slept lightly/Slept deeply
Wake after sleep onset	Did not awaken/was awake 10hr
Quality of sleep disturbance	had no trouble with disrupted sleep.had a lot of trouble with disruted sleep
Quality of sleep latency	Had no trouble falling asleep/had a lot of trouble falling asleep
Sleep effectiveness	
Rest upon awakening	Awoke exhausted/awoke refreshed
Subjective quality of sleep	Had a bad night's sleep/had a good noght's sleep
Total sleep period	Had no sleep/excluding time awake, had 10hr of sleep
Slep efficiency evaluation	Had enough sleep/did not have enough sleep
Sleep supplementation	
Daytime sleep	Did not sleep during the day yesterday/slept 10hr during the day
Morning sleep	Did not sleep yesterday morning/slept off and on yesterday morning
Evening sleep	Did not sleep yesterday evening/slept off and on yesterday evening
Wake after final arousal	After morning awakening, stayed awake/after morning awakening, dozed off and on

출처 ▸▸▸

Simpson, T., Lee, E. R. & Cameron, C.(1996). Relationships among sleep dimensions and factors that impair sleep after cardiac surgery. *Research in Nursing & Health, 19,* 213-223.

수면측정도구 A

출처 ▸▸▸

오진주, 송미순. 김신미(1998). 수면측정 도구의 개발을 위한 연구. *대한간호학회지, 28*(3), 563-572.

목적 ▸▸▸

한국의 다양한 연령층에게 적용할 수 있는 수면 평가 도구 개발을 목적으로 하여 개발되었다.

개발과정 ▸▸▸

문헌 고찰을 통해 수면양상, 수면의 주관적 평가, 꿈과 관련한 영역에서 15개 항목의 질문지 작성하여 298명의 성인에게 적용하여 신뢰도와 타당도 분석결과 신뢰도와 타당도가 입증되었다.

국내활용 ▸▸▸

노인[1) 2)]과 입원환자[3)](성인과 노인)를 대상으로 적용되었다.

대상자 ▸▸▸

■ 도구개발시

20세 이상 건강한 성인(노인 포함) 298명

■ 적용된 대상자

노인[1)2)], 입원환자(성인과 노인)[3)]

척도 및 하위영역 ▸▸▸

• 척도: 4점 척도 1=매우 그렇다, 4=매우 아니다

• 하위영역: 수면양상 1, 2, 3, 4, 5, 6, 9, 11; 수면평가 10, 12, 13, 15, 수면결과 8, 수면저해 원인 7, 14

• 역문항: 11, 13

수면측정도구 A

도구평가 ▸▸▸

■ 개발당시

- 신뢰도: 문항별 Cronbach' s alpha .75 요인별 Cronbach' s alpha .67-.73
- 타당도: 요인분석 결과 4개 요인 추출; 4개 요인으로 요인회전 결과 전체 점수와 각 문항간의 상관계수 r=.41-.69; 요인의 독립성과 신뢰성 요인간의 상관계수 r=.15-.32로 문항간의 독립성지지
- 타당도: VHS점수와의 상관관계 .71(p=.00), 수면만족도와의 상관관계 .51(p=.03)

■ 적용연구

- 재가노인과 시설노인에게 3점 척도로 수정하여 사용하였으며 신뢰도, 타당도 보고는 없었다[1].
- 60세 이상의 노인에게 적용하여 신뢰도 Cronbach' s alpha .72 타당도 Cronbach' s alpha .76으로 보고하였다[3].

적용방법 ▸▸▸

자가 보고

Reference ▸▸▸

1) 김귀분, 석소현, 김인숙(2000). 재가노인과 시설노인의 수면양상에 대한 비교연구. *동서간호학연구지, 5*(1), 65-74.

2) 석소현, 김귀분(2000). 노인의 불면증에 대한 이압요법의 효과. *성인간호학회지, 12*(2), 222-233.

3) 정승희(2000). 성인과 노인 입원환자의 수면양상 비교. *한국노년학 연구, 9,* 5-18.

수면측정도구 A

문항	매우 그렇다	그렇다	아니다	매우 아니다
1. 잠드는데 오래 걸린다.	☐	☐	☐	☐
2. 자다가 자주 깬다.	☐	☐	☐	☐
3. 자다가 깬 후 다시 잠들기 어렵다.	☐	☐	☐	☐
4. 자다가 많이 뒤척인다.	☐	☐	☐	☐
5. 잠을 깊이 자지 못한다.	☐	☐	☐	☐
6. 수면장애로 인한 문제가 많다.	☐	☐	☐	☐
7. 꿈 때문에 잘 못 잔다.	☐	☐	☐	☐
8. 잠을 잘 못 자는 것이 일상생활에 영향을 준다.	☐	☐	☐	☐
9. 잠을 잘 못 자는 것이 걱정이 된다.	☐	☐	☐	☐
10. 아침에 깼을 때 굉장히 피곤하다.	☐	☐	☐	☐
11. 밤에 매우 잠을 잘 잔다.*	☐	☐	☐	☐
12. 밤잠이 충분하지 않다.	☐	☐	☐	☐
13. 아침에 잠을 깨는 즉시 잠자리에서 일어난다.*	☐	☐	☐	☐
14. 낮잠을 많이 잔다.	☐	☐	☐	☐
15. 아침에 깬 후 계속 졸립다.	☐	☐	☐	☐

* 역문항

출처 ▸▸▸

오진주, 송미순, 김신미(1998). 수면측정 도구의 개발을 위한 연구. *대한간호학회지, 28*(3), 563-572.

Symptoms of Stress Inventory(SOS): 스트레스반응 척도

출처 ▸▸▸

Kogan, H. N., & Betrus, P. A.(1984). Self management: a nursing mode of therapeutic infulence. *ANS*, *6*(4), 55-73.

목적 ▸▸▸

스트레스에 대한 신체 및 심리적 반응과 스트레스 치료과정을 통해 나타나는 변화를 측정할 적절한 도구의 필요성에 따라 스트레스 반응의 행동적, 인지적, 신체적 측면의 지각량을 측정하기 위해 개발되었다.

개발과정 ▸▸▸

워싱턴대학교 스트레스반응관리연구클리닉에 등록된 대상자에게 스트레스 반응 치료를 적용하면서 그 자료로 임상적 유용성과 통계적 신뢰성을 검증하였다.

국내활용 및 대상자 ▸▸▸

정신과 및 일반병동 간호사[1], 성인[2], 정신과 환자 보호자[3], 고혈압노인[4], 재가정신과환자[5], 미국이민 한국인[6], 간호학과 학생[7], 재가노인[8], 소화성궤양 성인환자[9] 등의 스트레스 반응 연구에서 활용되었다.

척도 및 하위영역 ▸▸▸

척도는 자가보고 도구로 총 95 문항이며, 94문항은 5점 Likert scale(0=전혀, 1=아주 드물게, 2=가끔, 3=자주, 4=매우 자주)이고, 1문항은 스트레스, 긴장이나 불안을 표현하는 방법을 묻는 개방식 문항으로 구성되어 있다. 하위영역으로는 10 개 요인-말초혈관증상군(7문항), 심폐증상군(15문항-각성증상(6문항)/상기도증상(9문항)), 중추신경계군(5문항), 위장계증상군(9문항), 근육긴장증상군(9문항), 습관적 행동형태군(15문항), 우울증상군(8문항), 불안증상군(11문항), 정서적 불안정(분노)군(8문항), 인식력장애군(7문항) 으로 되어 있다.

도구평가 ▸▸▸

■ 도구개발시

- Cronbach' s alpha: 전체 문항 .97 이었으며, 하위척도 10개는 .62~.91이었다.
- 타당도: 연구자들은 간호학전공 교수, 간호사들에게 항목내용의 타당성을 조사하였다.

■ 적용시

- Cronbach' s alpha: 전체 문항 .97[1], 98[3], .93[4], .97[6], .96[7], .97[8] .96[9], 하부영역 .76-.90[1], .78-.91[3], .50-.84[4], .74-.90[6], .52-86[8].

Symptoms of Stress Inventory(SOS): 스트레스반응 척도

도구적용방법 ▸▸▸

자가보고, 점수가 높을수록 스트레스 증상정도가 높음을 의미한다. 즉, 94문항의 점수를 합하여 문항 수로 나눈 평균점수로 총 스트레스 반응정도를 파악하며, 하위영역 별 평균점수도 각 문항 점수의 합을 문항 수로 나누어 구할 수 있다.

Reference ▸▸▸

1) 김영자(1995). 정신과병동 간호사와 일반병동 간호사의 스트레스 반응양상에 대한 비교연구. *대한간호학회지, 25*(3), 399-418.
2) 김영희(1995). 에어로빅 훈련이 체지방, 체중, 혈압, 심박수 및 스트레스 반응에 미치는 영향. *지역사회간호학회지, 6*(1), 98-111.
3) 양정은(1992). *정신과 환자 가족의 스트레스 반응양상*. 서울대학교 간호대학 석사학위논문.
4) 유수정(2000). *고혈압 노인에서 복식호흡 이완훈련과 자가간호교육이 혈압에 미치는 효과*. 서울대학교대학원 박사학위논문.
5) 윤영희(2000). 재가 정신질환자가 지각한 스트레스 반응양상에 관한 연구. *정신간호학회지, 9*(1), 54-63.
6) 이소우(1992). 한국인의 스트레스반응양상-미국 이민 한국인을 대상으로-. *대한간호학회지, 22*(2), 238-247.
7) 이소우, 김금순, 박성희(1999). 바이오휘드백을 통한 자기조절 훈련이 스트레스반응과 면역기능에 미치는 효과에 관한 연구. *대한간호학회지, 29*(4), 855-869.
8) 하양숙, 서현미, 유수정(2000). 노인의 스트레스 반응에 관한 연구. *정신간호학회지, 9*(4), 599-608.
9) 한금선(1997). *스트레스관리실험처치가 정신생리질환자의 스트레스 증상에 미치는 영향-소화성 궤양 환자를 중심으로-*. 연세대학교대학원 박사학위논문.

Symptoms of Stress Inventory(SOS)

This questionnaire is designed to measure the different ways people respond to stressful situations. In the book are sets of questions dealing with various physical, psychological and behavioral responses. We are particularly interested in the frequency with which you may have experience these stress related symptoms during the past ________

check one
(　) Screening　　(　) Exit　　(　) 6month　　(　) 1 year

Please circle the most appropriate response to each question.

	Never	Infreq -uently	someti -mes	often	very frequent -ly
Sometimes people under stress experiences a variety of physical responses.	0	1	2	3	4
During the designated period have you been bothered by:	0	1	2	3	4
1. Flushing of your face	0	1	2	3	4
2. Sweating excessively even in cold weather	0	1	2	3	4
3. Sever itching	0	1	2	3	4
4. Skin rashes	0	1	2	3	4
5. Breaking out in cold sweats	0	1	2	3	4
6. Cold hands or feet	0	1	2	3	4
7. Hot or cold spells	0	1	2	3	4
Have you noticed any of the following symptoms when not excising:					
8. Pains in your heart or chest	0	1	2	3	4
9. Thumping of your heart	0	1	2	3	4
10. Rapid or racing heart beats	0	1	2	3	4
11. Irregular heart beats	0	1	2	3	4
12. Rapid breathing	0	1	2	3	4
13. Difficult breathing	0	1	2	3	4
14. A dry mouth	0	1	2	3	4
Have you experienced:					
15. Having to clear your throat often	0	1	2	3	4
16. A choking lump in your throat	0	1	2	3	4
17. Hoarseness	0	1	2	3	4
18. Nasal stuffiness	0	1	2	3	4
19. Colds	0	1	2	3	4
20. Colds with complications(e.g.bronchitis)	0	1	2	3	4
21. Increased asthma attacks	0	1	2	3	4
22. Sinus headaches	0	1	2	3	4

Symptoms of Stress Inventory(SOS)

Have you experienced:					
23. Spells of severe dizziness	0	1	2	3	4
24. Feeling faint	0	1	2	3	4
25. Blurring of your vision	0	1	2	3	4
26. Migraine headaches	0	1	2	3	4
27. Increased seizures(convulsions)	0	1	2	3	4
Have you been bothered by:					
28. Indigestion	0	1	2	3	4
29. Nausea	0	1	2	3	4
30. Severe pains in your stomach	0	1	2	3	4
31. Increased appetite	0	1	2	3	4
32. Poor appetite	0	1	2	3	4
33. Loose bowel movements or diarrhea	0	1	2	3	4
34. Heartburn	0	1	2	3	4
35. Constipation	0	1	2	3	4
Muscle tension is a common way of experience stress. Have you noticed excessive tension, stiffness, soreness or cramping of the muscles in your :					
36. Abdomen or stomach	0	1	2	3	4
37. Neck	0	1	2	3	4
38. Jaw	0	1	2	3	4
39. Forehead	0	1	2	3	4
40. Eyes	0	1	2	3	4
41. Back	0	1	2	3	4
42. Shoulders	0	1	2	3	4
43. Hands or arms	0	1	2	3	4
44. Legs	0	1	2	3	4
45. Tension headaches	0	1	2	3	4
In your day-to-day activities, Have you noticed symptoms of anxiety or restlessness, such as:					
46. Fidgetting with your hands	0	1	2	3	4
47. Paing	0	1	2	3	4
48. Chewing on your lips	0	1	2	3	4
49. Difficulty sitting still	0	1	2	3	4
50. Increased eating	0	1	2	3	4
51. Increased smoking	0	1	2	3	4
52. Biting your nails	0	1	2	3	4
53. Having to urinate frequently	0	1	2	3	4
54. Having to get up at night to urinate	0	1	2	3	4
55. Difficulty in falling asleep	0	1	2	3	4
56. Difficulty in staying asleep at night	0	1	2	3	4
57. Early morning awakening	0	1	2	3	4
58. Changes in your sexual relationship	0	1	2	3	4
59. Working tires you out completely	0	1	2	3	4
60. Severe aches and pain make it difficult for your to do your work	0	1	2	3	4

Symptoms of Stress Inventory(SOS)

Stress is often accompained by a variety oof emotions. During the designated period have you felt:					
61. Alone and sad	0	1	2	3	4
62. Unhappy and depressed	0	1	2	3	4
63. Like crying easily	0	1	2	3	4
64. Like life is entirely hopeless	0	1	2	3	4
65. That you wished you were dead	0	1	2	3	4
66. That worrying gets you down	0	1	2	3	4
67. You get up tired and exhausted in the morning even with your usual	0	1	2	3	4
amount of sleep	0	1	2	3	4
68. You suffer from severe nervous exhaustion	0	1	2	3	4
Have you noticed:					
69. Worrying about your health	0	1	2	3	4
70. Stuttering or stammering	0	1	2	3	4
71. Shaking or trembling	0	1	2	3	4
72. Being keyed up and jittery	0	1	2	3	4
73. Feeling weak and faint	0	1	2	3	4
74. Frightening dreams	0	1	2	3	4
75. Being uneasy and apprehensive	0	1	2	3	4
76. You get nervous or shaky when approached by superior	0	1	2	3	4
77. You become so afraid you can't move	0	1	2	3	4
78. You are fearful of strangers and/or strange places make you afraid	0	1	2	3	4
79. Sudden noises make you jump or shake	0	1	2	3	4
Does it seem:					
80. That little things get on your nerves	0	1	2	3	4
81. You are easily annoyed and irritated	0	1	2	3	4
82. When you feel angry, you act angrily toward most everything	0	1	2	3	4
83. Angry thoughts about an irritating event keep bothering you	0	1	2	3	4
84. You become mad or angry easily	0	1	2	3	4
85. Your anger is so great that you want to strike something	0	1	2	3	4
86. You let little annoyances build up until you just explode	0	1	2	3	4
87. You become so upset that you hit something	0	1	2	3	4
In your day-to-day living, Do you find:					
88. Your thinking gets completely mixed up when you have to do things quickly	0	1	2	3	4
89. You must do things very slowly to do them without mistakes	0	1	2	3	4
90. You get directions and orders wrong	0	1	2	3	4
91. You are unable to keep thoughts from running through your mind	0	1	2	3	4
92. Frightening thoughts keep coming back	0	1	2	3	4
93. You become suddenly frightened for no good reason	0	1	2	3	4
94. You have difficulty in concentrating	0	1	2	3	4

출처 ▸▸▸

Kogan, H. N., & Betrus, P. A.(1984). Self management: a nursing mode of therapeutic infulence. *ANS, 6*(4), 55-73.

스트레스 반응 척도

※ 다음 각 번호의 질문에 귀하가 가장 적절한 대답이라고 생각되는 곳에 ○표 하십시오.

스트레스가 있을 때는 때대로 여러 가지 신체적 증상을 동반합니다. 귀하는 다음과 같은 증상으로 괴로워하신 적이 있습니까?

	전혀 없다	아주 드물게 있다	가끔 있다	자주 있다	매우 자주 있다
1. 얼굴이 달아오른다	0	1	2	3	4
2. 추운 날씨에도 심하게 땀이 난다	0	1	2	3	4
3. 심하게 가렵다	0	1	2	3	4
4. 피부에 발진이 돋는다	0	1	2	3	4
5. 갑자기 식은 땀이 난다	0	1	2	3	4
6. 손, 발이 차다	0	1	2	3	4
7. 열이 나거나 오한이 들 때도 있다	0	1	2	3	4
다음과 같은 증상이 운동을 하지 않을 때도 있습니까?					
8. 흉통(가슴에 통증)을 느낀다	0	1	2	3	4
9. 심장이 뛴다	0	1	2	3	4
10. 맥박이 빠르게 빠르게 뛴다	0	1	2	3	4
11. 맥박이 불규칙하게 뛴다	0	1	2	3	4
12. 호흡이 빠르다	0	1	2	3	4
13. 호흡이 곤란하다	0	1	2	3	4
14. 입이 마른다	0	1	2	3	4
다음을 경험하신 적이 있습니까?					
15. (이야기 하기 전에) 자주 목청을 가다듬는다	0	1	2	3	4
16. 목이 메인다	0	1	2	3	4
17. 목이 쉰다	0	1	2	3	4
18. 코막힌 소리를 한다	0	1	2	3	4
19. 감기가 잘 든다	0	1	2	3	4
20. 감기 후유증이 있다(예:기관지염)	0	1	2	3	4
21. 천식발작이 있다	0	1	2	3	4
22. 골치가 아프다	0	1	2	3	4
23. 심한 어지러지움증이 있다	0	1	2	3	4
24. 현기증이 난다	0	1	2	3	4
25. 시야가 흐리다	0	1	2	3	4
26. 편두통이 있다	0	1	2	3	4
27. 경련을 일으킨다	0	1	2	3	4

스트레스 반응 척도

다음의 증상으로 괴로워하십시까?					
28. 소화불량	0	1	2	3	4
29. 구토	0	1	2	3	4
30. 위통	0	1	2	3	4
31. 식욕증진	0	1	2	3	4
32. 식욕감퇴	0	1	2	3	4
33. 설사	0	1	2	3	4
34. 가슴앓이	0	1	2	3	4
35. 변비	0	1	2	3	4
근육긴장은 스트레스의 한 증상입니다. 근육이 심하게 긴장되면 아프거나 또는 쥐가 나는 경우가 있습니다. 다음의 어느 부위에 위와 같은 증상을 경험하십니까?					
36. 복부(배부분)	0	1	2	3	4
37. 목	0	1	2	3	4
38. 턱	0	1	2	3	4
39. 이마	0	1	2	3	4
40. 눈	0	1	2	3	4
41. 등	0	1	2	3	4
42. 어깨	0	1	2	3	4
43. 손과 발	0	1	2	3	4
44. 다리	0	1	2	3	4
45. 긴장성 두통	0	1	2	3	4
일상활동 중 다음과 같은 불안이나 안절부절한 증상을 경험한 적이 있습니까?					
46. 조바심으로 손을 비빈다	0	1	2	3	4
47. 발을 구른다	0	1	2	3	4
48. 입술을 깨문다	0	1	2	3	4
49. 조용히 앉아있지 못한다	0	1	2	3	4
50. 자주 먹는다	0	1	2	3	4
51. 담배를 더 자주 핀다	0	1	2	3	4
52. 손톱을 깨문다	0	1	2	3	4
53. 소변을 자주 본다	0	1	2	3	4
54. 밤에 뇨의 때문에 자주 깬다	0	1	2	3	4
55. 쉽게 잠들지 못한다	0	1	2	3	4
56. 숙면을 취할 수 없다	0	1	2	3	4
57. 일찍 깬다	0	1	2	3	4
58. 성생활에 변화가 있다	0	1	2	3	4
59. 직장일 때문에 몹시 피곤하다	0	1	2	3	4
60. 심한 통증으로 할 일을 다 못한다	0	1	2	3	4

스트레스 반응 척도

스트레스는 여러정서(감정상태)를 동반합니다. 다음과 같이 느끼신 적이 있습니까?					
61. 혼자 있고 싶고 슬프다	0	1	2	3	4
62. 불행하거나 우울하다고 느낀다	0	1	2	3	4
63. 쉽게 울고 싶다	0	1	2	3	4
64. 완전히 희망이 없는 것 같다	0	1	2	3	4
65. 죽고 싶다	0	1	2	3	4
66. 걱정으로 기분이 저조하다	0	1	2	3	4
67. 보통 때처럼 자고 나도 아침에 피고하고 기운이 없다	0	1	2	3	4
68. 극도의 피로로 괴롭다	0	1	2	3	4
다음과 같은 증상이 있습니까?					
69. 건강을 거정한다	0	1	2	3	4
70. 말을 더듬는다	0	1	2	3	4
71. (신체의 어느 부위를) 떤다	0	1	2	3	4
72. 신경이 과민하다	0	1	2	3	4
73. 기운이 없다	0	1	2	3	4
74. 무서운 꿈을 꾼다	0	1	2	3	4
75. 걱정을 한다	0	1	2	3	4
76. 나보다 나은 사람을 만나면 불안하다	0	1	2	3	4
77. 너무 두려워서 꼼짝도 못한다	0	1	2	3	4
78. 낯선 사람이나 낯선 장소에는 겁을 먹는다	0	1	2	3	4
79. 갑작스런 소음에 놀란다	0	1	2	3	4
다음과 같은 경우가 있습니까?					
80. 작은 일에도 신경이 쓰인다	0	1	2	3	4
81. 쉽게 괴로워하고 짜증을 낸다	0	1	2	3	4
82. 화가 날 때는 모든 일에 화풀이 한다	0	1	2	3	4
83. 짜증나는 일이 화나게 하면서 계속 괴롭힌다	0	1	2	3	4
84. 쉽게 흥분하거나 화를 낸다	0	1	2	3	4
85. 화가 몹시 날 때는 무엇을 부수고 싶다	0	1	2	3	4
86. 약이 오르면 결국 폭발하게 된다	0	1	2	3	4
87. 기분이 나쁘면 무엇을 진다	0	1	2	3	4
일상생활에서 다음과 같은 증상을 경험한 적이 있습니까?					
88. 급한 일을 할 때는 정리가 안된다	0	1	2	3	4
89. (어떤 일을 할 때) 실수를 하지 않으려면 천천히 해야 한다	0	1	2	3	4
90. (어떤 일의) 지침과 순서를 틀리게 한다	0	1	2	3	4
91. 마음에 떠오르는 생각을 지속시키기가 어렵다	0	1	2	3	4
92. 섬뜩한 생각이 계속 떠오른다	0	1	2	3	4
93. 공연히 갑자기 놀라게 된다	0	1	2	3	4
94. (어떤 일에) 집중하기 어렵다	0	1	2	3	4

출처 ▸▸▸

이소우(1992). 한국인의 스트레스반응양상-미국 이민 한국인을 대상으로. *대한간호학회지, 22*(2), 238-247.

스트레스 생활사건

출처 ▸▸▸

이평숙(1984). *생활사건과 관련된 스트레스량 측정에 관한 방법론적 연구.* 연세대학교 대학원 박사학위논문.

목적 ▸▸▸

한국인이 지각한 생활사건들의 스트레스량을 수량화하기 위해 개발되었으며, 이에 근거하여 이 도구의 질병 발생 예측력을 검정하여 생활사건과 질병 발생과의 관계를 규명하기 위함이다.

개발과정 ▸▸▸

생활사건 항목구성을 위한 탐색적 예비조사, 생활사건의 스트레스량 측정 방법을 결정하기 위한 문헌조사와 사전검사 및 실제 서울특별시 인구비례에 준하여 성인 초기(19-29세) 600명, 성인중기(30-44세) 600명, 성인후기(45-65세) 300명을 남, 녀 비율이 1:1이 되도록 체계적유층무선표집(Systematic Stratified Random Sampling)을 이용하여 표집한 성인 자료수집을 통한 생활사건의 스트레스량 측정과 건강상태 예측력 검정 의 과정을 거쳐 개발되었다.

국내활용 및 대상자 ▸▸▸

재가노인을 대상으로[1)2)3)4)]한 연구들이 있다.

척도 및 하위영역 ▸▸▸

척도는 자가보고 도구로 총 98문항이며, '결혼' 을 기준항목으로 선정하여 연구자가 임의적으로 50점을 주고 나머지 사건을 결혼(50점)과 비교해서 적응하는데 얼마만큼의 힘이 드는지를 판단하여 값을 가능한 0-100점 범위내에서 계산하여 산정하되, 결혼보다 적응하는데 힘이 적게들고 기간이 짧게 걸린다면 비율로 계산하여 결혼 값보다 적은 값을 주었다. 하위영역으로는 16개 요인-경제 및 직업, 친교 및 취미, 성공 및 성취, 시험 및 학교, 부부 및 결혼생활, 죽음, 자녀, 자녀 및 부모의 결혼생활, 위법행위, 주거환경, 임신 및 생식기, 가족간의 갈등 및 불화, 취업 및 퇴직, 종교, 이성교제, 건강문제 로 되어 있다. 한편 다른 연구[4)]에서는 총 36문항, 6개 하부영역-사회생활(11문항), 자신의 건강(2문항), 결혼생활(4문항), 가정문제(13문항), 재정문제(4문항), 종교생활(2문항)으로 구성되어 "괴롭지 않다(0점)", "약간 괴롭다(10점)", "상당히 괴롭다(20점)", "극도로 괴롭다(30점)" 으로 0-30점의 점수범위를 갖도록 수정, 보완되었다.

스트레스 생활사건

도구평가 ▶▶▶

■ 도구개발시

- 구성타당도: 요인분석을 이용하여 밝혀진 16개 요인의 스트레스 설명력은 63.6%로 조사되었다.
- 질병발생예측력 검정: 생활스트레스량과 건강상태와는 긍정적 관계가 있었으며, 특히 건강상태에 강한 영향을 미치는 스트레스 특성은 부정적 스트레스이며, 스트레스 요인별로는 경제 및 직업과 관련된 요인으로 나타났다.

■ 도구적용시

- Cronbach' s alpha: 전체문항 .70[1], .88[2].

도구적용방법 ▶▶▶

자가보고, 점수가 높을수록 스트레스가 많음을 의미한다.

Reference ▶▶▶

1) 강영실, 박옥희(1999). 노인의 스트레스 생활사건, 자아존중감, 지각된 건강상태에 관한 연구. *한국보건간호학회지, 13*(1), 1-11.

2) 윤현희, 김명자(1994). 남녀 노인의 스트레스와 대처행동, 적응감 연구. *한국노년학, 14*(1), 17-32.

3) 이지영(2002). *노인의 스트레스와 대처방식에 관한 연구.* 공주대학교 대학원 석사학위논문.

4) 이지은(1998). *노인들의 생활스트레스와 관련요인에 관한 연구.* 인제대학교 대학원 석사학위논문.

스트레스 생활사건

I. 설문지 작성요령

1. 아래에 열거한 각 생활사건과 관련된 적응량(신경을 쓰는 량)을 판단하실 때는 각 사건이 좋은 일이냐 나쁜 일이냐에 관계없이 적응하는데 소모되는 힘과 기간을 생각하십시요. 좋은 사건이라고 해서 반드시 힘(신경을 쓰는 량)이 적게 드는 것은 아닙니다.
2. 적응하는데 소모되는 힘(신경을 쓰는 량)의 값을 판단하실 때는 귀하 자신의 모든 경험에 기초를 두어 판단하십시요. 만약 귀하께서 경험하지 않은 사건이라면 부모 또는 타인의 경험에서 보고 느꼈던 귀하의 생각을 참작하셔서 결정하시면 됩니다.
3. 적응에 소모되는 힘(신경을 쓰는 량)을 측정하기 위하여 결혼이라는 생활사건을 기준항목으로 선정하였으며 그 값은 본 연구자가 임의적으로 50점을 주었습니다. 나머지 사건은 결혼(50점)과 비교해서 적응하는데 얼마만큼의 힘이 드는지를 판단하여 그 값을 결정하시되 가능한 한 0-100점 범위내로 한정하여 주십시요.
   예를 들면 어떤 사건이 결혼보다 적응하는데 힘(신경을 쓰는 량)이 많이 들고 적응기간이 오래 걸린다고 생각하시면 비율로 계산해서 결혼값(50점)보다 더 높은 값을 결정하십시요. 반대로 결혼보다 적응하는데 힘이 적게 들고 기간이 짧데 걸린다면 비율로 계산해서 결혼값(50점)보다 더 적은 값을 주시면 됩니다(만약 어떤 사건이 적응하는데 힘은 많이 들지만 짧은 기간내에 극복할 수 있다면 그 사건은 적응하는데 힘이 적게 들고 기간이 오래 걸리는 사건과 비슷한 값이 될 수 있습니다). 또는 적응하는데 소모되는 힘과 적응기간이 결혼과 비슷한 사건일 때 그 사건의 값은 50점이 됩니다.

위의 작성요령에 의거하여 한 사건도 빠짐없이 모두 기입하여 주십시요.
환산된 각 사건 값을 기록하실 때는 아래의 보기와 같이 도표의 해당란에 표시한 후 해당 점수를 점수란에 기입하여 주십시요(각 큰 눈금의 단위는 5이므로 눈금의 간격으로 비율을 계산하시면 됩니다).
그 다음 귀하께서 지난 2년간 실제로 경험한 사건이 있으시면 해당 시기란에 “V”표를 하신 후 경험한 회수를 해당란에 기록하여 주십시요,
만약 경험하지 않은 사건이라면 그 회수는 0이 됩니다.

<보기>
(1) 결혼 --- 기준항목 점수 50점, 사건 경험은 1-2년 사이 경험했음
(2) 배우자의 죽음 --- 결혼보다 적응하는데 힘이 2배정도 더 소모된다면 그 값은 100점, 사건경험은 없음
(3) 휴가 --- 결혼과 비교할 때 적응하는 힘이 결혼값의 1/5보다 약간 낮은 편이라면 그 값은 8점(5-10사이의 점수에서 선정함), 사건경험은 1년에 1번, 1-2년 사이에 1번 이상의 환산된 값과 사건경험을 다음과 같이 기록하시면 됩니다.

아래분항부터는 여러분이 답하시는 란입니다.
각 사건과 관련된 적응 값을 정확히 판단하신 후 도표의 해당란에 선과 그 점수를 기입하여 주십시요. 그 다음 지난 2년간 귀하께서 실제로 경험한 사건은 해당 시기란에 “V”표 하시고, 경험횟수는 숫자로 기록하여 주십시요.

스트레스 생활사건

점수 / 생활사건	5 10 15 20 25 30 35 40 45 50 55 60 65 70 75 80 85 90 95 100	점수	2년간 사건경험 및 횟수: 1년이내	1~2년 사이	회수
결혼		50			
1. 중요한 시험(입시, 고시, 자격고시등)					
2. 최종학교 졸업					
3. 중요한 시험실패					
4. 학업의 중단(휴학 및 중퇴)					
5. 재수					
6. 자녀의 중요한 시험					
7. 자녀의 중요한 시험실패					
8. 이성교제 시작					
9. 이성교제의 고민 및 실패					
10. 약혼					
11. 결혼					
12. 이혼					
13. 결혼전 성관계 및 혼전임신					
14. 부부간의 의견 및 성격차이로 인한 불화					
15. 불화로 인한 부부간 별거					
16. 배우자의 장기출장 및 전근으로 인한 별거					
17. 배우자의 불성실 및 외도					
18. 별거후 부부간의 재결합 및 재혼					
19. 성생활의 불만					
20. 주기 및 이웃환경의 큰 변화 (가옥신축, 개조, 도시계획 등)					
21. 집안에 새식구가 생김 (결혼, 출생(자녀제외) 기타)					
22. 별거하던 부모 또는 자녀와 생활을 합침					
23. 같은 수준의 집이나 더 좋은 집으로 이사를 감					
24. 더 나쁜 집으로 이사를 감					
25. 자녀가 집을 떠남(분가, 유학, 이민 기타)					
26. 남편 또는 아들의 군입대					
27. 자녀의 가출 및 탈선					
28. 자녀의 약혼					

스트레스 생활사건

점수	5 10 15 20 25 30 35 40 45 50 55 60 65 70 75 80 85 90 95 100	점수	2년간 사건경험 및 횟수		
생활사건			1년이내	1~2년 사이	회수
결혼		50			
29. 아들의 결혼					
30. 딸의 출가					
31. 자녀의 출생					
32. 자녀의 이혼					
33. 허락할 수 없는 자녀의 이성교제 및 결혼					
34. 부모 및 배우자의 회갑					
35. 부모와의 심한 의견충돌					
36. 가족과 함께 모임 및 대화시간이 줄어듬					
37. 시가 및 처가식구와의 불화					
38. 부모가 반대한 결혼					
39. 부모의 이혼 및 별거					
40. 부모의 재혼					
41. 가족의 과음 및 약물사용과 관련된 방탕한 생활					
42. 가장의 승진 및 사업성공					
43. 가사결정권이나 실권이 줄어듬					
44. 가정살림 및 자녀양육을 가정부나 친척등에게 맡김					
45. 가족과 떨어져서 생활을 함 (전직, 학교진학 기타)					
46. 배우자이외의 가족간의 불화					
47. 실수입이 현저하게 감소됨					
48. 실수입이 현저하게 증가됨					
49. 금전상의 큰 손실을 봄 (돈 떼임, 사기, 부동산투자, 증권 등)					
50. 갚을 능력이 없을정도의 큰 빚을 짐					
51. 본인 및 가장의 사업실패 또는 장기실직 (1달 이상)					
52. 개인의 소중한 물건을 잃어버림					
53. 큰 금액의 물품을 구입함 (가구, 자동차, 귀금속 기타)					
54. 자녀의 교육에 대한 경제적 어려움					

스트레스 생활사건

점수	5 10 15 20 25 30 35 40 45 50 55 60 65 70 75 80 85 90 95 100	점수	2년간 사건경험 및 횟수		
생활사건			1년이내	1~2년 사이	회수
결혼		50			
55. 처음으로 주택을 구입함					
56. 첫 취직					
57. 재취업 및 직장의 변경					
58. 직장에서 상사 또는 동료와의 불화					
59. 사업시작 및 확장					
60. 전근 또는 다부서로 이동					
61. 승진 및 중책을 맡음					
62. 정년 퇴직					
63. 부인(또는 남편)이 직장을 갖게됨					
64. 해외취업					
65. 직장에서의 해고					
66. 승진누락 및 인사불만(좌천, 강등 기타)					
67. 상사 및 부하직원의 부정					
68. 본인의 심한 질병 및 부상					
69. 가족의 심한 질병 및 부상					
70. 임신(또는 부인의 임신)					
71. 시력, 청력, 치아상태의 갑작스런 변화					
72. 원하지 않던 임신					
73. 유산 및 사산					
74. 배우자의 죽음					
75. 자녀의 죽음					
76. 부모의 죽음					
77. 가까운 친척의 죽음(조부모, 형제, 삼촌 등)					
78. 폐경기					
79. 본인 또는 배우자의 불임시술					
80. 본인 또는 배우자의 불임증(애기를 못낳음) 발견					
81. 가까운 친지 및 친구의 죽음					
82. 여행 및 휴가					
83. 가까운 친지 및 친구와의 불화					

스트레스 생활사건

점수	5	10	15	20	25	30	35	40	45	50	55	60	65	70	75	80	85	90	95	100	점수	2년간 사건경험 및 횟수		
생활사건																						1년이내	1~2년 사이	회수
결혼																					50			
84. 취미 및 클럽활동의 가입																								
85. 취미 및 클럽활동의 중단																								
86. 새 친구를 사귀게 됨																								
87. 신앙생활의 시작																								
88. 신앙생활의 중단 및 전환																								
89. 계획했던 휴가를 못가게 됨																								
90. 본인의 군입대																								
91. 이웃에서 위기사건 발생 (화재, 범죄, 붕괴, 강도등 큰 재앙)																								
92. 중상모략을 받음																								
93. 장래의 진로설정문제의 고민																								
94. 가벼운 위법행위를 함 (교통법규 위반, 폭행, 치안방해 기타)																								
95. 법적인 소송제기																								
96. 도둑, 강도침입, 화재 및 기타재앙																								
97. 본인의 구속(감옥)																								
98. 가족의 구속(감옥)																								

기타 중요한 생활변화사건이 있으면 기록해주세요.

출처 ▸▸▸

이평숙(1984). *생활사건과 관련된 스트레스량 측정에 관한 방법론적 연구.* 연세대학교대학원 박사학위논문.

스트레스 생활사건

노인에서 적용

다음의 각 항목들은 일상생활에서 흔히 일어날 수 있는 것입니다. 귀하에게 5년안에 일어난 각 사건마다 스트레스 정도에 따라 "괴롭지 않다"로부터 "괴로움이 높을수록" "극도로 괴롭다"에 ○표 해주십시오.

만약 없었던 사건이라면 "괴롭지 않다"에 표시해주시고, 5년 내의 경험한 기간에 ○를 하시고 횟수를 기록하여 주십시오.

보기 1) 결혼으로 인하여 상당히 괴로웠다라고 생각하시고, 1년 이내에 결혼했으면, 횟수는 1번으로 표시합니다. 2) 배우자의 죽음을 경험하지 않은 경우, 괴롭지 않다에 ○하시고 횟수는 0번입니다.

구분 생활사건	괴롭지 않다	약간 괴롭다	상당히 괴롭다	극도로 괴롭다	5년간 사건 경험 및 횟수			
					6개월이내	1년 이내	1-5년 사이	횟수
1. 결혼								
2. 배우자의 죽음								

구분 생활사건	괴롭지 않다	약간 괴롭다	상당히 괴롭다	극도로 괴롭다	5년간 사건 경험 및 횟수			
					6개월이내	1년 이내	1-5년 사이	횟수
1. 결혼								
2. 이혼								
3. 부부간의 불화(부부싸움)								
4. 부부간의 별거								
5. 주위환경 및 주거의 큰 변화 (가옥신축 및 개조 등)								
6. 집안에 새가족이 생김: 결혼, 출생(자녀제외), 기타								
7. 자녀의 분가(유학, 이민, 기타)								
8. 가족의 무절제한 생활(과음, 약물남용)								
9. 가족과 함께 대화할 시간이 줄어듦								
10. 가사결정권이나 실권이 적어짐								
11. 가정살림 및 자녀양육을 가정부나 친척등에 맡김								
12. 금전상의 큰 손해를 봄 (돈떼임, 사기, 부동산투자, 증권)								
13. 갚을 능력이 없는 큰 빚을 짐								
14. 본인의 소중한 물건의 분실								
15. 거액의 물품을 구입함 (가구, 자동차, 귀금속 기타)								
16. 자신의 심한 질환 및 부상								

스트레스 생활사건

17. 가족의 심한 질환 및 부상								
18. 시력, 청력, 치아상태의 갑작스런 변화								
19. 배우자의 죽음								
20. 자녀의 죽음								
21. 부모의 죽음								
22. 가까운 근친자의 사망(부모, 형제, 삼촌 등)								
23. 가까운 친지 및 친구의 죽음								
24. 여행 및 휴가								
25. 가까운 친지 및 친구와의 불화								
26. 취미 및 클럽활동의 가입								
27. 취미 및 클럽활동의 중단								
28. 새로운 친구가 생김								
29. 신앙생활의 시작								
30. 신앙생활의 중단 및 전환								
31. 이웃에서 위기사건발생 (화재, 범죄, 붕괴, 강도 등 큰재앙발생)								
32. 법률상 하찮은 위반행위 (교통, 법규위반, 폭행, 치안방해, 기타)								
33. 법적인 소송제기								
34. 도둑, 강도침입, 화재 및 기타								
35. 본인의 교도소 수감								
36. 가족의 교도소 수감								
지난 5년간 가장 중요한 생활변화사건 (사고당일 가장 신경을 많이 쓴 일)이 있으면 기록하세요. 예) 부부싸움, 금전문제, 상사와의 불화, 자녀간의 불화								

출처 ▶▶▶

이지은(1996). *노인들의 생활스트레스와 관련요인에 관한 연구*. 인제대학교 보건대학원 석사학위논문.

노인스트레스 측정도구

출처 ▸▸▸

서현미(1996). *노인의 스트레스원과 스트레스인지정도에 관한 연구.* 서울대학교 석사학위 논문.

목적 ▸▸▸

우리나라 노인의 부정적 생활사건, 긍정적 생활사건, 일상생활의 변화나 혼란 및 노화로 인한 신체, 심리적인 변화 등의 스트레스를 측정하는 도구를 개발하는 것이다.

개발과정 ▸▸▸

서울과 경기도 양주군에서 남자 노인 21명, 여자노인 24명, 총 45명을 대상으로 "현재 가장 스트레스를 받는 일은 무엇입니까", "걱정하는 것이나 신경을 많이 썼던 일은 무엇입니까" 등의 개방형 질문을 이용하여 일대일 면담을 시행하였다. 또한 Taiwanese Elderly Stressor Inventory(TESS)[1] 및 이평숙[2]의 스트레스 도구를 참조하여 우리나라 노인의 실정에 맞는 문항과 면담에서 추출된 문항으로 69개의 예비문항을 선정하였다. 간호학 교수 6인으로 구성된 전문가 집단의 문항분석 등의 내용타당도 검증을 받았으며, 재가 노인 27명을 편의표출하여 예비문항으로 구성된 도구로 사전조사를 실시하였다. 의미가 중복되거나 불문명한 문항은 수정하여 64개의 문항을 최종 선정하였다.

국내활용 및 대상자 ▸▸▸

1996년 도구가 개발된 이후 재가노인을 대상으로 노인스트레스 도구의 문항분석과 요인분석 등을 통해 신뢰도와 타당도를 검증한 연구[3]가 있다.

척도 및 하위영역 ▸▸▸

척도는 자가보고 도구로 총 64문항이며, 각 문항에 대해 지난 1년동안 노인이 경험한 스트레스원의 경험유무, 빈도(1=매우 드물게, 2=가끔, 3=자주, 4=항상) 및 사다리 척도를 이용한 인지강도(0-10점)를 측정하도록 되어 있다.

노인스트레스 측정도구

도구평가 ▶▶▶

■ 도구개발시

• 타당도

내용타당도는 간호학교수 6인으로 구성된 전문가 집단의 문항분석을 통해 검증받았다.

■ 도구적용시

• 신뢰도

전체문항: Cronbach's alpha: .92[3], Guttman 신뢰계수 .87[3], 요인별 Cronbach' s alpha: .65-.92[3]

• 타당도

구성타당도: 문항분석을 통해 corrected item to tota correlation coefficient가 .30이상이면서 .80미만인 것만 3개 요인-가족관계요인, 신체적인 요인, 심리, 사회, 경제적 인을 추출하였다[1].

동시타당도: Symptoms of Stress와의 상관계수 .70[3]

도구적용방법 ▶▶▶

자가보고, 지난 1년 동안의 각 문항의 스트레스원의 경험여부를 확인하고, 경험한 경우 빈도(4점 Likert척도) 및 그 지각된 스트레스정도를 사다리 척도(0-10점)를 이용하여 측정한다.

References ▶▶▶

1) Lin, L. C., Snyder, M., & Egon, E. C.(1996). The Development of Taiwanese Elderly Stressor Inventory. *International Journal of Nursing Study, 33*(1), 29-36.

2) 이평숙(1984). *생활사건과 관련된 스트레스량측정에 관한 방법론적 연구*. 연세대학교 대학원 박사학위논문.

3) 서현미, 유수정, 하양숙(2001). 노인 스트레스 측정도구(SESS)의 신뢰도 및 타당도 검증연구. *대한간호학회지, 31*(1), 94-106.

노인스트레스 측정도구(SESS)

사람들은 일상생활에서 일어나는 여러 가지 사건들을 겪으면서 적응해 나갑니다. 이 질문지는 노인 스트레스원의 빈도와 인지강도 그리고 스트레스 인지정도를 측정하기 위한 것입니다. 귀하께서 지난 1년 동안에 다음의 스트레스원을 경험했다면 "예"란에 "○"표시를 해주십시요. 스트레스원의 빈도는 '1=매우드물게', '2=가끔', '3=자주', '4=항상' 으로 나타내고, 스트레스원의 인지강도는 척도 뒷 부분에 있는 <보기>의 사다리가 스트레스원의 인지강도를 나타내는 것으로 제일 위가 매우 많은 상태의 스트레스이고, 제일 아래가 매우 적은 상태의 스트레스이므로 해당되는 곳의 점수를 기록하십시요. 만약 당신이 지난 1년동안 이런 스트레스를 경험하지 않았다면 스트레스원의 빈도와 스트레스원의 인지강도에는 표시하지 마십시요.

내용	예	빈도	인지강도
1. 수면의 변화(부족, 과다, 불면증)	(　)	1 2 3 4	0 1 2 3 4 5 6 7 8 9 10
2. 외로움			
3. 가까운 친척이나 친구의 사망			
4. 자신의 죽음에 대한 생각(질병으로 인한 죽음에 대한 생각도 포함)			
5. 집을 보는 것			
6. 자녀나 손자의 방문횟수 감소			
7. 가족의 질병이나 입원			
8. 시력감소			
9. 청력감소			
10. 치아상태의 변화			
11. 가사노동(집안일 하는 것)			
12. 종교활동의 시작, 전환, 중단			
13. 용돈의 부족			
14. 자신의 질병이나 입원			
15. 기억력 감소			
16. 은퇴			
17. 이사나 거주지의 변화			
18. 딸이나 며느리의 산후돌봄			
19. 자신의 재혼			
20. 남북통일문제			

노인스트레스 측정도구(SESS)

21. 고향에 가고싶은 희망			
22. 결혼 안한 자녀가 있음			
23. 자녀가 집을 떠남(일, 군복무, 이민, 분가, 유학 등)			
24. 배변습관의 변화			
25. 손자, 손녀를 돌보는 것			
26. 배우자의 사망			
27. 식사습관의 변화			
28. 배우자와의 갈등			
29. 친구나 이웃과의 불화			
30. 자녀가 당신의 기대에 어긋나게 행동하는 것			
31. 대중교통수단 이용의 어려움			
32. 결혼한 자녀의 부정(혼외정사)			
33. 자녀들끼리의 불화(딸과 사위, 아들과 며느리, 형제들끼리)			
34. 자녀들이 함께 사는 것을 거부하는 것			
35. 자녀의 이혼이나 별거			
36. 기력의 감소			
37. 며느리와의 갈등			
38. 자녀의 실직, 파산, 사업이 안됨			
39. 가족의 법적인 문제			
40. 생일에 자녀가 오지 않는 것			
41. 제사를 지내는 것			
42. 정치적인 문제			
43. 갑작스런 돈이나 재산의 상실(사기, 도난)			
44. 자신의 사고(낙상, 교통사고)			
45. 유산상속의 절차에 대처하는 것			
46. 여행(해외여행, 국내여행)			
47. 설날, 추석등의 민속명절에 대한 준비			

노인스트레스 측정도구(SESS)

48. 가족의 사고			
49. 지팡이, 휠체어, 보청기의 사용			
50. 무시당함(소외감, 이해받지 못하거나 욕을 들음)			
51. 자연재해			
52. 환경문제(소음, 공해)			
53. 노부모 부양			
54. 자녀의 불임			
55. 자녀가 원하지 않는 결혼을 함			
56. 자녀의 결혼순위가 바뀜(동생이 형보다 먼저 결혼을 함)			
57. 집안에서 결정권과 권위 감소			
58. 장남과 동거하지 못함			
59. 자녀의 죽음			
60. 자녀의 자동차 운전으로 인한 걱정			
61. 텔레비전, 라디오 등의 대중매체에서 노인경시나 소외에 관한 보도하는 것			
62. 딸의 출가			
63. 아들의 결혼			
64. 질병, 불구, 노화로 인해 몸단장이나 거동이 어려움			

이외에 당신이 신경을 많이 쓰는 일이 있으면 생각나는 대로 말씀해 주십시오.

출처 ▸▸▸

서현미(1996). *노인의 스트레스원과 스트레스 인지정도에 관한 연구*. 서울대학교 석사학위논문.

노인스트레스 측정도구(SESS)

노인에서 적용

사람들은 일상생활에서 일어나는 여러 가지 사건들을 겪으면서 적응해 나갑니다. 이 질문지는 노인 스트레스원의 빈도와 인지강도 그리고 스트레스 인지정도를 측정하기 위한 것입니다. 귀하께서 지난 1년 동안에 다음의 스트레스원을 경험했다면 "예"란에 "○"표시를 해주십시요. 스트레스원의 빈도는 '1=매우드물게', '2=가끔', '3=자주', '4=항상' 으로 나타내고, 스트레스원의 인지강도는 척도 뒷 부분에 있는 <보기>의 사다리가 스트레스원의 인지강도를 나타내는 것으로 제일 위가 매우 많은 상태의 스트레스이고, 제일 아래가 매우 적은 상태의 스트레스이므로 해당되는 곳의 점수를 기록하십시요. 만약 당신이 지난 1년동안 이런 스트레스를 경험하지 않았다면 스트레스원의 빈도와 스트레스원의 인지강도에는 표시하지 마십시요.

요인	문항	예	빈도	인지강도
가족관계 요인	가까운 친척이나 친구의 사망	( )	1 2 3 4	0 1 2 3 4 5 6 7 8 9 10
	집을 보는 것			
	자녀나 손자의 방문횟수 감소			
	가사노동(집안 일 하는 것)			
	자녀들끼리의 불화			
	딸이나 며느리의 산후돌봄			
	자녀가 집을 떠남			
	자녀가 당신의 기대에 어긋나게 행동하는 것			
	자녀들이 함께 사는 것을 거부하는 것			
	며느리와의 갈등			
	생일에 자녀가 오지 않는 것			
	제사를 지내는 것			
	가족의 사고			
	설날, 추석 등의 민속명절에 대한 준비			
	집안에서 결정권과 권위감소			
	장남과 동거하지 못함			
	자녀의 결혼			

노인스트레스 측정도구(SESS)

신체적인 요인	수면의 변화			
	자신의 죽음에 대한 생각			
	시력감소			
	청력감소			
	치아상태의 변화			
	기억력감소			
	식사습관의 변화			
	기력의 감소			
	질병, 불구, 노화로 인해 몸단장이나 거동이 어려움			
심리, 사회, 경제적인 요인	고향에 가고 싶은 희망			
	친구나 이웃과의 불화			
	용돈의 부족			
	갑작스런 돈이나 재산의 상실			
	유산상속의 절차에 대처하는 것			
	여행			
	무시당함			
	텔레비전, 라디오 등의 대중매체에서 노인경시나 소외에 관해 보도하는 것			

출처 ▸▸▸

서현미, 유수정, 하양숙(2001). 노인 스트레스 측정도구(SESS)의 신뢰도 및 타당도 검증연구. *대한간호학회지, 31*(1), 94-106.

Lawton's PGC Morale Scale: 로톤의 사기척도

출처 ▸▸▸

Lawton, M. P. The dimensions of morale. In: Kent, D. P., Kasdtenbaum, R., Sherwood, S, eds.(1972). *Research planning and action for the elderly: the power and potential of social science.* New York: Behavioral Publications. 144-165.

목적 ▸▸▸

노인의 정서적 적응영역을 측정하고자 고안되었으며 '만족감을 갖고 있다', '편히 있을 곳이 있다', '늙어가는 자신을 수용한다' 는 측면을 평가하기 위하여 개발되었다.

개발과정 ▸▸▸

본 도구는 처음에는 필라델피아 노년학 연구소(The Philadelphia Geriatric Center)에서 개발된 일련의 노인사정척도 중의 하나이다. 41문항의 예비척도를 300명(평균연령 78세)에게 적용해본 결과 22문항이 선정되었으며 요인분석등이 이루어져 늙어감에 대한 태도, 만족, 불안, 우울 대 낙천성, 외로움, 불만족의 6개의 요인이 추출되었다. Lawton은 828명의 지역노인을 대상으로 한 후속 연구를 통해 17문항으로 개정하였고[1], 일본 미국 공동연구에서 요인분석을 통해 양국에서 공통으로 나타난 11항목을 사용하기도 한다[2].

국내활용 및 대상자 ▸▸▸

국내에서는 재미 한인 단독가구 노인 131명을 대상으로 한 연구와[3] 노인정이용자 150명을 대상으로[4] 17문항의 수정된 Philadelphia Geriatric Center Morale Scale을 사용하였다. 공식적인 한국어판은 없는 상태이다.

척도 및 하위영역 ▸▸▸

이 척도는 17문항의 short-form으로서 긍정적 문항은 "아니오"가 0점, "잘모르겠음"과 "예"는 1점을, 부정적 문항은 "예"와 "잘모르겠음"이 0점, "아니오"에 1점을 부여하여 평가한다. 하위영역은 Liang과 Bollen[5] 이 동요, 불만족, 늙어감에 대한 태도이었으나 Lawton[1] 은 불만족을 lonely dissatisfaction으로 바꾼 3개의 요인으로 정리하였다. factor 1(agitation)은 문항 4, 7, 12, 13, 16, 17이며, factor2(attitude towards one's own aging)는 1, 2, 6, 8, 10이고, factor 3은 3, 5, 9, 11, 14로 구성된다.

Lawton's PGC Morale Scale: 로톤의 사기척도

도구평가 ▸▸▸

■ 도구개발시

- 신뢰도: 300명을 대상으로 22항목이 얻어진 척도의 신뢰도(split-half reliability)는 .79 검사-재검사(test-retest reliability) 신뢰도는 .75-.80이었다.
- 타당도: 삶의 만족도와 비교를 통해 타당성이 입증되었다.

■ 적용시

- 외국에서 적용사례는 많으나 국내에서는 많지는 않으나 노인정이용자를 대상으로 한 연구에서 Cronbach's alpha .85[4] 로 보고되었다.

도구적용방법 ▸▸▸

구조화된 질문지법으로 측정할 수 있으며 점수가 높을수록 사기가 높다고 평가하며 이는 삶의 만족도 평가의 일부로 사용할 수 있다. 17문항에서 13-17점은 매우 높음, 10-12점은 중등도, 9점이하는 낮다[1]. 11문항의 척도의 경우 8점이상은 높은 사기, 3점 미만은 사기가 낮다고 평가한다[2]. 삶의 질, 삶의 만족도, 우울 등의 평가시 함께 사용할 수 있다.

Reference ▸▸▸

1) Lawton, M. P.(1975). The Philadelphia Geriatric Center Morale Scale: A revision. *J. Gerontol. 30*, 85-89.

2) Oazwa, T., Edo, H., & Takahashi, R.(1999). *고령자의 생활기능평가 가이드:* 精神機能評價法 醫齒藥출판주식회사. 55-58, Tokyo. Japan.

3) 문애리(1996). 재미 한인 단독가구노인의 사기와 사기에 관련된 변인연구, *한국노년학, 16*(1), 96-109.

4) 송유자, 김증임(2004). 노인의 주관적 건강상태, 건강문제와 사기와의 관계연구, *순천향의대논문집, 10*(3), 2051-2056

5) Liang, J., & Bollen, K. A.(1983). the structure of the Philadelphia Geriatric Center Morale Scale: a reinterpretation. *Journal of Gerontology. 38*, 181-189.

Philadelphia Geriatric Center Morale Scale (questionnaire form)

1. Things keep getting worse as I get older.	Yes ______	No ______
2. I have as much pep as I had last year.	Yes ______	No ______
3. How much do you feel lonely?	Not much ______	A lot ______
4. Litter things bother me more this year.	Yes ______	No ______
5. I see enough of my friends and relatives.	Yes ______	No ______
6. As you get older, you are less useful.	Yes ______	No ______
7. I sometimes worry so much that I can' t sleep.	Yes ______	No ______
8. As I get older, things are(better/worse) than I thought they would be.	Better ______	Worse ______
9. I sometimes feel that life isn' t worth living.	Yes ______	No ______
10. I am as happy now as I was when I was younger.	Yes ______	No ______
11. I have a lot to be sad about.	Yes ______	No ______
12. I am afraid of a lot of things.	Yes ______	No ______
13. I get mad more than I used to.	Yes ______	No ______
14. Life is hard for me much of the time.	Yes ______	No ______
15. How satisfied are you with your life today?	Satisfied ______	Not satisfied ______
16. I take things hard.	Yes ______	No ______
17. I get upset easily.	Yes ______	No ______

출처 ▸▸▸

Lawton, M. P.(2003). Lawton's PGC Morale Scale [Morale Scale by M. Powel Lawton(1923-2001) while at the Polisher Research Institute of the Philadelphia Geriatric Center(now known as the Abramson Center for Jewish Life)]. Retrieved Oct 27, 2005, from http: //www.abramsoncenter.org/PRI/(Scales page).

Philadelphia Geriatric Center Morale Scale (questionnaire form)

※ 현재의 사기정도에 대해 여쭈어 보겠습니다. 고민하지 마시고 현재의 상태를 느끼시는 데로 말씀해 주세요.

1. 나이가 들수록 매사가 더 나빠지십니까?	① 예	② 아니오	③ 잘 모르겠음
2. 지난 해 만큼이나 원기가 있습니까?	① 예	② 아니오	③ 잘 모르겠음
3. 자주 외롭다고 느끼십니까?	① 예	② 아니오	③ 잘 모르겠음
4. 금년 들어 사소한 일들이 성가십니까?	① 예	② 아니오	③ 잘 모르겠음
5. 친구와 친척들을 충분히 만나십니까?	① 예	② 아니오	③ 잘 모르겠음
6. 나이가 더 들수록 쓸모가 없어진다고 생각하십니까?	① 예	② 아니오	③ 잘 모르겠음
7. 때때로 걱정 하느라 잠을 못 이루십니까?	① 예	② 아니오	③ 잘 모르겠음
8. 나이가 더 들수록 매사가 생각보다 더 낫습니까?	① 예	② 아니오	③ 잘 모르겠음
9. 때때로 인생이 살 가치가 없다고 느끼십니까?	① 예	② 아니오	③ 잘 모르겠음
10. 젊었을때 만큼이나 현재 행복하십니까?	① 예	② 아니오	③ 잘 모르겠음
11. 슬픈 일들이 많은 편이십니까?	① 예	② 아니오	③ 잘 모르겠음
12. 나이가 들수록 매사에 관심이 없어진다고 느끼십니까?	① 예	② 아니오	③ 잘 모르겠음
13. 전보다 노여움을 잘 타십니까?	① 예	② 아니오	③ 잘 모르겠음
14. 사는게 고달프다고 느끼십니까?	① 예	② 아니오	③ 잘 모르겠음
15. 현재 삶에 만족하십니까?	① 예	② 아니오	③ 잘 모르겠음
16. 매사를 어떻게 생각하십니까?	① 예	② 아니오	③ 잘 모르겠음
17. 쉽게 짜증을 내십니까?	① 예	② 아니오	③ 잘 모르겠음

출처 ▸▸▸

송유자(2002). *노인의 주관적 건강상태, 건강문제와 사기와의 관계연구*. 순천향대학교 대학원 석사학위논문

PART · I 노인 건강

Chapter · 4

사회적 건강

의존성(Dependency) 측정 도구 [남정자]

출처 ▸▸▸

남정자(1992). *노인 환자들의 의존성과 가족지지에 관한 연구*. 이화여자대학교 석사학위 논문.

목적 ▸▸▸

우리나라 상황에 맞는 노인 환자의 의존성 정도를 측정할 도구로 개발하였다.

개발과정 ▸▸▸

- 문헌고찰과 노인과의 면담을 통해 예비 도구 42문항을 개발하였다.
- 간호학과 교수 8인, 내과병동 수간호사 2인의 검증을 통해 내용 타당도를 수정 보완하였다.
- 노인 8인과 면담을 통해 2차 수정 보완하였다.
- Cronbach's alpha로 신뢰도를 분석하였다.

국내활용 및 대상자 ▸▸▸

■ 도구개발시

입원한 60세 이상 노인 103명을 대상으로 개발하였다.

■ 적용시

복지관 60세 이상 노인[1], 입원한 60세 이상 노인[2]에서 활용되었다.

척도 및 하위영역 ▸▸▸

42문항, Likert형 5점 평정 척도이다.

하위 영역: 신체적 의존도 7문항, 사회심리적 의존도 35문항으로 구성된다.

도구평가 ▸▸▸

■ 도구개발시

Cronbach's alpha .86이었다.

■ 적용시

Cronbach's alpha .78[1](사회심리적 의존성 34문항만 사용함), .89[2]이었다.

의존성(Dependency) 측정 도구 [남정자]

도구적용방법 ▸▸▸

■ 면접식 자가보고형 질문지이다.

■ 점수 범위 42-210점, 부정문항은 역산, 점수가 높을수록 의존성이 높다.

- 신체적 문항: 혼자 할 수 있다 1점, 혼자서는 전혀 할 수 없다 5점
- 사회심리적 문항: 항상 그렇다 1점, 전혀 그렇지 않다 5점

Reference ▸▸▸

1) 강정옥(2002). *노인의 자아존중감, 사회심리적 의존성과 간호요양원 이용의사와의 관계*. 연세대학교 대학원 석사학위논문.

2) 김기미, 김현경(1996). 노인환자의 의존성과 가족지지와의 관계 연구. *성인간호학회지*, *8*(1), 110-123.

의존성 척도 [남정자]

※ 다음은 귀하의 현재상태나 생각을 나타낸 문장들입니다. 귀하의 상태나 생각에 해당되는 곳에 V표 해주십시요.

	혼자 할수있다	약간 어려움이 있지만 혼자 할수있다	어떤사람이 도와주면 할수있다	도와주는 사람에게 거의 의지한다	혼자서는 전혀 할수없다
1. 나는 샤워나 목욕을 하는 것은					
2. 나는 겉옷이나 속옷을 갈아 입는 것은					
3. 나는 움직이는 것은 (화장실 출입, 일어나 앉는것, 걷는 것)					
4. 나는 식사를 하는 것은					
5. 나는 대변이나 소변을 보는 것은					
6. 나는 신문이나 T.V를 보는 것은					
7. 나는 라디오나 다른 사람의 말을 듣는 것은					
	항상 그렇다	자주 그렇다	보통이다	그렇지않다	전혀 그렇지 않다
8. 나는 다른 사람과 이야기 할 때 손을 잡으면 마음이 편하다.					
9. 나는 다른 사람과 이야기 할 때 가까이서 하는 것이 마음이 편하다.					
10. 나는 아프면 가족이나 친척이 내 옆에 있도록 하고 싶다.					
11. 나는 가족이나 친척이 나를 사랑해 주었으면 한다.					
12. 나는 가족이나 친척이 내마음을 편안하게 해주었으면 한다.					
13. 나는 가족이나 친척이 나를 돌보아주지 않을까봐 불안하다.					
14. 나는 가족이나 친척이 내가 원하는 것을 해주지 않으면 마음이 상한다. (울고 싶거나, 화가 나거나 서운한 감정)					
15. 나는 나의 삶에서 중요하거나 힘든 일이 있을 때 종교나 절대자에게 의지한다.					
16. 나는 기도나 불공을 드리면 마음이 편안하다.					
17. 나는 교회나 절을 열심히 다닌다.					
18. 나는 매일 기도나 불공을 드린다.					
19. 나는 사후 세계가 있다고 믿는다.					
20. 나는 나의 신앙생활이 일상생활에 영향을 미친다.					

의존성 척도 [남정자]

21. 나는 사소한 일에도 자신감을 잃는다.					
22. 나는 어물어물하며 딱 잡아 결단을 내리지 못한다.					
23. 나는 다른 사람에게 매달린다.					
24. 나는 다른 사람에게 요구를 많이 한다.					
25. 나는 혼란스런 변화를 싫어한다.					
26. 나는 식구들이나 친구, 동료들과 잘어울리기 힘들다.					
27. 나는 대인관계에서 내생각이나 말을 잘 표현할 수 없다.					
28. 나는 대인관계에서 문제가 생기면 어떻게 해결해야할지 난감하다.					
29. 나는 사회적인 활동을 할 수 없다. (노인회, 친목회, 향우회, 동창회)					
30. 나는 가정과 직장에서 일과 책임을 합당하게 물려준다.					
31. 나는 어른으로서 집안의 큰일이나 행사를 주도한다.					
32. 나는 부모로서 자녀교육, 예법등을 가르친다.					
33. 나는 남편(아내)으로서 가정일을 책임진다.					
34. 나는 할아버지(할머니)로서 손자손녀를 돌보아준다.					
35. 나는 단체회원으로서 열심히 봉사한다.					
36. 나는 처방없이도 약을 복용한다. (수면제, 소화제, 진통제, 변비약)					
37. 몸에 좋다는 약이나 건강식품을 먹고 있다.					
38. 나는 돈을 벌수 있다.					
39. 나는 저축한 돈으로 여생을 보낼 수 있다.					
40. 나는 주위 사람들에게 경제적 도움을 주며 산다.					
41. 나는 용돈을 가족이나 친척에게 다 쓴다.					
42. 나는 경제적으로 여유가 없다.					

출처 ▸▸▸

남정자(1992). *노인환자들의 의존성과 가족 지지에 관한 연구*. 이화여자대학교 석사학위 논문.

의존성(Dependency) 측정 도구 [안은숙]

출처 ▸▸▸

안은숙(1999). *여성 노인의 의존성 모형 구축.* 이화여자대학교 박사학위 논문.

목적 ▸▸▸

여성 노인의 의존성을 측정하는 도구를 개발하고자 하였으며 의존성을 신체적, 심리적, 사회적 의존성 각각의 측면에 대하여 노인이 요구를 충족시키고 필요한 도움을 다른 사람에게 의지하는 정도로 정의하였다.

개발과정 ▸▸▸

- 선행연구와 대상자 면담을 통해 문항 개발하였다.
- 요인분석 평가: 주성분 요인분석에 의해 3개 요인이 추출되었다.
- Cronbach's alpha신뢰도를 검증하였다.

국내 활용 및 대상자 ▸▸▸

■ 도구개발시

65세 이상의 여성 노인을 대상으로 개발되었다.

■ 적용시

65세 이상의 재가 노인[1]에서 활용되었다.

척도 및 하위영역 ▸▸▸

- 17문항, Likert형 5점 평정 척도이다.
- 하위영역: 신체적 의존도 8문항, 심리적 의존도 5문항, 사회적 의존도 4문항

도구평가 ▸▸▸

■ 도구개발시

Cronbach's alpha 전체 .89이었으며, 신체적 의존도 .88, 심리적 의존도 .87, 사회적 의존도 .76이었다.

■ 적용시

Cronbach's alpha .86[1]이었다.

의존성(Dependency) 측정 도구 [안은숙]

도구 적용 방법 ▸▸▸

- 면접식 자가보고형 질문지이다.
- 점수 범위 17-85점(항상 그렇다: 1점, 전혀 아니다: 5점)
- 점수가 높을수록 의존성이 높다

Reference ▸▸▸

1) 김옥수, 양경미, 김계하 (2005). 사별노인의 성별에 따른 의존성과 학대 및 우울에 관한 연구. *대한간호학회지, 35*(2), 336-343.

의존성 측정 도구 [안은숙]

※ 다음은 의존성을 측정하는 문항입니다. 자신이 의존하는 정도에 따라 해당되는 곳에 V표 해주십시오.

	혼자 할수있다	약간 어지럽지만 도움은 필요하지 않다	도움을 받아야 할수있다 (기구나 사람)	나 혼자서는 할수 없고 도와주어야만 할수있다	전혀 알수없다
1. 목욕을 할 수 있습니까?	1	2	3	4	5
2. 식사를 할 수 있습니까?	1	2	3	4	5
3. 옷(상의나 하의)을 갈아입을 수 있습니까?	1	2	3	4	5
4. 앉고 서고 걷는 것등을 혼자서 할 수 있습니까?	1	2	3	4	5
5. 계단 오르내리기를 환자서 할 수 있습니까?	1	2	3	4	5
6. 버스, 택시, 전철, 기차 등을 이용해서 움직일 수 있습니까?	1	2	3	4	5
7. 여행을 할 수 있습니까?	1	2	3	4	5
8. 대, 소변을 싸거나 지리지 않고 볼 수 있습니까?	1	2	3	4	5
	항상 그렇다	대부분 그렇다	보통이다	대부분 아니다	전혀 아니다
9. 다른 사람에게 나의 생각이나 말을 잘 전달 할 수 있다.	1	2	3	4	5
10. 가정에서 어른으로써 집안의 큰일이나 행사를 주도한다.	1	2	3	4	5
11. 아내로서 가정 일을 책임질 수 있다.	1	2	3	4	5
12. 할아버지(할머니)로서 손자들을 돌보아 줄 수 있다.	1	2	3	4	5
13. 사회단체나 계모임, 친구모임 등의 사회적 활동에 참여할 수 있습니까? (노인회, 친목회, 향우회, 동창회)	1	2	3	4	5
14. 취미 활동이나 봉사활동에 참여 할 수 있다.	1	2	3	4	5
15. 가족이나 친척이 나를 돌보아 주지 않을까봐 불안하다.	1	2	3	4	5
16. 대인관계에서 문제가 생기면 어떻게 해결해야 할지 난감하다.	1	2	3	4	5
17. 나는 돈을 벌 수 있다.	1	2	3	4	5

출처 ▸▸▸

안은숙(1999). *여성 노인의 의존성 모형 구축*. 이화여자대학교 박사학위 논문.

Scale of Social Support: 사회적 지지 척도

출처 ▸▸▸

박지원(1985). *사회적 지지척도 개발을 위한 일 연구*. 연세대학교 간호학과 대학원 박사학위논문.

목적 ▸▸▸

사회적 지지의 개념을 다차원적으로 측정할 수 있는 척도를 개발하여 신뢰도와 타당도를 검정하고자 하였다.

개발과정 ▸▸▸

가능한 여러 집단에서 신뢰도와 타당도를 검정하고자 한 본 연구의 목적에 따라 유의 표집에 의해 여학생, 기숙사 여학생, 남학생, 간호사, 국내직장인, 해외파견 직장인, 혈액투석환자, 재활원 환아의 부모 등 8개 집단을 대상으로 하였다.

사회적 지지의 개념화 및 조작화 과정을 통해 사회적 지지를 측정하는데 포함될 개념이 차원으로 사회적 지지망, 지지 형태, 지지욕구 개념을 분류하였다. 척도의 구성 영역으로는 1)상황중심의 지지척도, 2)간접적으로 지각한 지지척도, 3)직접적으로 지각한 지지척도 등 3개 영역을 분류하였으며 문헌고찰과 일반인의 사회적 지지 개념에 대한 의식구조의 조사결과를 기반으로 각 영역에 관계된 문항을 작성하였다. 예비문항으로 작성된 척도를 이용한 사전조사를 거쳐, 수정된 척도를 다시 관계전문가를 통해 내용 타당도를 검정케 함으로써 최종 척도에 포함될 문항을 선정하였다.

국내활용 및 대상자 ▸▸▸

노인을 대상으로 한 연구는 배영숙[1)]의 연구가 있으며, 본 도구 중에서 직접적으로 지각한 지지척도, 간접적으로 지각한 지지척도를 사용하였다. 입원 환자를 대상으로 한 연구는 조은숙[2)]의 연구가 있으며, 본 도구중 간접적으로 지각한 사회적 지지척도를 사용하였다.

척도 및 하위영역 ▸▸▸

상황중심의 지지척도에는 지지제공자, 지지내용, 지지 만족도, 접촉빈도, 알고 지낸 기간, 동질성, 밀도의 문항이 포함되었으며, 지지 제공자로는 아버지, 어머니, 배우자, 시(처가)부모, 자녀, 형제, 친척, 친구, 동료, 선배, 스승, 상관, 전문가의 13유형을 제시하여 이중 실제로 지지를 제공해 준 사람이 있으면 모두 표시하게 한 후 그들에 대해 지지내용에서 밀도에 이르는 그 이하의 문항에 응답 하도록 하였다. 간접적으로 지각한 지지 척도에는 25문항이 포함되었으며, 이들 문항의 내용은 정서적, 정보적, 물질적, 평가적 지지행위에 관한 것이었고, 각 문항에 대해선 "모두에서 그렇게 느낀다" 에서 "모두에서 그렇게 느끼지 않는다" 까지 5점 평정척도로 측정할 수 있게 작성하였다. 직접적으로 지각한 지지척도에는 총 15문항이 포함되었으며, 이들 문항의 내용은 사회관계에서 느끼는 유대감, 자신감, 신뢰감에 관한 것이었고 각 문항에 대해선 "매우 그렇다" 에서 "전혀 그렇지 않다" 까지 5점 평정척도로 측정할 수 있게 작성하였다.

Scale of Social Support: 사회적 지지 척도

도구평가 ▸▸▸

■ 개발당시 신뢰도와 타당도

- 신뢰도

  조사-재조사 신뢰도: 척도의 전체 영역에 대한 신뢰계수는 r=.50(p<.001), 상황중심의 지지총점은 .35(p<.001), 간접적으로 지각한 지지총점은 .63(p<.001), 직접적으로 지각한 지지총점은 .81(p<.0001)

  내적일관성: 총문항에 대해 Cronbach's alpha .94

  상황중심의 지지척도: 건강상황-.97, 교육상황-.97, 직업상황-.98, 애정상황-.98

  간접적으로 지각한 지지척도: Cronbach's alpha .95

  직접적으로 지각한 지지척도: Cronbach's alpha .85

- 타당도

  경험적 타당도: 개발당시 사회적 지지척도와 Pines와 Aronson[3] 등이 고안하고 홍근표[3]가 사용한 사회적 지지 측정도구와의 상관성을 검정했을 때 간접적으로 지각한 지지영역에서만 유의한 관계를 보였으며, 홍근표[3]의 도구에 비해 본 연구자가 개발한 척도가 더 포괄적인 것으로 해석되었다. 경험적 타당도를 검정하기 위해 통제위 성격, 가족강도, 우울의 개념을 선택하여 사회적 지지개념과의 관계를 분석한 결과 선행연구의 결과와 일치하여 사회적 지지의 이용가능성은 내적성향 통제위에 의해 영향 받을 수 있으며, 사회적 지지는 가족강도에 영향을 미치는 중요요인이며 우울에 대해 직접효과와 완충효과를 모두 가지는 것으로 나타났다.

  구인타당도: 요인분석을 했으며, 사회적 지지척도는 구성영역에 따라 3요인으로 분리되어 척도개발을 위해 제시한 개념적 기틀과 일치되는 결과를 보였으며, multitrait-multimethod approach를 시도했을 때 구인타당도를 증거하기 위해 필요로 되는 2가지 전제를 모두 만족시켰다.

■ 적용연구에서 신뢰도와 타당도

- 직접적 지지척도: Cronbach's alpha .84[1]
- 간접적 지지척도: Cronbach's alpha .96[1], 사회적 지지 전체의 Cronbach's alpha .96이었고, 정서적 지지 Cronbach's alpha .92, 정보적 지지 Cronbach's alpha .83, 물질적 지지 Cronbach's alpha .85, 평가적 지지 Cronbach's alpha .82)

도구적용 방법 ▸▸▸

구조화된 질문지를 이용하여 자기 기입식으로 작성하게 하였으며, 그 평가방법에 대해서는 언급이 없음.

Reference ▸▸▸

1) 배영숙(1993). 노인이 지각한 사회적 지지와 자아통합감에 관한 연구. *성인간호학회지*, 5(1), 18-32.

2) 조은숙(2002). *입원환자의 사회적 지지와 안위에 관한 연구.* 중앙대학교 대학원.

3) 홍근표(1984). *간호원의 소진경험에 관한 분석적 연구-개인적 특성, 업무와 관련된 스트레스, 사회적 지지와의 관계.* 연세대학교 박사학위논문.

사회적 지지 척도 – 건강 상황중심의 지지척도

상황 I

건강 및 죽음과 관계된 상황

(예를 들어 본인이나 가족의 심한 질병 및 부상, 유산 및 사산, 시력이나 청각 등 신체기능의 갑작스런 변화 등의 어느 한 경우라도)을 경험했다고 가정하고 다음의 질문을 하겠습니다.

응답 요령

우선 위에 제시된 건강 및 죽음과 관계된 상황과 유사한 상황이라도 그것을 경험했을 때 실제로 귀하를 도와준 사람이 있으면 아래의 응답난 왼쪽에 제시된 "지지의 제공자" 중에서 골라 질문번호 1칸에 해당되는 사람 모두에 V로 표해 주십시오.
그런 다음엔 표시한 사람에 대해서만 2-7까지의 질문에 답해주시면 되겠습니다(칸을 맞추어 V로 표해주십시오)

상황 II

교육과 관계된 상황

(예를 들어 입시, 고시, 자격 고시 등의 중요한 시험에 대한 준비, 중요한 시험에 실패, 장래의 진로 설정 문제, 휴학, 제적, 퇴학, 재수 등의 문제중 어느 하나라도)을 경험했다고 가정하고 다음의 질문을 하겠습니다.

응답 요령

우선 위에 제시된 교육과 관계된 상황과 유사한 상황이라도 그것을 경험했을 때 실제로 귀하를 도와준 사람이 있으면 아래의 응답난 왼쪽에 제시된 "지지의 제공자" 중에서 골라 질문번호 1칸에 해당되는 사람 모두에 V로 표해 주십시오.
그런 다음엔 표시한 사람에 대해서만 2-7까지의 질문에 답해주시면 되겠습니다(칸을 맞추어 V로 표해주십시오)

상황 III

직업 및 경제상태와 관련된 상황

(예를 들어 본인이나 가정의 사업실패 및 장기 실직, 금전상의 큰 손실, 소중한 물건의 손실, 실 수입의 현저한 감소, 직장에서 상사, 부하직원, 동료와의 불화, 직장 변경, 전근 또는 타 부서로 이동 등의 문제 중 어느 하나라도) 을 경험했다고 가정하고 다음의 질문을 하겠습니다.

응답 요령

우선 위에 제시된 직업 치 경제상태와 관련된 상황과 유사한 상황이라도 그것을 경험했을 때 실제로 귀하를 도와준 사람이 있으면 아래의 응답난 왼쪽에 제시된 "지지의 제공자" 중에서 골라 질문번호 1칸에 해당되는 사람 모두에 V로 표해 주십시오.
그런 다음엔 표시한 사람에 대해서만 2-7까지의 질문에 답해주시면 되겠습니다(칸을 맞추어 V로 표해주십시오)

상황 IV

애정 및 결혼생활과 관계된 상황

(예를 들어 이성교제로 인한 고민이나 실패, 부부(애인)간의 의견, 또는 성격차이로 인한 불화, 상대방의 부정행위, 성생활의 불만, 혼외 임신, 별거, 이혼 등의 어느 하나라도)을 경험했다고 가정하고 다음의 질문을 하겠습니다.

응답 요령

우선 위에 제시된 교육과 관계된 상황과 유사한 상황이라도 그것을 경험했을 때 실제로 귀하를 도와준 사람이 있으면 아래의 응답난 왼쪽에 제시된 "지지의 제공자" 중에서 골라 질문번호 1칸에 해당되는 사람 모두에 V로 표해 주십시오.
그런 다음엔 표시한 사람에 대해서만 2-7까지의 질문에 답해주시면 되겠습니다(칸을 맞추어 V로 표해주십시오)

사회적 지지 척도–건강 상황중심의 지지척도

귀하를 도와준 사람에 모두 표해주십시오		이들에게서 제공받은 도움의 내용은 무엇인지 주된 도움 1가지 씩만 골라 표해주십시오.				이들에게 제공 받은 도움에 대해 어느 정도 만족하십니까?					이들과는 전화나 방문, 편지를 통해 얼마나 자주 대화할 수 있습니까?				
지지의 제공자		사랑, 돌봄, 이해, 격려, 관심 등	사건 해결과 관계된 정보 지식제공	돈, 사건, 물건, 노동제공	칭찬, 인정, 꾸지람, 단점지적	매우 만족	만족	보통	불만족	매우 불만족	매일	1주일에 한번정도	1달에 한번정도	6달에 한번정도	1년에 한번정도
친아버지															
친어머니															
시(처가) 부모															
배우자(애인)															
자녀															
형제자매															
친척															
친구															
동료															
선후배															
상관															
선생님															
관계전문가(의료인, 법률가, 종교인)															

사회적 지지 척도-건강 상황중심의 지지척도

지지의 제공자		이들과는 얼마나 오랫동안 알고 지냈습니까?	이들에게 제공 받은 도움에 대해 어느 정도 만족하십니까?					이들과는 전화나 방문, 편지를 통해 얼마나 자주 대화할 수 있습니까?			
		(햇수로 몇 년 정도)	매우 유사하다	유사하다	보통이다	다르다	전혀 다르다	모두 알고있다	대부분 알고있다	일부만 안다	서로 전혀 모른다
친아버지		년 개월									
친어머니		년 개월									
시(처가) 부모		년 개월									
배우자(애인)		년 개월									
자녀		년 개월									
형제자매		년 개월									
친척		년 개월									
친구		년 개월									
동료		년 개월									
선후배		년 개월									
상관		년 개월									
선생님		년 개월									
관계전문가(의료인, 법률가, 종교인)		년 개월									

출처 ▸▸▸

박지원(1985). *사회적 지지척도 개발을 위한 일 연구*. 연세대학교 간호학과 대학원 박사학위논문.

사회적 지지 척도–간접적으로 지각한 지지척도

※ 다음에 나오는 질문들은 귀하가 일상적으로 제공 받고 있는 사회적 지지의 정도를 알아보고자 하는 것입니다

A. 앞의 상황에서 예로 제시된 것과 같은 여러 가지 스트레스를 줄 수 있는 사건을 경험하게 되었을 경우 귀하가 정서적, 정보적, 물질적, 평가적 도움을 요청할 수 있는 사람은 주위에 총 몇 명이나 있다고 생각하십니까? ________명

B. A 에서 정서적, 정보적, 물질적, 평가적 도움을 요청할 수 있다고 생각했던 사람들에 대해 귀하는 전반적으로 어떻게 느끼고 있습니까? 각 문항을 읽으신 후 귀하의 의견과 가장 일치되는 란___에 V로 표해 주십시오.

	모두에게 그렇게 느낀다	반수이상 보통에서 그렇게 느낀다	보통이다	반수이상에서 그렇게 느끼지 않는다	모두에서 그렇게 느끼지 않는다
1. 그들은 모두 내가 사랑과 돌봄을 받고 있다고 느끼게 해준다.					
2. 그들은 모두 내가 취한 행동의 옳고 그름을 공정하게 평가해준다.					
3. 그들은 모두 내가 필요하다고 하면 아무리 큰 돈이라고 해도 마련해준다.					
4. 그들은 모두 내가 그들에게 필요로 되는 가치 있는 존재임을 인정해준다.					
5. 그들은 모두 내가 하고 있는 일에 자부심을 가질 수 있게 나의 일을 인정해준다.					
6. 그들은 모두 함께 있으면 친밀감을 느끼게 해 준다.					
7. 그들은 모두 나의 문제를 기꺼이 들어준다.					
8. 그들은 도두 배울 점이 낳은 존경할 만한 사람들이다.					
9. 그들은 모두 자신이 직접 도움을 줄 수 없을 때는 다른 사람을 보내서라도 나를 도와준다.					
10. 그들은 모두 내가 마음 놓고 믿고 의지할 수 있는 사람들이다.					
11. 그들은 모두 내가 잘 했을 때는(좋은 결과를 얻었을 때는) 칭찬을 아끼지 않는다.					
12. 그들은 모두 나를 인격적으로 존중해 준다.					

사회적 지지 척도–간접적으로 지각한 지지척도

13. 그들은 모두 무슨 일이건 대가(보상)을 바라지 않고 최선을 다해 나를 도와준다.					
14. 그들은 모두 내가 어려운 상황(위기)에 직면했을 때 현명하게 문제를 해결할 수 있는 방안을 제시해준다.					
15. 그들은 모두 의논할 문제가 생길 때 마다 나를 위해 시간을 내주고 응해준다.					
16. 그들은 모두 항상 나의 일에 관심을 갖고 걱정해 준다.					
17. 그들은 모두 내가 몰랐던 사실을 일깨워주고 확실하게 해준다.					
18. 그들은 모두 내가 결단을 못 내리고 망설일 때 결단을 내리게끔 자극을 주고 용기를 준다.					
19. 그들은 모두 내가 현실을 이해하고 사회생활에 잘 적응할 수 있게끔 건전한 충고를 해준다.					
20. 그들은 모두 내가 필요로 하는 물건이 있으면 언제라도 빌려준다.					
21. 그들은 모두 나의 의견을 존중해주고 대체로 받아들여 준다.					
22. 그들은 모두 나에게 생긴 문제의 원인을 찾아내는데 도움이 되는 정보를 제공해 준다.					
23. 그들은 모두 내가 몸 져 누어있을 때 나의 일을 대신해준다.					
24. 그들은 모두 내가 기분 언짢아 할 때 나의 감정을 이해하고 기분을 전환시켜 주려고 노력한다.					
25. 그들은 모두 내가 어떤 선택을 해야만 할 때 합리적인 결정을 내릴 수 있게 조언을 해준다.					

출처 ▸▸▸

박지원(1985). *사회적 지지척도 개발을 위한 일 연구*. 연세대학교 간호학과 대학원 박사학위논문.

사회적 지지 척도-직접적으로 지각한 지지 척도

※ 다음에 나오는 문항들은 그 동안 귀하가 받아온 사회적 지지에 대하여 스스로 어느 정도 느끼고 있는지를 알아보고자 하는 것입니다. 각 문항을 읽으신 후 귀하의 의견과 가장 일치되는 란 ____에 V로 표해 주십시오.

	매우 그렇다	대체로 그렇다	보통이다	대체로 그렇지 않다	절대 그렇지 않다
1. 나는 가끔 낯선 곳에 있는 것처럼 느껴진다.					
2. 나는 인생에 실패했다는 느낌이 자주 든다.					
3. 나에겐 언제 방문해도 반가이 맞아줄 친지의 집이 있다.					
4. 나는 누구를 믿어야 할지 모를 때가 많다.					
5. 나는 스스로 가치 있는 사람이라고 느끼고 있다.					
6. 나는 세상에 혼자 있는 것처럼 느껴진다.					
7. 내 주위에는 더 이상 의지할 만한 곳이 없다.					
8. 나는 내 자신에 대해 항상 긍정적으로 생각한다.					
9. 나는 매사에 열등감을 느낀다.					
10. 나는 사람들로부터 떠나 혼자 있었으면 좋겠다는 생각이 든다.					
11. 나는 나 자신에 대해 만족한다.					
12. 내가 멀리 떠나버린다면 마음 아파할 사람이 많을 것으로 생각한다.					
13. 일단 내가 누군가를 좋아하면 그들도 곧 나를 좋아하게 된다고 생각한다.					
14. 나는 거의 모든 부류의 사람과 어울려 지낼 수 있다.					
15. 다른 사람이 나를 칭찬하더라도 액면 그대로 믿기 어렵다.					

출처 ▸▸▸

박지원(1985). *사회적 지지척도 개발을 위한 일 연구.* 연세대학교 간호학과 대학원 박사학위논문.

Interpersonal Support Evaluation List(ISEL): 대인관계 지지척도

출처 ▸▸▸

Cohen, S., & Hoberman, H. M.(1983). Positive events and social supports as buffer of life change stress. *Journal of Applied Social Psychology, 13,* 99-125.

목적 ▸▸▸

사회적 지지의 4가지 분리된 기능의 지각된 유용성과 제공된 전반적인 지지 정도를 측정하기 위해 개발되었다.

개발과정 ▸▸▸

각 항목은 대학생이 경험할 것으로 기대되는 사회적 지지 요소의 분야를 나누기 위해 이론적인 배경 하에 개발되었다.

국내활용 및 대상자 ▸▸▸

대학 신입생을 대상으로 한 연구는 김정희[1)]의 연구가 있으며, 이 연구는 대인관계 지지척도를 기초로 하여 연구자가 해석한 척도를 사용했는데, 척도 문항 중 소속 지지, 평가적 지지, 자존심 지지는 그대로 번역하여 사용하였으나, 유형적 지지의 문항들은 대부분이 서구 문화권의 생활을 반영하고 있어서 이를 우리 문화권에 맞는 문항으로 바꾸어 넣었다. 성인 여성을 대상으로 한 연구는 김정선과 신경림[2)]의 연구가 있으며, 김정희[1)]가 번역한 도구를 사용하였다.

척도 및 하위영역 ▸▸▸

유형적 지지 12문항, 소속 지지 12문항, 평가적 지지 12문항, 자존심 지지 12문항 등으로 48개의 문항.

도구평가 ▸▸▸

- 개발당시 신뢰도와 타당도
  Cronbach's alpha(Total scale: .77, 유형적 지지: .71, 소속 지지: .75, 자존심 지지: .60, 평가적 지지: .77)
- 적용시 신뢰도와 타당도
  Cronbach's alpha: 정보 및 평가적 지지(.84), 유형적 지지 혹은 도구적 지지(.78), 자존심 지지(.69)[1)],
  Cronbach's alpha .91[2)]

Interpersonal Support Evaluation List(ISEL): 대인관계 지지척도

도구적용 방법 ▸▸▸

이 척도는 각 항목을 읽고 그것이 자신에게 해당되는지의 여부를 '그렇다', '아니다' 중에서 고르도록 되어 있고, 전체 항목 중 반은 사회적 지지에 대한 긍적적인 진술이고, 나머지 반은 부정적인 진술로 구성되어 있다. 많은 문항들이 분명하게 '그렇다', '아니다' 를 구분할 수 없는데, 이 경우에는 가능하면 자신에 가장 맞는 것을 빨리 선택하도록 해야 한다. 어떤 질문들은 대답하기 어려울 수도 있으나, 반드시 하나를 선택해야 한다. 각 항목을 빨리 읽되, 대답하기 전에 주의 깊게 생각하고 답변하도록 하고, 이것은 테스트가 아니며, 맞는 답과 틀린 답이 없음을 설명해야 한다.

Reference ▸▸▸

1) 김정희(1987). *지각된 스트레스, 인지세트 및 대처방식의 우울에 대한 작용*. 서울대학교 대학원 심리학과 박사학위논문.

2) 김정선, 신경림(2004). 성인여성의 우울과 스트레스, 사회적 지지에 관한 연구, *대한간호학회지, 34*(2), 352-361.

Interpersonal Support Evaluation List(ISEL): 대인관계 지지척도

Tangible Scale

1. I know someone who would loan me $50 so I could go away for the weekend.
2. I know someone who would give me some old dishes if I moved into my own apartment.
3. I Know someone who would loan me $100 to help pay my tuition.
4. If I needed it, my family would provide me with an allowance and spending money.
5. If I wanted a date for a party next weekend, I know someone at school or in town who would fix me up.
6. I know someone at school or in town who would bring my meals to my room or apartment if I were sick.
7. I don't know anyone who would loan me several hundred dollars to pay a doctor bill or dental bill.
8. I don't know anyone who would give me some old furniture if I moved into my own apartment.
9. Even if I needed it my family would (or could) not give me money for tuition and books.
10. I don't know anyone at school or in town who would help me study for an exam by spending several hours reading me questions.
11. I don't know anyone at school or in town who would loan me their car for a couple of hours.
12. I don't know anyone at school or in town who would get assignments for me from my teachers if I was sick.

Belonging Scale

1. There are people at school or in town who I regularly run with, exercise with, or play sports with.
2. I hang out in friend's room or apartment quite a lot.
3. I can get a date who I enjoy spending time with whenever I want.
4. If I decided at dinner time to take a study break this evening and go to a movie, I could easily find someone to go with me.
5. People hang out in my room or apartment during the day or in the evening.
6. I belong to a group at school or in town that meets regularly or does things together regularly.
7. I am not a member of any social groups (such as church groups, clubs, teams, etc.).
8. Lately, I often feel lonely, like I don't have anyone to reach out to.
9. I don't have friends at school or in town who would comfort me by showing some physical affection.
10. I don't often get invited to do things with other people.
11. I don't talk to a member of my family at least once a week.
12. I don't usually spend two evenings on the weekend doing something with others.

Appraisal Scale

1. I know someone who I see or talk to often with whom I would feel perfectly comfortable talking about problems I might have budgeting my time between school and my social life.
2. I know someone who I see or talk to often with whom I would feel perfectly comfortable talking about any problems I might have adjusting to college life.

Interpersonal Support Evaluation List(ISEL): 대인관계 지지척도

3. I know someone who I see or talk with whom I would feel perfectly comfortable talking about sexually transmitted disease.
4. I know someone who I see or talk to often with whom I would feel perfectly comfortable talking about any problems I might have.
5. I know someone who I see or talk to often with whom I would feel perfectly comfortable discussing any sexual problems I might have.
6. I know someone who I see or talk to often with whom I would feel perfectly comfortable talking about any problems I might have with drugs.
7. There isn' t anyone at school or in town with whom I would feel perfectly comfortable talking about any problems I might have making friends.
8. There isn' t anyone at school or in town with whom I would feel perfectly comfortable talking about any problems I might have getting along with my parents.
9. There isn' t anyone at school or in town with whom I would feel perfectly comfortable talking about difficulties with my social life.
10. There isn' t anyone at school or in town with whom I would feel perfectly comfortable talking about my feelings of loneliness and depression.
11. I don' t know anyone at school or in town who makes my problems clearer and easier to understand.
12. Lately, when I' ve been troubled, I keep things to myself.

Self-Esteem Scale

1. Most people who know me well think highly of me.
2. Most of my friends think that I' m smart.
3. Most of my friends don' t do as well as I do in school
4. I will have a better future than most other people will.
5. Most of my friends have not adjusted to college as easily as I have.
6. Most people think I have a good sense of humor.
7. I don' t feel friendly with any teaching assistants, professors, campus or student officials.
8. Most of my friends are more satisfied or happier with themselves than I am.
9. Most of my friends are more popular than I am.
10. Most of my friends are more interesting than I am.
11. Most of my friends have more control over what happens to them than I.
12. Most people are more attractive than I am.

출처 ▸▸▸

Cohen, S., & Hoberman, H. M.(1983). Positive events and social supports as buffer of life change stress, *Journal of Applied Social Psychology, 13,* 99-125.

한국판 대인관계 지지 평가지

이 척도에는 당신에게 해당될 수도 있고, 그렇지 않을 수도 있는 일들이 제시되어 있습니다. 각 문장을 잘 읽고, 만일 그것이 당신의 상태를 잘 표현하고 있으면 (1)번 "그렇다"로, 잘 표현하고 있지 못하다면 (2)번 "아니다"로 ( )안에 그 번호를 써 주시기 바랍니다.

이 문장 중에는 그런지 아닌지를 분명하게 결정하기가 어려운 것들도 있을 것입니다. 그런 경우에는 될 수 있는 대로 빨리 당신의 상태와 가장 가깝다고 생각되는 것을 택하십시오. 꼭 집어서 대답하기 어려운 경우에도 반드시 한가지를 골라 그 번호를 적어 주십시오.

1. 내가 주말에 여행을 갈 수 있도록 10,000원 정도를 꾸어줄 사람을 알고 있다. (1) 그렇다 (2) 아니다 ( )
2. 나는 보통 주말동안 다른 사람들과 어울려서 지내는 편이 아니다. (1) 그렇다 (2) 아니다 ( )
3. 나에게 학교 생활과 다른 사회활동 사이에 시간을 배분하는 문제가 생긴다면, 이에 대하여 마음 놓고 같이 이야기 할 수 있는 사람이 주변에 있다. (1) 그렇다 (2) 아니다 ( )
4. 내 친구들은 대부분 나보다는 자신에게 일어난 일을 잘 통제한다. (1) 그렇다 (2) 아니다 ( )
5. 내가 자취방을 마련하여 이사를 간다면 자기가 쓰던 그릇 종류를 나에게 줄 사람을 알고 있다. (1) 그렇다 (2) 아니다 ( )
6. 나는 교회나 서클 등 아무런 모임에도 속해 있지 않다. (1) 그렇다 (2) 아니다 ( )
7. 나에게 대학생활에 적응하는 문제가 생긴다면, 이에 대하여 마음 놓고 같이 이야기 할 수 있는 사람이 주변에 있다. (1) 그렇다 (2) 아니다 ( )
8. 대부분의 사람들은 나보다 더 매력적이다. (1) 그렇다 (2) 아니다 ( )
9. 학교나 주변에 내 시험공부를 돕기 위해 몇 시간 동안 예상문제를 같이 풀어줄 사람이 아무도 없다. (1) 그렇다 (2) 아니다 ( )
10. 나는 친구의 집(혹은 방)에 자주 놀러 간다. (1) 그렇다 (2) 아니다 ( )
11. 부모와 원만하게 지내는 문제에 관하여 내가 마음 놓고 같이 이야기 할 수 있는 사람이 하나도 없다. (1) 그렇다 (2) 아니다 ( )
12. 내 친구들은 대부분 나만큼 쉽게 대학생활에 적응하지 못한다. (1) 그렇다 (2) 아니다 ( )
13. 내가 아파서 결석한다면, 그 날의 강의 내용을 알아다 줄 사람이 아무도 없다. (1) 그렇다 (2) 아니다 ( )
14. 요즈음, 나는 주변에 아무도 없는 듯이 가끔 외로움을 느낀다. (1) 그렇다 (2) 아니다 ( )
15. 나에게 성에 관한 문제가 생긴다면, 이에 대하여 마음 놓고 같이 이야기 할 수 있는 사람이 주변에 있다. (1) 그렇다 (2) 아니다 ( )
16. 내 친구들은 대부분 내가 멋지다고 생각한다. (1) 그렇다 (2) 아니다 ( )
17. 내가 교과서 값을 지불하도록 20, 000원 정도를 꾸어 줄 사람을 알고 있다. (1) 그렇다 (2) 아니다 ( )
18. 내 주변에는 손을 잡고 나를 위로해 줄 친구가 없다. (1) 그렇다 (2) 아니다 ( )
19. 성병에 관한 문제를 마음 놓고 같이 이야기 할 수 있는 사람이 주변에 있다. (1) 그렇다 (2) 아니다 ( )
20. 내 친구들은 대부분 나보다 더 인기가 있다. (1) 그렇다 (2) 아니다 ( )
21. 내가 필요로 한다 해도, 우리집에서는 나에게 수업료와 책값을 주지 않을 것이다. (1) 그렇다 (2) 아니다 ( )
22. 내가 원한다면 언제라도 같이 시간을 보낼 데이트 상대가 있다. (1) 그렇다 (2) 아니다 ( )
23. 사회 생활에서 겪는 어려움에 관하여 내가 마음 놓고 같이 이야기 할 사람이 하나도 없다. (1) 그렇다 (2) 아니다 ( )

한국판 대인관계 지지 평가지

24. 내 친구들은 대부분 학교에서 나만큼 잘 하지 못한다. (1) 그렇다 (2) 아니다 ( )
25. 내가 치료비를 내는데 필요한 몇 만원 정도를 빌려줄 사람이 내 주변에는 아무도 없다. (1) 그렇다 (2) 아니다 ( )
26. 사람들은 언제라도 우리 집(내 방)에 놀러 온다. (1) 그렇다 (2) 아니다 ( )
27. 나에게 친구를 사귀는 문제가 생긴다면, 이에 관하여 내가 마음 놓고 같이 이야기할 사람이 아무도 없다. (1) 그렇다 (2) 아니다 ( )
28. 나는 다른 사람들보다도 더 장래가 밝을 것이다. (1) 그렇다 (2) 아니다 ( )
29. 내가 아파서 누워 있다면, 학교나 동네에 병문안을 올 사람이 있다. (1) 그렇다 (2) 아니다 ( )
30. 내가 저녁 나절에 갑자기 영화구경을 가기로 결정하더라도 같이 갈 상대를 쉽게 찾을 수 있다. (1) 그렇다 (2) 아니다 ( )
31. 내 외로움과 우울감에 관하여 마음 놓고 같이 이야기 할 사람이 아무도 없다. (1) 그렇다 (2) 아니다 ( )
32. 내 친구들은 대부분 나보다는 재미있는 사람들이다. (1) 그렇다 (2) 아니다 ( )
33. 내가 필요로 한다면, 우리집에서는 용돈 이외에도 필요한 돈을 줄 것이다. (1) 그렇다 (2) 아니다 ( )
34. 사람들이 함께 무슨 일을 할 때 나를 부르지 않는 편이다. (1) 그렇다 (2) 아니다 ( )
35. 요즘에는 고민거리가 생기면 나 혼자만 간직한다. (1) 그렇다 (2) 아니다 ( )
36. 많은 사람들이 내가 유머 감각이 있다고 생각한다. (1) 그렇다 (2) 아니다 ( )
37. 내가 자취방을 마련하여 이사 간다면, 자기가 쓰던 가구를 나에게 줄 사람이 아무도 없다. (1) 그렇다 (2) 아니다 ( )
38. 나는 학교나 동네에서 정규적으로 만나거나 같이 어울리는 모임에 가입하고 있다. (1) 그렇다 (2) 아니다 ( )
39. 내 주변에는 내가 가진 문제를 분명하고 쉽게 이해할 수 있도록 정리해 줄 사람이 아무도 없다. (1) 그렇다 (2) 아니다 ( )
40. 나를 알고 있는 사람들은 대부분이 나를 높이 평가한다. (1) 그렇다 (2) 아니다 ( )
41. 학교나 주변에 몇 시간 동안 자기의 자전거(혹은 자동차)를 나에게 빌려줄 사람이 아무도 없다. (1) 그렇다 (2) 아니다 ( )
42. 학교나 주변에 나와 함께 정기적으로 만나서 체조나 운동을 같이 하는 사람들이 있다. (1) 그렇다 (2) 아니다 ( )
43. 나에게 약물복용(예;대마초, 환각제등)에 관한 문제가 생긴다면, 이에 관하여 마음 놓고 같이 이야기할 사람이 주변에 있다. (1) 그렇다 (2) 아니다 ( )
44. 대부분의 내 친구들은 자기 자신에 대한 만족도가 나보다 높다. (1) 그렇다 (2) 아니다 ( )
45. 만일 내가 학교에서 열릴 축제에 가려고 한다면, 파트너를 소개 시켜 줄 사람이 있다. (1) 그렇다 (2) 아니다 ( )
46. 나는 일주일에 한번 이상은 집안 식구 중 누구와도 말을 하지 않고 지낸다. (1) 그렇다 (2) 아니다 ( )
47. 나에게 사람들을 대하는데 문제가 생긴다면, 이에 대하여 마음 놓고 같이 이야기 할 수 있는 사람이 주변에 있다. (1) 그렇다 (2) 아니다 ( )
48. 나는 조교, 교수, 학교 직원들 중 아무에게도 친밀감을 못 느낀다. (1) 그렇다 (2) 아니다 ( )

출처 ▸▸▸

김정희(1987). *지각된 스트레스, 인지세트 및 대처방식의 우울에 대한 작용.* 서울대학교 대학원 심리학과 박사학위논문.

지각된 사회적 지지 척도

출처 ▸▸▸

송미순(1991). *노인의 생활기능상태 예측모형 구축.* 서울대학교 대학원 간호학과 박사학위논문.

목적 ▸▸▸

노인의 지각된 사회적 지지정도를 측정하기 위함이다.

개발과정 ▸▸▸

노인의 지각된 사회적 지지정도를 측정하는 도구는 문헌고찰에 의해 노인이 받는 정보적 지지, 물질적 지지, 감정적 지지 및 자존감 지지의 4가지 속성을 가진 문항 27개를 Cohen과 Hoberman[1]의 도구를 근간으로 구성하여 서울시내 일개 대학병원과 일개 시립병원의 안과 외래 내원자 중 시력과 청력이 다양한 60세 이상의 여성 노인 환자를 대상으로 예비조사 한 결과 이중 7명 이상(전체 115명)이 대답하지 못한 문항은 제외하고, 정보적 지지 6문항, 물질적 지지 5문항, 감정적 지지 5문항, 자존감 지지 4문항으로 20개의 문항이 최종적으로 선택되었다. 각 문항은 노인이 얼마나 자주 도움을 받는지 4점 척도로 표시하도록 하였다. 이 도구로 측정하여 가능한 점수는 최저 20점에서 최고 80점이다.

국내활용 및 대상자 ▸▸▸

노인을 대상으로 한 연구로는 최연희, 서부덕[2], 신미아[3], 이영주[4] , 육미경[5]의 연구가 있다.

척도 및 하위영역 ▸▸▸

정보적 지지 6문항, 물질적 지지 5문항, 감정적 지지 5문항, 자존감 지지 4문항으로 20개의 문항

도구평가 ▸▸▸

- 도구개발시

  Cronbach' s alpha .97

- 적용시

  Cronbach' s alpha: .87[2], 86[3], 신뢰도 평가 없음[4], 88[5].

지각된 사회적 지지 척도

도구적용 방법 ▸▸▸

4점 Likert 척도로 다른 사람으로부터의 도움이 '전혀 없음' 이 1점, '항상 있음' 이 4점으로 최저 20점에서 80점이며, 점수가 높을수록 사회적 지지가 높음을 의미한다.

Reference ▸▸▸

1) Cohen, S., & Hoberman, H. M.(1983). Positive events and social supports as buffer of life change stress, *Journal of Applied Social Psychology, 13,* 99-125.

2) 최연희, 서부덕(1999). 일 도시지역 노인이 지각한 사회적 지지, 자기효능 및 일상생활 활동에 관한 연구. *보건복지연구 제 3집,* 1-18.

3) 신미아(2000). *노인이 지각한 사회적 지지와 정신건강.* 연세대학교 교육대학원 간호학과 석사학위논문.

4) 이영주(2003). *노인의 심리 사회적 특성 및 사회적 지지유형에 따른 무력감의 차이.* 계명대학교 심리학과 대학원 석사학위논문.

5) 육미경(1997). *통증이 있는 노인의 일상생활활동과 자기효능 및 지각된 사회적 지지.* 경북대학교 간호학과 석사학위논문.

※ 최근 다른 사람에게서 다음과 같은 도움을 받으셨는지 답하여 주십시오.

	전혀없음 1	가끔있음 2	자주있음 3	항상있음 4
1. 실수하지 않도록 도와줍니까?				
2. 어떤 일을 하는데 필요한 정보를 줍니까?				
3. 당신이 할 일을 잘 하는지 물어봐 줍니까?				
4. 당신이 하는 일에 대한 잘잘못을 이야기 해 줍니까?				
5. 당신의 생각을 고쳐주려고 노력합니까?				
6. 당신이 필요할 때 돈을 보태 줍니까?				
7. 편을 들어주는 사람이 있습니까?				
8. 조그만 물건을 빌려 줍니까?				
9. 병원에 가야 할 때 같이 가줍니까?				
10. 아프거나 침대에서 꼼짝 못 할 때 도와줍니까?				
11. 집안의 가구 등을 옮길 때 도와줍니까?				
12. 화나거나 우울할 때 위로해 줍니까?				
13. 아무때나 방문해도 괜찮은 사람이 있습니까?				
14. 안녕 상태에 관심을 갖고 있는 사람이 있습니까?				
15. 자녀와의 관계에 문제가 있을 때에 상의할 사람이 있습니까?				
16. 정기적으로 가는 모임이나 만나는 사람이 있습니까?				
17. 당신이 의지할 수 있는 사람이 있습니까?				
18. 당신이 매력적이라고 말하는 사람이 있습니까?				
19. 당신이 존경 받고 있다고 말하는 사람이 있습니까?				
20. 당신이 다른 사람보다 더 행복하다고 말하는 사람이 있습니까?				

송미순(1991). *노인의 생활기능상태 예측모형 구축.* 서울대학교 대학원 간호학과 박사학위논문.

Personal Resources Questionnaire(PRQ) Part II: 개인자원 질문지 Part II

출처 ▸▸▸

Brandt, P. A & Weinert, C.(1981). The PRQ-A Social Support Measure, *Nursing Research, 30*(5), 277-280.

목적 ▸▸▸

이 도구의 목적은 배우자중 한 사람이 장기적인 건강문제를 가졌을때 나머지 건강한 배우자의 사회적 지지의 본질을 확인하는 것이다. 본 도구는 건강한 배우자의 개인적 자원을 평가하기 위하여 개발되었다.

개발과정 ▸▸▸

다발성 경화증을 가진 배우자가 있는 149명을 대상으로 하여 개발되었으며, PRQ는 2부분으로 나누어져 있으며, Part I 은 개인의 자원, 이 자원에 대한 만족도, 그리고 친구는 있는지에 대한 서술적 정보를 얻게되어 있다. Part II는 25개 항목의 관계 기능과 5 항목의 Self-Help Ideology scale에 따라 개발되었다.

국내활용 및 대상자 ▸▸▸

노인을 대상으로 한 연구는 서현아[1], 김정아[2]의 연구가 있으며, 이 연구에서는 노인의 특성을 고려하여 5점 척도로 수정하여 측정을 하였다. 박영희[3]의 연구는 내과병동에 입원한 환자를 돌보는 가족을 대상으로 하였으며, 본래의 도구와 마찬가지로 7점 척도로 측정을 하였다. 간호대 여학생을 대상으로 한 이종경 및 한애경[4]의 연구에서는 4점 척도로 수정하여 측정을 하였다.

척도 및 하위영역 ▸▸▸

7점 Likert척도이며, 친밀감 5문항, 사회적 통합 5문항, 양육의 기회 5문항, 역할이나 개인으로서의 가치에 대한 확신 5문항, 정서적 · 정보적 · 자원적 요청에 대한 도움 5문항 등으로 25개의 문항으로 구성되어 있다.

도구평가 ▸▸▸

- 도구개발시

  관계제공 기능의 Cronbach's alpha .89, 전체 PRQ II의 점수와 사회적 지지 하부영역의 관계는 .61에서 .75의 범위였다. 1987년도 2차에 걸쳐 도구를 검정한 결과는 도구의 Cronbach's alpha .91이었고, 하위영역의 신뢰도에서 Cronbach's alpha는 .70에서 .88이었다.

  하위영역별로는 친밀감 .75, 사회적 통합 .61, 양육의 기회 .77, 역할이나 개인으로서의 가치에 대한 확신 .70, 정서적 · 정보적 · 자원적 요청에 대한 도움 .75였다.

Personal Resources Questionnaire(PRQ) Part II: 개인자원 질문지 Part II

■ 적용시

Cronbach' s alpha .91, SDS: 0.80[1], Cronbach' s alpha .85, 친밀감 .65, 사회적 통합 .71, 양육의 기회 .55, 역할이나 개인으로서의 가치에 대한 확신 .38, 정서적·정보적·자원적 요청에 대한 도움 .68[2]이고, Cronbach' s alpha .79[3], 신뢰도 평가 없음[4]

도구 적용 방법 ▸▸▸

각각의 문항에 대해 '절대로 그렇지 않다' 를 1점, '매우 그렇다' 를 7점으로 측정하는 7점 Likert척도로 최고 175점에서 최저 25점까지의 범위로 측정되며, 점수가 높을수록 사회적 지지정도가 높음을 의미한다.

Reference ▸▸▸

1) 서현아(1996). *입원노인과 일반노인의 우울 정도와 사회적 지지의 비교*. 충남대학교 보건대학원 석사학위논문.

2) 김정아(1997). 일 지역사회 노인의 건강행위, 사회적 지지 및 우울에 관한 조사. *세명논총*, *7*, 633-660.

3) 박영희(1996). *내과병동에 입원한 환자를 돌보는 가족의 부담감, 정신건강 및 사회적 지지의 관계*. 충남대학교 대학원 석사학위논문.

4) 이종경, 한애경(1996). 사회적 지지 및 자아존중감과 건강증진 행위와의 관계, *성인간호학회지*, *8*(1), 55-68.

한국판 개인자원 질문지 PRQ II

※ 다음에 열거된 문항들은 귀하의 일상 생활과 관계되는 내용들입니다. 귀하의 생각되는 곳에 "V" 표시를 해주십시오.

	매우 그렇다			그저 그렇다			전혀 그렇지 않다
1. 나에게는 내가 편하게 느끼는 가까운 사람이 있다.							
2. 나는 나를 중요하게 생각해주는 집단(사람)에 속해 있다.							
3. 사람들은 내가 맡은 일을 잘하고 있다고 인정해준다(직장, 가정에서).							
4. 나는 가끔 친척이나 친구들이 나의 중요한 문제를 도와주지 못해서 그들을 의지할 수 없다는 생각이 든다.*							
5. 나는 나를 중요한 사람으로 느끼게 해주는 사람과 자주 만난다.							
6. 나는 나와 관심사가 비슷한 사람과 자주 시간을 갖는다.							
7. 나는 어린이나 청소년을 위해 시간을 내고 돌보아 주는 일이 거의 없다.*							
8. 사람들은 나와 함께 일하는 것을 즐거워한다.(업무,회의)							
9. 나에게 장기간 도움이 필요할 때 나를 도와줄 사람이 있다.							
10. 나는 내 속마음을 이야기할 사람이 아무도 없다는 생각이 자주 든다.*							
11. 나의 친구들은 서로 좋아한다.							
12. 나는 다른 사람들이 자신의 흥미와 기술을 키우고 개발하도록 격려한다.							
13. 나의 가족들은 내가 가정에서 중요한 역할을 하는 사람임을 느끼게 해준다.							
14. 나에게는 대가를 바라지 않고도 내게 도움을 주는 친구와 친척들이 있다.							
15. 나에게는 내가 화났을 때 옆에서 마음을 풀어줄 사람이 있다.							
16. 나는 자주 나와 비슷한 문제를 가진 사람은 없다고 생각한다.*							
17. 나는 어린이나 청소년의 생활을 더욱 즐겁게 해줄 활동을 거의 못하고 있다.*							
18. 나는 다른 사람들이 나를 한 인간으로 대해 주는 것을 알 수 있다.							
19. 나에겐 나를 사랑하고 관심을 가져주는 사람이 있다.							
20. 나에게는 사회적 교제활동이나 취미활동을 함께 할 사람이 있다.							

한국판 개인자원 질문지 PRQ II

	매우 그렇다			그저 그렇다			전혀 그렇지 않다
21. 나에게는 어린이나 청소년의 감정을 잘 다스려주어야 할 의무가 있다.							
22. 나에게는 필요시에 어떤 상황을 잘 처리해 나가도록 조언해 줄 사람이 있다.							
23. 나는 어린이나 청소년들에게 꼭 필요한 존재라고 생각한다.							
24. 가끔 나의 친구들은 내가 좀더 친구가 되어야 한다고 생각한다.							
25. 나에게는 내가 아플 때 도와줄 사람이 있다.							

*는 부정적인 문항임

출처 ▸▸▸

박영희(1996). *내과병동에 입원한 환자를 돌보는 가족의 부담감, 정신건강 및 사회적 지지의 관계.* 충남대학교 대학원 석사학위논문.

The Social Adjustment Scale-Self-Report(SAS-SR): 사회적 기능 질문지

출처 ▸▸▸

Weissman, M. M., & Bothwell, S.(1976). Assessment of social adjustment by patient self-report, *Archives of General Psychiatry, 33,* 1111-1115.

목적 ▸▸▸

우울한 환자를 위한 약물치료나 정신요법의 효과를 평가하기 위한 결과 측정도구로서 디자인 되었다.

개발과정 ▸▸▸

우울 환자를 대상으로 하여 개발되었으며, SAS의 두 가지 버전이 있는데, 한가지는 매뉴얼과 점수 가이드를 포함하는 Interview 버전, 그리고 다른 것은 자가 보고(self-report) 버전이 있다. 이 자가 보고(self report) 버전의 경우는 interview 버전으로 개발된 것이다. 자가 보고 버전의 장점은 작성하는데 있어 저렴하고, 인터뷰를 하는 사람의 편중(bias)이 개입되지 않는다는 것이다.

국내활용 및 대상자 ▸▸▸

은퇴한 대상자를 대상으로 한 이은미[1)]의 연구가 있다. 이 연구에서는 본래의 도구에 포함된 집밖의 일(직장일 포함), 집안일, 학생으로서의 일(공부), 사회활동과 여가, 확장된 가족(친척 등), 배우자, 부모, 경제력 등의 역할에 대한 9개 영역중에서 연구 대상자의 특성에 맞추어 직장일, 집안일, 학생으로서의 일에 대한 영역을 제외한 6개의 영역별 30문항을 척도로 사용하였다. 그리고 6개 영역에 대해서는 사회활동과 여가를 ① 친구관계와 여가시간으로, 확장된 가족은 ② 친지관계로, 배우자, 부모로서의 역할은 ③ 가족관계, ④ 손주관계로, 경제력은 ⑤ 자금의 여유로 재분류하여 사용하였다.

척도 및 하위영역 ▸▸▸

54개 질문 문항으로, 6가지 영역인 일(고용자, 주부, 또는 학생으로서: 질문 1-18), 사회적, 그리고/또는 여가활동(질문 19-29), 친지관계(질문 30-37), 그리고 배우자로서의 역할(질문 38-46), 부모로서의 역할 (질문 47-50), 가족 단위의 구성원(질문 51-54) 으로 나누어져 있다. 각각의 역할 영역에서 과거 2주동안의 환자의 수행, 다른 사람과의 마찰의 양, 상호관계의 보다 더 좋은 면(예, 독립의 수준), 내부 감정(예, 부끄러움, 권태), 만족감등을 포함하고 있다.

The Social Adjustment Scale-Self-Report(SAS-SR): 사회적 기능 질문지

도구평가 ▸▸▸

■ 개발당시 신뢰도와 타당도

• 신뢰도

Correlation: 15명의 우울 환자 자신의 평가점수와 배우자 또는 다른 간호 제공자에 의한 평가 점수간 상관관계-0.74

15명의 우울환자 자신의 평가점수와 인터뷰하는 사람이 평가한 점수간의 상관관계-0.70

Alpha internal consistency coefficient: 0.74

A mean test-retest coefficient: 0.80

• 타당도

76명의 우울 환자에게 치료 4주 전과 후에 기입하도록 하였다. 6개의 영역 모두에서 유의한 향상이 있었다. 지역사회 거주, 우울 환자, 알코올 중독 환자, 정신 분열증이 있는 대상자 표본에 적용하였는데, 이 도구로 측정한 점수가 강하지는 않을지라도 consistent를 나타내고 있다.

■ 적용연구에서 신뢰도와 타당도

Cronbach's alpha .86[1)]

도구적용 방법 ▸▸▸

5점 그리고 6점 척도이며, 높은 점수는 장애가 큰 것을 나타낸다. 점수화 방법에는 2가지 종류가 있으며, 한가지는 각 영역의 평균 점수를 내는 것과 각 항목점수를 더한 것을 체크한 항목의 수로 나누어 점수를 표시하는 것이 있다. 대개 자가 보고 버전은 질문지를 완성하는데 15-20분 정도 걸리며, 질문에 답을 하고, 형식을 설명하고, 응답을 다 했는지 체크 하는 연구보조자가 있다.

Reference ▸▸▸

1) 이은미(2000). *은퇴한 남자 어른의 사회적 기능에 관한 연구*. 가톨릭 대학교 사회복지대학원 사회복지학과 석사학위논문.

The Social Adjustment Scale-Self-Report

We are interested in finding out how you have been doing in the last two weeks. We would like you to answer some questions about your work, spare time and your family life. There are no right or wrong answers to these questions. Check the answers that best describe how you have been in the last two weeks.

WORK OUTSIDE THE HOME

Please check the situation that best describes you.

I am 1 ☐ a worker for pay 2 ☐ a housewife 3 ☐ a student
4 ☐ retired 5 ☐ unemployed

Do you usually work for pay more than 15 hours per week? 1 ☐ YES 2 ☐ NO

Did you work any hours for pay in the last two weeks? 1 ☐ YES 2 ☐ NO

Check the answer that best describes how you have been in the last two weeks.

1. How many days did you miss from work in the last two weeks?
   - ① ☐ No days missed.
   - ② ☐ One day.
   - ③ ☐ I missed about half the time.
   - ④ ☐ missed more than half the time but did make at least one day.
   - ⑤ ☐ I did not work any days.
   - ⑥ ☐ On vacation all of the last two weeks.

If you have not worked any days in the last two weeks, go on to Question 7.

2. Have you been able to do your work tin the last 2 weeks?
   - ① ☐ I did my work very well.
   - ② ☐ I did my work well but had some minor problems.
   - ③ ☐ I needed help with work and did not do well about half the time.
   - ④ ☐ I did my work poorly most of the time.
   - ⑤ ☐ I did my work poorly all the time.

3. Have you been ashamed of how you do your work in the last 2 weeks?
   - ① ☐ I never felt ashamed.
   - ② ☐ Once or twice I felt a little ashamed.
   - ③ ☐ About half the time I felt ashamed.
   - ④ ☐ I felt ashamed most of the time.
   - ⑤ ☐ I felt ashamed all the time.

The Social Adjustment Scale-Self-Report

4. Have you had any arguments with people at work in the last 2 weeks?
   - ① ☐ I had no arguments and got along very well.
   - ② ☐ I usually got along well but had minor arguments.
   - ③ ☐ I had more than one argument.
   - ④ ☐ I had many arguments.
   - ⑤ ☐ I was constantly in arguments.

5. Have you felt upset, worried, or uncomfortable while doing your work during the last 2 weeks?
   - ① ☐ I never felt upset.
   - ② ☐ Once or twice I felt upset.
   - ③ ☐ Half the time I felt upset.
   - ④ ☐ I felt upset most of the time.
   - ⑤ ☐ I felt upset all of the time.

6. Have you found your work interesting these last two weeks?
   - ① ☐ My work was almost always interesting.
   - ② ☐ Once or twice my work was not interesting.
   - ③ ☐ Half the time my work was uninteresting.
   - ④ ☐ Most of the time my work was uninteresting.
   - ⑤ ☐ My work was always uninteresting.

WORK AT HOME-HOUSEWIVES ANSWER QUSTIONS 7-12. THERWISE, GO ON TO QUESTION 13.

7. How many days did you do some housework during the last 2 weeks?
   - ① ☐ Every day.
   - ② ☐ I did the housework almost every day.
   - ③ ☐ I did the housework about half the time.
   - ④ ☐ I usually did not do the housework.
   - ⑤ ☐ I was completely unable to do housework.
   - ⓪ ☐ I was away from home all of the last two weeks.

8. During the last two weeks, have you kept up with your housework? This includes cooking, cleaning, laundry, grocery shopping, and errands.
   - ① ☐ I did my work very well
   - ② ☐ I did my work well but had some minor problems.
   - ③ ☐ I needed help with work and did not do it well about half the time.
   - ④ ☐ I did my work poorly most of the time.
   - ⑤ ☐ I did my work poorly all of the time.

The Social Adjustment Scale–Self–Report

9. Have you been ashamed of how you did your housework during the last 2 weeks?
   ① ☐ I never felt ashamed.
   ② ☐ Once or twice I felt a little ashamed.
   ③ ☐ About half the time I felt ashamed.
   ④ ☐ I felt ashamed most of the time.
   ⑤ ☐ I felt ashamed all the time.

10. Have you had any arguments with salespeople, tradesmen or neighbors in the last 2 weeks?
   ① ☐ I had no arguments and got along very well.
   ② ☐ I usually got along well, but had minor arguments.
   ③ ☐ I had more than one argument.
   ④ ☐ I had many arguments.
   ⑤ ☐ I was constantly in arguments.

11. Have you felt upset while doing your housework during the last 2 weeks?
   ① ☐ I never felt upset.
   ② ☐ Once or twice I felt upset.
   ③ ☐ Half the time I felt upset.
   ④ ☐ I felt upset most of the time.
   ⑤ ☐ I felt upset all of the time.

12. Have you found your housework interesting these last 2 weeks?
   ① ☐ My work was almost always interesting.
   ② ☐ Once or twice my work was not interesting.
   ③ ☐ Half the time my work was uninteresting.
   ④ ☐ Most of the time my work was uninteresting.
   ⑤ ☐ My work was always uninteresting

FOR STUDENTS

Answer Questions 13–18 if you go to school half time or more. Otherwise, go on to Question 19.

What best describe your school program? (Choose one)
   ① ☐ Full Time
   ② ☐ 3/4 Time
   ③ ☐ Half Time

The Social Adjustment Scale-Self-Report

Check the answer that best describes how you have been the last 2 weeks.

13. How many days of classes did you miss in the last 2 weeks?

① □ No days missed.

② □ A few days missed.

③ □ I missed about half the time.

④ □ Missed more than half time but did make at least one day.

⑤ □ I did not go to classes at all.

⑥ □ I was on vacation all of the last two weeks.

14. Have you been able to keep up with your class work in the last 2 weeks?

① □ I did my work very well.

② □ I did my work well but had minor problems.

③ □ I needed help with my work and did not do well about half the time.

④ □ I did my work poorly most of the time.

⑤ □ I did my work poorly all the time.

15. During the last 2 weeks, have you been ashamed of how you do your school work?

① □ I never felt ashamed.

② □ Once or twice I felt ashamed.

③ □ About half the time I felt ashamed.

④ □ I felt ashamed most of the time.

⑤ □ I felt ashamed all of the time.

16. Have you had any arguments with people at school in the last 2 weeks?

① □ I had no arguments and got along very well.

② □ I usually got along well but had minor arguments.

③ □ I had more than one argument.

④ □ I had many arguments.

⑤ □ I was constantly in arguments.

⑥ □ Not applicable; I did not attend school.

17. Have you felt upset at school during the last 2 weeks?

① □ I never felt upset.

② □ Once or twice I felt upset.

③ □ Half the time I felt upset.

④ □ I felt upset most of the time.

⑤ □ I felt upset all of the time.

⑥ □ Not applicable; I did not attend school.

The Social Adjustment Scale－Self－Report

18. Have you found your school work interesting these last 2 weeks?
   ① □ My work was almost always interesting.
   ② □ Once or twice my work was not interesting.
   ③ □ Half the time my work was uninteresting.
   ④ □ Most of the time my work was uninteresting.
   ⑤ □ My work was always uninteresting.

SPARE TIME-EVERYONE ANSWER QUESTIONS 19-27.

Check the answer that best describes how you have been in the last 2 weeks.

19. How many friends have you seen or spoken to on the telephone in the last weeks?
   ① □ Nine or more friends.
   ② □ Five to eight friends.
   ③ □ Two to four friends.
   ④ □ One friend.
   ⑤ □ No friends.

20. Have you been able to talk about your feelings and problems with at least one friend during the last 2 weeks?
   ① □ I can always talk about my innermost feelings.
   ② □ I usually can talk about my feelings.
   ③ □ About half the time I felt able to talk about my feelings.
   ④ □ I usually was not able to talk about my feelings.
   ⑤ □ I was never able to talk about my feelings.
   ⑥ □ Not applicable; I have no friends.

21. How many times in the last two weeks have you gone out socially with other people? For example, visited friends, gone to movies, bowing, church, restaurants, invited friends to your home?
   ① □ More than 3 times.
   ② □ Three times.
   ③ □ Twice.
   ④ □ Once.
   ⑤ □ None.

22. How much time have you spent on hobbies or spare time interests during the last 2 weeks? For example, bowing, sewing, gardening, sports, reading?
   ① □ I spent most of my spare time on hobbies almost every day.
   ② □ I spent some spare time on hobbies some of the days.
   ③ □ I spent a little spare time on hobbies.
   ④ □ I usually did not spend any time on hobbies but did watch TV.
   ⑤ □ I did not spend any spare time on hobbies or watch TV.

The Social Adjustment Scale-Self-Report

23. Have you had open arguments with your friends in the last 2 weeks?
    ① ☐ I had no arguments and got along very well.
    ② ☐ I usually got along well but had minor arguments.
    ③ ☐ I had more than one argument.
    ④ ☐ I had many arguments.
    ⑤ ☐ I was constantly in arguments.
    ⑥ ☐ Not applicable ; I have no friends.

24. If I your feeling were hurt or offended by a friend during the last two weeks, how badly did you take it?
    ① ☐ It did not affect me or it did not happen.
    ② ☐ I got over it in a few hours
    ③ ☐ I got over tit in a few days.
    ④ ☐ I got over it in a week.
    ⑤ ☐ It will take me months to recover.
    ⑥ ☐ Not applicable; I have no friends.

25. Have you felt shy or uncomfortable with people in the last 2 weeks?
    ① ☐ I always felt comfortable
    ② ☐ Sometimes I felt uncomfortable but could relax after a while.
    ③ ☐ About half the time I felt uncomfortable.
    ④ ☐ I usually felt uncomfortable.
    ⑤ ☐ I always felt uncomfortable.
    ⑥ ☐ Not applicable; I was never with people.

26. Have you felt lonely and wished for more friends during the last 2 weeks?
    ① ☐ I have not felt lonely.
    ② ☐ I have felt lonely a few times.
    ③ ☐ About half the time I felt lonely.
    ④ ☐ I usually felt lonely.
    ⑤ ☐ I always felt lonely and wished for more friends.

27. Have you felt bored in your spare time during the last 2 weeks?
    ① ☐ I never felt bored.
    ② ☐ I usually did not feel bored.
    ③ ☐ About half the time I felt bored.
    ④ ☐ Most of the time I felt bored.
    ⑤ ☐ I was constantly bored.

The Social Adjustment Scale-Self-Report

Are you a Single, Separated, or Divorced Person not living with a person of opposite sex; please answer below:

① ☐ YES, Answer question 28&29.

② ☐ NO, go to question 30.

28. How many times have you been with a date these last 2 weeks?

① ☐ More than 3 times

② ☐ Three times.

③ ☐ Twice.

④ ☐ Once.

⑤ ☐ Never.

29. Have you been interested in dating during the last 2 weeks? If you have not dated, would you have liked to?

① ☐ I was always interested in dating.

② ☐ Most of the time I was interested.

③ ☐ About half of the time I was interested.

④ ☐ I was completely uninterested.

FAMILY

Answer Questions 30-37 about your parents, brothers, sisters, in laws, and children not living at home. Have you been in contact with any of them in the last two weeks?

① ☐ YES, Answer questions 30-37.

② ☐ NO, Go to question 36.

30. Have you had open arguments with your relatives in the last 2 weeks?

① ☐ We always got along very well.

② ☐ We usually got along very well but had some minor arguments.

③ ☐ I had more than one argument with at least one relative.

④ ☐ I had many arguments.

⑤ ☐ I was constantly in arguments.

31. Have you been able to talk about your feelings and problems with at least one of your relatives in the last 2 weeks?

① ☐ I can always talk about my feeling with at least one relative.

② ☐ I usually can talk about my feelings.

③ ☐ About half the time I felt able to talk about my feelings.

④ ☐ I usually was not able to talk abut my feelings.

⑤ ☐ I was never able to talk about my feelings.

32. Have you avoided contacts with your relatives these last two weeks?

① ☐ I have contacted relatives regularly.

② ☐ I have contacted a relative at least once.

③ ☐ I have waited for my relatives to contact me.

④ ☐ I avoided my relatives, but they contacted me.

⑤ ☐ I have no contacts with any relatives.

The Social Adjustment Scale-Self-Report

33. Did you depend on your relatives for help, advice, money or friendship during the last 2 weeks?
    ① □ I never need to depend on them.
    ② □ I usually did not need to depend on them.
    ③ □ About half the time I needed to depend on them.
    ④ □ Most of the time I depend on them.
    ⑤ □ I depend completely on them.

34. Have you wanted to do the opposite of what your relatives wanted in order to make them angry during the last 2 weeks?
    ① □ I never wanted to oppose them.
    ② □ Once or twice I wanted to oppose them.
    ③ □ About half the time I wanted to oppose them.
    ④ □ Most of the time I wanted to oppose them.
    ⑤ □ I always opposed them.

35. Have you been worried about things happening to your relatives without good reason in the last 2 weeks?
    ① □ I have not worried without reason.
    ② □ Once or twice I worried.
    ③ □ About half the time I worried.
    ④ □ Most of the time I worried.
    ⑤ □ I have worried the entire time.
    ⑥ □ Not applicable; my relatives are no longer living.

EVERYONE answer Questions 36 and 37, even if your relatives are not living.

36. During the last two weeks, have you been thinking that you have let any of your relatives down or have been unfair to them at any time?
    ① □ I did not feel that I let them down at all.
    ② □ I usually did not feel that I let them down.
    ③ □ About half the time I felt that I let them down.
    ④ □ Most of the time I have felt that I felt them down.
    ⑤ □ I always felt that I let them down.

37. During the last two weeks, have you been thinking that any of your relatives have let you down or have been unfair to you at any time?
    ① □ I never felt that they let me down.
    ② □ I felt that they usually did not let me down.
    ③ □ About half the time I felt they let me down.
    ④ □ I usually have felt that they let me down.
    ⑤ □ I am very bitter that they let me down.

The Social Adjustment Scale-Self-Report

Are you living with your spouse or have been living with a person of the opposite sex in a permanent relationship?

① □ YES, Please answer questions 38-46.

② □ NO, Go to question 47.

38. Have you had open arguments with your partner in the last 2 weeks?

① □ We had no arguments and we got along well.

② □ We usually got along well but had minor arguments.

③ □ We had more than one argument.

④ □ We had many arguments.

⑤ □ We were constantly in arguments.

39. Have you been able to talk about your feelings and problems with your partner during the last 2 weeks?

① □ I could always talk freely about my feelings.

② □ I usually could talk about my feelings.

③ □ About half the time I felt able to talk about my feelings.

④ □ I usually was not able to talk about my feelings.

⑤ □ I was never able to talk about my feelings.

40. Have you been demanding to have your own way at home during the last 2 weeks?

① □ I have not insisted on always having my own way.

② □ I usually have not insisted on having my own way.

③ □ About half the time I insisted on having my own way.

④ □ I usually insisted on having my own way.

⑤ □ I always insisted on having my own way.

41. Have you been bossed around by your partner these last 2 weeks?

① □ Almost never

② □ Once in a while.

③ □ About half the time.

④ □ Most of the time.

⑤ □ Always.

42. How much have you felt dependent on your partner these last 2 weeks?

① □ I was independent.

② □ I was usually independent.

③ □ I was somewhat dependent.

④ □ I was usually dependent.

⑤ □ I depended on my partner for everything.

The Social Adjustment Scale-Self-Report

43. How have you felt about your partner during the last 2 weeks?
   ① ☐ I always felt affection.
   ② ☐ I usually felt affection.
   ③ ☐ About half the time I felt dislike and half the time affection.
   ④ ☐ I usually felt dislike.
   ⑤ ☐ I always felt dislike.

44. How many times have you and your partner had intercourse?
   ① ☐ More than twice a week.
   ② ☐ Once or twice a week.
   ③ ☐ Once every two weeks.
   ④ ☐ Less than once every two weeks but at least once in the last month.
   ⑤ ☐ Not at all in a month or longer.

45. Have you had any problems during intercourse, such as pain these last two weeks?
   ① ☐ None.
   ② ☐ Once or twice.
   ③ ☐ About half the time.
   ④ ☐ Most of the time.
   ⑤ ☐ Always.
   ⑥ ☐ Not applicable; no intercourse in the last two weeks.

46. How have you felt about intercourse during the last weeks?
   ① ☐ I always enjoyed it.
   ② ☐ I usually enjoyed it.
   ③ ☐ About half the time I did and half the time I did not enjoy it.
   ④ ☐ I usually did not enjoy it.
   ⑤ ☐ I never enjoyed it.

CHILDREN

Havc you had unmarriod children, stepchildren, or foster children living at home during the last two weeks?
   ① ☐ YES, Answer question 47-50.
   ② ☐ NO, Go to question 51.

47. Have you been interested in what your children are doing-school, play or hobbies during last 2 weeks?
   ① ☐ I was always interested and actively involved.
   ② ☐ I usually was interested and involved.
   ③ ☐ About half the time interested and half the time not interested.
   ④ ☐ I usually was disinterested.
   ⑤ ☐ I was always disinterested.

The Social Adjustment Scale-Self-Report

48. Have you been able to talk and listen to your children during the last 2 weeks? Include only children over the age of 2.
   ① □ I always was able to communicate with them.
   ② □ I usually was able to communicate with them
   ③ □ About half the time I could communicate.
   ④ □ I usually was not able to communicate.
   ⑤ □ I was completely unable to communicate.
   ⑥ □ Not applicable; no children over the age of 2.

49. How have you been getting along with the children during the last 2 weeks?
   ① □ I had no arguments and got along very well.
   ② □ I usually got along well but had minor arguments.
   ③ □ I had more than one argument.
   ④ □ I had many arguments.
   ⑤ □ I was constantly in arguments.

50. How have you felt toward your children these last 2 weeks?
   ① □ I always felt affection.
   ② □ I mostly felt affection.
   ③ □ About half the time I felt affection.
   ④ □ Most of the time I did not feel affection.
   ⑤ □ I never felt affection toward them.

FAMILY UNIT

Have you ever been married, ever lived with a person of the opposite sex, or ever had children? Please check
   ① □ YES, Please answer questions 51-53.
   ② □ NO, Go to question 54.

51. Have your worried about your partner or any of your children without any reason during the last 2 weeks, even if you are not living together now?
   ① □ I never worried.
   ② □ Once or twice I worried.
   ③ □ About half the time I worried.
   ④ □ Most of the time I worried.
   ⑤ □ I always worried.
   ⑥ □ Not applicable; partner and children not living.

The Social Adjustment Scale-Self-Report

52. During the last 2 weeks have you been thinking that you have let down your partner or any of your children at any time?
    ① □ I did not feel I let them down at all.
    ② □ I usually did not feel that I let them down.
    ③ □ About half the time I felt I let them down.
    ④ □ Most of the time I have felt that I let them down.
    ⑤ □ I let them down completely.
53. During the last 2 weeks, have you been thinking that your partner or any of your children have let you down at any time?
    ① □ I never felt that they let me down.
    ② □ I felt they usually did not let me down.
    ③ □ About half the time I felt they let me down.
    ④ □ I usually felt they let me down.
    ⑤ □ I feed bitter that they have let me down.

FINANCIAL-EVERYONE PLEASE ANSWER QUESTION 54.

54. Have you had enough money to take care of your own and your family' s financial needs during the last 2 weeks?
    ① □ I had enough money for needs.
    ② □ I usually had enough money with minor problems.
    ③ □ About half the time I did not have enough money but did not have to borrow money.
    ④ □ I usually did not have enough money and had to borrow from others.
    ⑤ □ I had great financial difficulty.

출처 ▸▸▸

Weissman, M. M., & Bothwell, S.(1976). Assessment of social adjustment by patient self-report, *Archives of General Psychiatry*, *33*, 1111-1115.

한국판 사회적 기능 자가보고척도

※ 다음 문항들은 귀하의 사회적 기능에 대한 질문입니다. 각 문항을 읽고 귀하의 의견과 일치하는 난에 V 표시를 해주십시오.

1. 지난 2주 동안 귀하가 만나시거나 전화 통화를 하신 친구 분이 몇 분이나 되십니까?

   ① 9분 이상 ② 5-8분 ③ 2-4분 ④ 한분 ⑤ 없다.

2. 지난 2주 동안 친구 분께 귀하의 감정상태와 고민에 대해 이야기 한적이 있습니까?

   ① 나는 항상 깊은 마음속 감정들에 대해서 말할 수 있다.
   ② 나는 평소 내 감정들에 대해서 말할 수 있다.
   ③ 나는 두 번 중 한번씩은 내 감정들에 대해 말할 수 있다.
   ④ 나는 평소에 내 감정들에 대해 말할 수 없었다.
   ⑤ 나는 절대로 내 감정들에 대해 말할 수 없었다.
   ⑥ 나는 친구가 없어서 해당사항 없다.

3. 지난 2주 동안 귀하는 몇 번이나 다른 분들과 함께 사회적 활동을 하셨습니까?
   (예를 들어 친구 분 방문, 바둑두기, 외식, 운동, 종교행사 참여, 친구 분 초대 등)

   ① 4번 이상 ② 3번 ③ 2번 ④ 한번 ⑤ 없다.

4. 지난 2주 동안 귀하는 몇 번이나 다른 분들과 함께 사회적 활동을 하셨습니까?
   (예를 들어 운동, 독서, 바둑, 장기, 낚시, 등산, 화초 가꾸기 등)

   ① 거의 매일 대부분의 여가시간을 취미 활동에 보낸다.
   ② 며칠에 한번씩은 여가시간을 취미 활동에 보낸다.
   ③ 취미활동에 약간의 시간을 보낸다.
   ④ TV보는 것을 제외하고는 취미활동으로 보내는 시간이 별로 없었다.
   ⑤ 여가시간에 취미활동을 한 적도 없고, TV를 본적도 없었다.

5. 지난 2주 동안 귀하는 친구들과 언쟁을 한 적이 있으셨습니까?

   ① 언쟁 없이 아주 잘 지냈다.
   ② 대개는 잘 지냈지만 사소한 언쟁은 있었다.
   ③ 한 번 이상 언쟁을 했다.
   ④ 언쟁을 한 경우가 많았다.
   ⑤ 끊임없이 언쟁을 했다.
   ⑥ 나는 친구가 없어서 해당사항 없다.

6. 혹시 지난 2주 동안 귀하의 친구 분 때문에 감정이 상하셨던 적이 있으시다면 얼마나 심각하게 그것을 받아들이셨습니까?

   ① 전혀 영향 받지 않았거나 친구 때문에 감정 상한 일이 없었다.
   ② 서너 시간 만에 극복했다.
   ③ 삼사일 만에 극복했다.
   ④ 1주일 안에 극복했다.
   ⑤ 회복하는데 여러 달 걸릴 것이다.
   ⑥ 나는 친구가 없어서 해당사항 없다.

한국판 사회적 기능 자가보고척도

7. 지난 2주 동안 귀하는 사람들과 지내는데 불편함을 느끼신 적이 있으십니까?
   ① 늘 편안했다.
   ② 때때로 불편함을 느꼈지만 잠시 후 긴장을 풀 수 있었다.
   ③ 불편함을 느낀 경우가 반정도 된다.
   ④ 대체로 불편했다.
   ⑤ 항상 불편했다.
   ⑥ 나는 사람들과 함께 지낸 적이 없어서 해당사항 없다.

8. 지난 2주 동안 귀하는 외롭다고 느끼시거나 친구들이 더 있었으면 하고 바란 적이 있었습니까?
   ① 외로움을 느낀 적이 없다.
   ② 서너 번은 외로움을 느꼈다.
   ③ 외로움을 느꼈던 적이 반정도 된다.
   ④ 대부분의 경우 외로움을 느꼈다.
   ⑤ 항상 외로움을 느꼈고 좀 더 많은 친구들이 있었으면 하고 바랬다.

9. 지난 2주 동안 귀하는 여가시간에 지루하신 적이 있었습니까?
   ① 전혀 지루하지 않았다.
   ② 평소에 지루하지 않았다.
   ③ 지루했던 경우가 반정도 된다.
   ④ 대부분의 시간에 지루했다.
   ⑤ 항상 지루했다.

10. 지난 2주 동안 귀하는 친지들과 언쟁을 벌인 적이 있으셨습니까?
   ① 언쟁 없이 아주 잘 지냈다.
   ② 대개는 잘 지냈지만 사소한 언쟁은 있었다.
   ③ 한 번 이상 언쟁을 했다.
   ④ 언쟁을 한 경우가 많았다.
   ⑤ 끊임없이 언쟁을 했다.
   ⑥ 나는 친지가 없어서 해당사항 없다.

11. 지난 2주 동안 귀하의 감정상태와 고민에 대해 친지에게 이야기 해 본적이 있었습니까?
   ① 나는 항상 깊은 마음속 감정들에 대해서 말할 수 있다.
   ② 나는 평소 내 감정들에 대해서 말할 수 있다.
   ③ 나는 두 번 중 한번씩은 내 감정들에 대해 말할 수 있다.
   ④ 나는 평소에 내 감정들에 대해 말할 수 없었다.
   ⑤ 나는 절대로 내 감정들에 대해 말할 수 없었다.
   ⑥ 나는 친지가 없어서 해당사항 없다.

한국판 사회적 기능 자가보고척도

12. 최근 2주 동안 귀하는 친지들과의 연락을 피한 적이 있습니까?
    ① 나는 정기적으로 연락하고 있다.
    ② 한번 이상 연락했다
    ③ 친지들이 나에게 연락할 때까지 기다리고 있다.
    ④ 나는 친지들을 피했는데 그들이 나에게 연락했다.

13. 지난 2주 동안 귀하는 친지들에게 도움을 받거나, 조언을 구하거나, 금전적 및 정신적으로 친지들에게 의존한 적이 있었습니까?
    ① 전혀 의존할 필요가 없었다.
    ② 평소에 의존할 필요가 없었다.
    ③ 의존한 경우와 그렇지 않은 경우가 반반이다.
    ④ 대부분의 경우 친지들에게 의존했다.
    ⑤ 전적으로 친지들에게 의존했다.

14. 지난 2주 동안 귀하는 친지들을 화나게 하기 위해, 그들이 원하는 것에 대해 반대하고 싶었던 적이 있었습니까?
    ① 나는 반대하고 싶은 적이 없었다.
    ② 한 두 번 정도 반대하고 싶었다.
    ③ 두 번에 한번 정도는 반대하고 싶었다.
    ④ 대부분 반대하고 싶었다.
    ⑤ 나는 항상 반대했다.

15. 지난 2주 동안 귀하는 친지들 일에 대해 까닭 없이 걱정한 적이 있습니까?
    ① 까닭 없이 걱정한 적이 없다.
    ② 한 두 번 걱정했다.
    ③ 하루에 반은 걱정하며 지냈다.
    ④ 늘 걱정했다.
    ⑤ 2주 내내 걱정했다.

16. 지난 2주 동안 귀하는 친지들 중 어느 누구를 언젠가 낙심시켰거나 부당하게 대우했다고 생각한 적이 있었습니까?
    ① 나는 한번도 그들을 낙심시켰다고 느끼지 않았다.
    ② 나는 평소에 그들을 낙심시켰다고 느끼지 않았다.
    ③ 두 번 중 한번 정도는 그들을 낙심시켰다고 느꼈다.
    ④ 나는 대부분 그들을 낙심시켰다고 느꼈다.
    ⑤ 나는 항상 그들을 낙심시켰다고 느꼈다.

17. 지난 2주 동안 귀하는 친지 중 누군가가 귀하를 언젠가 낙심시켰거나 부당하게 대우했다고 생각한 적이 있었습니까?
    ① 나는 그들이 나를 낙심시켰다고 느낀 적이 없다.
    ② 나는 그들이 평소에 나를 낙심시키지 않았다고 느꼈다.
    ③ 그들이 나를 낙심시켰다고 느꼈던 적이 반정도 된다.
    ④ 나는 늘 그들이 나를 낙심시켰다고 느꼈다.
    ⑤ 그들이 나를 낙심시켜서 나는 아주 고통스럽다.

한국판 사회적 기능 자가보고척도

18. 지난 2주 동안 귀하는 아내와 언쟁을 한 적이 있었습니까?
    ① 언쟁 없이 아주 잘 지냈다.
    ② 대개는 잘 지냈지만 사소한 언쟁은 있었다.
    ③ 한 번 이상 언쟁을 했다.
    ④ 언쟁을 한 경우가 많았다.
    ⑤ 끊임없이 언쟁을 했다.
    ⑥ 나는 아내가 없어서 해당사항 없다.

19. 지난 2주 동안 귀하는 귀하의 감정상태와 고민에 대해 아내에게 예기한 적이 있었습니까?
    ① 나는 항상 깊은 마음속 감정들에 대해서 말할 수 있다.
    ② 나는 평소 내 감정들에 대해서 말할 수 있다.
    ③ 나는 두 번 중 한번씩은 내 감정들에 대해 말 할 수 있다.
    ④ 나는 평소에 내 감정들에 대해 말할 수 없었다.
    ⑤ 나는 절대로 내 감정들에 대해 말할 수 없었다.
    ⑥ 나는 아내가 없어서 해당사항 없다.

20. 지난 2주 동안 귀하는 가정에서 귀하의 뜻에 따를 것을 요구한 적이 있었습니까?
    ① 나는 내 뜻에 따르라고 주장한 적이 없다.
    ② 나는 평소에 내 뜻에 따르라고 주장하지 않았다.
    ③ 두 번에 한번 정도는 내 뜻에 따르라고 주장했다.
    ④ 나는 평소에 내 뜻에 따르라고 주장했다.
    ⑤ 나는 항상 내 뜻에 따르라고 주장했다.

21. 최근 2주 동안 귀하의 아내가 귀하를 좌지우지 한 적이 있습니까?
    ① 거의 없었다.
    ② 어쩌다 한번씩 그랬다.
    ③ 두 번에 한번 정도는 그랬다.
    ④ 대부분 그랬다.
    ⑤ 항상 그랬다.
    ⑥ 나는 아내가 없어서 해당사항 없다.

22. 최근 2주 동안 귀하는 아내에게 얼마나 많이 의존하고 있다고 느끼셨습니까?
    ① 나는 독립적이었다.
    ② 나는 대개 독립적이었다.
    ③ 나는 다소 의존적이었다.
    ④ 나는 대개 의존적이었다.
    ⑤ 나는 모든 것을 아내에게 의존했다.
    ⑥ 나는 아내가 없어서 해당사항 없다.

한국판 사회적 기능 자가보고척도

23. 지난 2주 동안 귀하는 아내에 대해 어떻게 느꼈습니까?
    ① 나는 항상 아내에게 애정을 느꼈다.
    ② 나는 대부분 아내에게 애정을 느꼈다.
    ③ 애정을 느꼈던 경우가 반이고, 싫었던 경우가 반이다.
    ④ 나는 대부분 아내가 싫었다.
    ⑤ 나는 항상 아내가 싫었다.
    ⑥ 나는 아내가 없어서 해당사항 없다.

24. 지난 2주 동안 귀하는 손주들이 하고 있는 일(학교, 놀이, 취미 등)에 관심을 가지신 적이 있었습니까?
    ① 나는 항상 관심이 있었고 적극적으로 참여했다.
    ② 나는 평소 관심이 있었고 참여했다.
    ③ 관심이 있었던 때와 없었던 때가 반반이다.
    ④ 나는 평소 관심이 없었다.
    ⑤ 나는 항상 관심이 없었다.
    ⑥ 나는 손주가 없어서 해당사항 없다.

25. 지난 2주 동안 귀하의 손주들과 의사소통을 할 수 있었던 적이 있었습니까? (만 2세 이상의 손주)
    ① 나는 항상 손주들과 의사소통 할 수 있었다.
    ② 나는 평소 손주들과 할 수 있었다.
    ③ 할 수 있었던 적이 반은 된다.
    ④ 나는 평소 할 수 없었다.
    ⑤ 나는 전혀 할 수 없었다.
    ⑥ 나는 만 2세 이상의 손주가 없어서 질문이 부적절하다.

26. 지난 2주 동안 귀하는 손주들과 어떻게 지내셨습니까?
    ① 언쟁 없이 아주 잘 지냈다.
    ② 대개는 잘 지냈지만 사소한 언쟁은 있었다.
    ③ 한 번 이상 언쟁을 했다.
    ④ 언쟁을 한 경우가 많았다.
    ⑤ 끊임없이 언쟁을 했다.
    ⑥ 나는 손주가 없어서 해당사항 없다.

27. 최근 2주 동안 귀하는 손주들에 대해서 어떻게 느끼셨습니까?
    ① 나는 항상 애정을 느꼈다.
    ② 나는 대부분의 경우 애정을 느꼈다.
    ③ 애정을 느꼈던 적이 반은 된다.
    ④ 나는 대부분의 경우 애정을 못 느꼈다.
    ⑤ 나는 전혀 애정을 못 느꼈다.
    ⑥ 나는 손주가 없어서 해당사항 없다.

한국판 사회적 기능 자가보고척도

28. 지난 2주 동안 귀하의 아내나 자녀들에 대해 까닭 없이 걱정한 적이 있었습니까?
    ① 까닭 없이 걱정한 적이 없다.
    ② 한 두 번 걱정했다.
    ③ 하루에 반은 걱정하며 지냈다.
    ④ 늘 걱정했다.
    ⑤ 2주내내 걱정했다.
    ⑥ 아내와 자녀가 없어서 해당사항이 없다.

29. 지난 2주 동안 귀하는 아내나 자녀들을 언젠가 낙심시켰다고 생각한 적이 있었습니까?
    ① 나는 한번도 그들을 낙심시켰다고 느끼지 않았다.
    ② 나는 평소에 그들을 낙심시켰다고 느끼지 않았다.
    ③ 두 번 중 한번 정도는 그들을 낙심시켰다고 느꼈다.
    ④ 나는 대부분 그들을 낙심시켰다고 느꼈다.
    ⑤ 나는 항상 그들을 낙심시켰다고 느꼈다.
    ⑥ 아내와 자녀가 없어서 해당사항이 없다.

30. 지난 2주 동안 귀하와 가족이 필요로 하는 만큼 충분히 돈을 가지고 계셨습니까?
    ① 필요한 만큼의 돈을 충분히 가지고 있었다.
    ② 사소한 문제는 있었지만 나는 대개 돈을 충분히 가지고 있었다.
    ③ 충분하지 않은 경우가 절반은 되었지만, 돈을 빌릴 필요는 없었다.
    ④ 평소 돈이 부족해서 다른 사람들에게 빌려야 했다.
    ⑤ 나는 돈에 대해 심각한 어려움에 처해 있었다.

출처 ▸▸▸

이은미(2000), *은퇴한 남자 어른의 사회적 기능에 관한 연구*. 가톨릭 대학교 사회복지대학원 사회복지학과 석사학위논문.

Perception of Touch Instrument(접촉지각도구)

출처 ▸▸▸

Hollinger, L. M., Buschmann, M. B. Y.(1993). Factors influencing the perception of touch by elderly nursing home residents and their health caregivers. *International Journal of Nursing Studies, 30*(5), 445-461.

목적 ▸▸▸

요양원 거주노인과 그들을 돌보는 직원들의 접촉지각에 대한 태도를 측정하기 위함이다.

개발과정 ▸▸▸

본 도구는 문헌고찰과 예비조사를 통하여 접촉과 연관된 9쌍의 상반되는 개념의 형용사로 7점 척도를 만들고, perception of touch instrument로 명명하였다. 이 도구는 접촉지각에 미치는 관련요인을 규명하는 연구에 적용되었다. 도구개발당시 대상자는 간호직원과 노인이었는데 노인은 요양원 거주 노인으로 노인의 나이는 65세에서 92세까지 평균 77.9세이었다. 간호직 대상자는 간호사 33명, 간호조무사 34명, 간호보조원 33명이었다.

국내활용 및 대상자 ▸▸▸

간호사-노인 환자 상호작용시 접촉에 대한 지각을 평가하는데 적용되었으며 대상자는 서울시내 일개 종합병원의 3개 내과에 입원한 노인환자 82명과 이 환자들을 돌보는 간호사 24명이었다. 이지연[1]은 본래 도구인 9개 문항에서 노인들이 공통적으로 말뜻을 분명히 이해하기 어렵다고 답변한 항목 4개는 제외시키고, 5개의 문항만 7점 척도로 만들어 활용하였다.

척도 및 하위영역 ▸▸▸

척도: 자가보고 도구

7점 어휘구별척도(접촉과 연관된 9쌍의 상반되는 개념의 형용사 이용)

도구평가 ▸▸▸

■ 도구개발시

- 9쌍의 형용사로 구성된 도구를 3개의 요양원에서 노인대상자들과 간호직원들을 대상으로 시범조사 한 결과, 노인대상자 및 돌봄제공자의 대답에서 각각 Cronbach' s alpha가 .96과 .97을 보였다. 3개의 요양원에서 두 집단간 평균 차이는 없었으며, 도구에 대한 답변도 일정한 것으로 나타났다.

■ 적용시

- 적용연구에서 도구의 신뢰도는 환자, 간호사 각각 Cronbach' s alpha는 .89와 .76이었다[1].

Perception of Touch Instrument (접촉지각도구)

도구적용방법 ▸▸▸

Hollinger 와 Buschmann 은 9가지의 상황이 있는 사례(Vignett)를 개발하였다. 각각의 사례에 대해 그 상황에 가장 적합한 3개의 형용사 쌍을 골라 대상자와 직원에게 대답하도록 하여 최소 3점 최고 21점이 가능하도록 하나의 점수로 합산하여 환산하였다. 대상자와 직원에게 각각의 사례를 읽어주거나, 읽게 하여 바로 떠오르는 감정을 3개의 형용사 쌍에 가장 알맞은 곳에 표시하도록 하여 비교분석하였다.

이지연의 연구[1)]에서는 관찰자가 간호사와 환자의 접촉이 있은 직 후에 환자와 간호사에게 5쌍의 형용사를 제시하고 방금 경험한 접촉에 대한 느낌을 표시하도록 하였다.

Reference ▸▸▸

1) 이지연(1996). *간호사-노인환자 상호작용시의 접촉유형과 지각*. 서울대학교 대학원 석사학위논문.

Perception of Touch Instrument

Relaxed - Tense

Cared fore - Invaded Privacy

Safe - Unsafe

Secure - Threatened

Encouraged - Restrained

Gentle - Rough

Supportive - Impersonal

Warm - Cold

Respected - Ignored

출처 ▸▸▸

Hollinger, L. M. & Buschmann, M. B.(1993). Factors influencing the perception of touch by elderly nursing home residents and their health caregivers. *International Journal of Nursing Studies, 30*(5), 445-461.

접촉지각도구

이완된	7	6	5	4	3	2	1	긴장된
안전한	7	6	5	4	3	2	1	안전하지 않은
부드러운	7	6	5	4	3	2	1	거친
따뜻한	7	6	5	4	3	2	1	차가운
손경받는	7	6	5	4	3	2	1	부시뇌는

출처 ▸▸▸

이지연(1996). *간호사-노인환자 상호작용시의 접촉유형과 지각.* 서울대학교 대학원 간호학과 석사학위논문.

Observation Schedule for Measuring Nurse-Patient Touch: 간호사-환자 접촉 관찰도구

출처 ▸▸▸

Porter, L., Redfern, S., Wilson-Barnett, J., & Le May, A.(1986). The development of an observation schedule for measuring nurse-patient touch, using an ergonomic approach. *International Journal of Nursing Studies, 23*(1), 11-20.

목적 ▸▸▸

임상현장에서 간호사-환자 간의 접촉을 관찰하는데 이용할 수 있는 관찰 측정 도구이다. 내용에 접촉과 관련된 모든 정보가 기록되도록 하였고, 빠르게 기록이 가능하도록 만들었다.

개발과정 ▸▸▸

주로 문헌고찰을 통해 개발된 것으로 보이나 자세한 개발 과정은 제시되지 않았으며 개발당시의 대상자는 입원한 성인 이었고 정확한 연령이 제시되지 않았다.

국내활용 및 대상자 ▸▸▸

국내 연구[1)]에서는 종합병원에 입원한 60세 이상의 남녀 노인 82명과 간호사 24명이 대상이었다

척도 및 하위영역 ▸▸▸

도구 개발자는 접촉이 일어나는 상황과 관련된 3가지 영역을 (1)접촉이 일어나는 일반적 주변상황, (2)인구학적 변수, (3)접촉이라는 직접적인 사건으로 구분하였다.

일반적 상황에는-병원의 유형, 간호활동의 조직유형, 병동유형이 포함된다. 인구학적 변수에는 환자와 간호사의 나이, 결혼여부, 인종, 사회경제적특성 등이 포함된다. 접촉사건과 관련된 것은 접촉이 일어나는 유형, 접촉시 간호사와 환자의 신체체위, 접촉부위, 환자의 반응 등이다. 또 Body map을 신체 전면, 후면으로 나누어 그려놓고 접촉이 일어난 부위를 그림에 표시하도록 하였다. 적용연구에서는 접촉강도를 제외하고 사용하였다[1)].

도구평가 ▸▸▸

- 개발당시 interrater reliability를 측정하였다.
- 같은 환자와 간호사의 접촉 상황을 두 명의 관찰자가 동시에 관찰하여 기록한 결과를 분석하였다. 접촉시간, 환자체위, 간호사체위, 접촉유형, 신체영역에 대한 interrater reliability는 Kappa=.6~.74이었다. 반응형태, 접촉시간 부분은 Kappa=.4~.59로 나타났다. 그러나 반응유형, 언어의사소통, 접촉강도 부분은 Kappa =.23~.40로 낮은 편이었다.

Observation Schedule for Measuring Nurse-Patient Touch: 간호사-환자 접촉 관찰도구

도구적용방법 ▸▸▸

간호사가 환자와 접촉하는 상황을 비디오로 촬영한 후 이를 관찰표로 측정한 방법과 직접 간호사와 환자와 접촉하는 상황을 제3의 관찰자가 보고 관찰표에 기록하는 방법이 모두 사용되었다. 이지연의 연구[1)]에서는 제 3의 관찰자가 관찰하여 기록하는 방법을 사용하였다.

Reference ▸▸▸

1) 이지연(1996). *간호사-노인환자 상호작용시의 접촉유형과 지각*. 서울대학교 대학원 석사학위논문.

Observation Schedule for Measuring Nurse-Patient Touch

THE DEVELOPMENT OF AN OBSERVATION SCHEDULE

WHEN
Approach ☐
Interface ☐
Separation ☐
Duration ☐
Length ☐

PT POSITION
Getting Up/Down ☐
Lying ☐
Sitting Bed ☐
Sitting Chair ☐
Standing ☐
Walking ☐
Other ☐

NURSE POSITION
Kneel/Squatting ☐
Sitting Bed ☐
Sitting Chair ☐
Standing ☐
Walking ☐
Other ☐

NURSE/PAT RESPONSE
NONE ☐
POSITIVE ☐
Verbal ☐
Touch ☐
Para ☐

NEGATIVE ☐
Verbal ☐
Touch ☐
Para ☐

NURSE/PATIENT

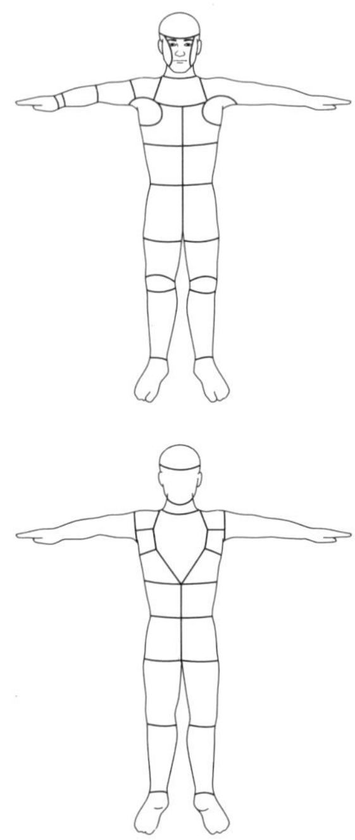

NURSE/PAT RESPONSE

INSTRUMENTAL	?	EXPRESSIVE	
		Nurse Init	Pt Init

RESEARCHERS NOTES

VERBAL COMMUNICATION

출처 ▸▸▸

Porter, L., Redfern, S., Wilson-Barnett, J., & Le May, A.(1986). The development of an observation schedule for measuring nurse-patient touch, using an ergonomic approach. *International Journal of Nursing Studies, 23*(1), 11-20.

간호사-환자 접촉 관찰도구

접척관찰표

날짜 ______________________________

장소 ______________________________

에피소드 번호 ______________________________

I.D. Code 간호사 __________ 환자 __________

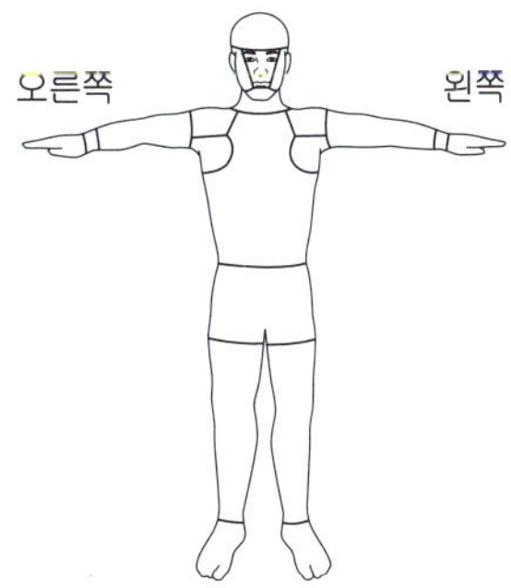

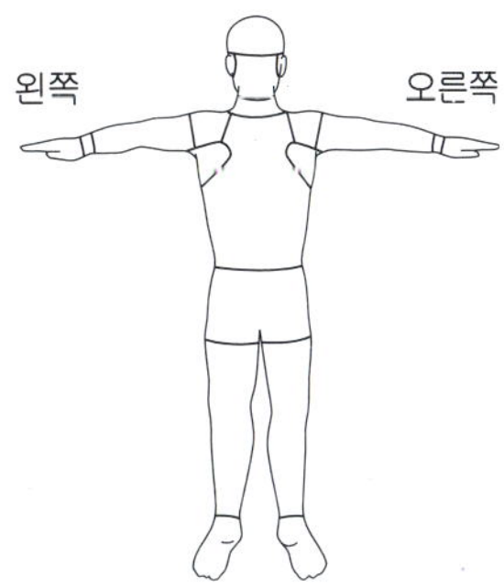

언제:

상호작용의 시작(approach) ☐

상호작용의 중반(interface) ☐

상호작용의 끝(separation) ☐

환자의 반응:

침묵 ☐

언어적 ☐

- 긍정적 ☐
- 중립적 ☐
- 부정적 ☐

비언어적

접촉의 유형 ______________________________

언어적 의사소통

정서적/정신사회적

치료/돌봄

사회적 잡담

침묵

그 외

환자의 체위:

침대위로 오르는 상태

서 있는 상태

걷는 상태

누은 상태

침대에 앉은 상태

의자에 앉은 상태

그 외

간호사의 체위:

무릎꿇거나 쭈그린 상태

침대에 앉은 상태

의자에 앉은 상태

서 있는 상태

걷는 상태

그 외

출처 ▸▸▸

이지연(1996). *간호사-노인환자 상호작용시의 접촉유형과 지각.* 서울대학교 대학원 간호학과 석사학위논분.

PART · I 노인 건강

Chapter · 5

영적 건강

Spiritual Well-being: 영적 안녕

출처 ▸▸▸

Paloutzian, R. F., & Ellison, C. W.(1982). Loneliness, spiritual well-being and the quality of life. In L. A. Peplau, D. Perman(Eds). *Loneliness: A source-book of current theory research & therapy*(pp.224-236). New York: John Wiley & Sons.

목적 ▸▸▸

노인의 종교적 안녕과 실존적 안녕을 사정함이다.

개발과정 ▸▸▸

영적안녕척도는 실존에 관한 10문항과 종교에 관한 10문항으로 이루어졌다. 206명의 대학생을 대상으로 자료 수집하여 요인분석한 결과, 종교 관련 문항(RWB: religious well-being)은 한 성분으로 나타났고, 실존관련 문항(EWB: existential well-being)은 삶의 방향과 삶에 대한 만족의 2개 하위 요인으로 구성된 것으로 나타났다. RWB와 EWB는 .32의 유의한 상관관계를 나타내었다.

국내활용 및 대상자 ▸▸▸

국내에서는 노인을 대상으로 영적 안녕척도를 이용한 연구들은 많지 않았다. 우리나라 노인들에게 적용된 연구를 보면 대구 광역시 거주 60세이상 시설노인 148명과 재가노인195명[1], 서울시, 경기도, 강원도지역 65세이상 노인102명[2]에게 적용되었다.

척도 및 하위영역 ▸▸▸

■ 척도

- 자가보고 20문항
- 6점 척도(강한 부정(SD) 1점-강한 긍정(SA) 6점)

■ 하위영역

- 실존적 안녕척도: 10문항(문항번호 2, 4, 6, 8, 10, 12, 14, 16, 18, 20번)
- 종교적 안녕척도: 10문항(문항번호 1, 3, 5, 7, 9, 11, 13, 15, 17, 19번)

Spiritual Well-being: 영적 안녕

도구평가 ▸▸▸

■ 도구개발시

- 검사-재검사법에서는 .93(SWB, Total Spiritual Well-Being), .96(RWB), .86(EWB) 이었고, 내적 일관성을 측정하는 Cronbach's alpha는 .89(SWB), .87(RWB), .78(EWB)이었다.
- 타당도는 SWB, RWB, EWB를 UCLA Loneliness Scale & Abbreviated Loneliness Scale 점수와 상관관계를 측정한 결과 모두 유의한 부적 상관을 나타내어 타당성이 검증되었다.

■ 적용시

- 우리나라에서는 Cronbach's alpha가 .88[1], .96[2]이었다.

도구적용방법 ▸▸▸

자가보고 도구이며 각 영역의 점수가 높을수록 영적 안녕상태가 높음을 의미한다.

Reference ▸▸▸

1) 성미순(1998). *노인의 영적안녕, 희망, 및 지각된 건강상태에 관한 연구.* 계명대학교 교육대학원 석사학위 논문.

2) 이선규(2003). *노인의 건강증진행위와 영적안녕 및 신체기능과의 관계연구.* 삼육대학교 대학원 석사학위 논문.

Spiritual Well-Being Scale

For each of the following statements circle the choice that best indicates the extent of your agreement or disagreement as it describes your personal experience:

SA = Strongly Agree　　D = Disagree
MA = Moderately Agree　　MD = Moderately Disagree
A = Agree　　SD = Strongly Disagree

1. I don't find much satisfaction in private prayer with God.	SA	MA	A	D	MD	SD
2. I don't know who I am, where I came from, or where I'm going.	SA	MA	A	D	MD	SD
3. I believe that God loves me and cares about me.	SA	MA	A	D	MD	SD
4. I feel that life is a positive experience.	SA	MA	A	D	MD	SD
5. I believe that God is impersonal and not interested in my daily situations.	SA	MA	A	D	MD	SD
6. I feel unsettled about my future.	SA	MA	A	D	MD	SD
7. I have a personally meaningful relationship with God.	SA	MA	A	D	MD	SD
8. I feel very fulfilled and satisfied with life.	SA	MA	A	D	MD	SD
9. I don't get much personal strength and support from my God.	SA	MA	A	D	MD	SD
10. I feel a sense of well-being about the directionmy life is headed in.	SA	MA	A	D	MD	SD
11. I believe that God is concerned about my problems.	SA	MA	A	D	MD	SD
12. I don't enjoy much about life.	SA	MA	A	D	MD	SD
13. I don't have a personally satisfying relationship with God.	SA	MA	A	D	MD	SD
14. I feel good about my future.	SA	MA	A	D	MD	SD
15. My relationship with God helps me not to feel lonely.	SA	MA	A	D	MD	SD
16. I feel that life is full of conflict and unhappiness.	SA	MA	A	D	MD	SD
17. I feel most fulfilled when I'm in close communion with God.	SA	MA	A	D	MD	SD
18. Life doesn't have much meaning.	SA	MA	A	D	MD	SD
19. My relation with God contributes to my sense of well-being.	SA	MA	A	D	MD	SD
20. I believe there is some real purpose for my life.	SA	MA	A	D	MD	SD

출처 ▸▸▸

Paloutzian, R. F., & Ellison, C. W.(1982). Loneliness, spiritual well-being and the quality of life. In L. A. Peplau, D. Perman(Eds). *Loneliness: A source-book of current theory research & therapy*(pp.224-236). New York: John Wiley & Sons.

영적 안녕

※ 귀하의 최근 경험과 가장 일치된다고 생각되는 곳에 V표 해 주십시오. 진술에 대해 옳거나 틀린 답은 없습니다.

문 항	대단히 찬성	중간정도 찬성	찬성	불찬성	중간정도 불찬성	대단히 불찬성
1. 나는 신과의 개인적인 기도에서 큰 만족을 얻는다.						
2. 나는 내가 누구인지 그리고 어디서 와서 어디로 가고 있는지 모른다.						
3. 신은 나를 사랑하고 돌보아 준다.						
4. 나는 삶이 긍정적인 경험이라고 믿는다.						
5. 신은 인간적이며 나의 일상 상태에 관심이 있다고 믿는다.						
6. 나의 장래는 안정되어 있다.						
7. 나는 신과 개인적으로 의미 있는 관계를 가지고 있다.						
8. 나는 나의 삶이 꽤 충실하고 만족스럽다고 느낀다.						
9. 나는 신으로부터 개인적인 힘과 지지를 많이 얻는다.						
10. 나는 나의 삶이 가고 있는 방향에 대하여 안녕감을 느낀다.						
11. 신은 나의 문제에 대하여 관심을 가지고 있다.						
12. 나는 삶을 별로 즐거워하지 않는다.						
13. 나는 신과 개인적으로 만족스러운 관계를 가지고 있다.						
14. 나는 나의 장래를 좋게 본다.						
15. 신과의 관계는 나로 하여금 외로움을 느끼지 않도록 해준다.						
16. 나는 삶이 갈등에 가득 차 있고 불행하다고 느낀다.						
17. 나는 신과 함께 있을 때 가장 만족스럽게 느낀다.						
18. 나의 삶은 많은 의미를 가지고 있다.						
19. 나는 신과의 관계를 가짐으로써 안녕감을 갖는다.						
20. 나는 나의 삶에 어떤 참 목적이 있다고 믿는다.						

출처 ▸▸▸

성미순(1998). *노인의 영적안녕, 희망, 및 지각된 건강상태에 관한 연구.* 계명대학교 교육대학원 석사학위 논문.

Chapter · 6

건강 문제

Broome Pelvic Muscle Self-Efficacy Scale(PMES): 브룸의 골반저근효능감척도

출처 ▸▸▸

Broome, B. A.(2001). Psychometric analysis of the Broome Pelvic Muscle Self-Efficacy Scale in African-American women with incontinence. *Urologic Nursing, 21*(4), 289-297.

목적 ▸▸▸

요실금이 있는 여성과 남성의 골반근 훈련에 대한 자기효능감을 측정하는 것이 목적이다.

개발과정 ▸▸▸

요실금이 있는 사람으로 치료 전 골반저근훈련법을 선택한 군과 치료 후 골반저근훈련법을 채택한 군으로부터 자료를 수집하였다. 도구의 기술적인 질(technical qualities)을 시험하기 위해 Ohio 북서부지역의 여러 곳에 거주하는 요실금이 있는 50세 이상의 아프리카계 미국인 31명을 대상으로 하였다. 연구 대상자는 사회단체나 종교단체를 통해 모집되었으며 요실금을 경험하고 있는 50세 이상의 여성들로, 50-60세가 64.5%이고 기혼자가 41.9%, 배우자와 동거인 사람이 38.7%로 나타났다. 이 연구를 통해 최종 23문항, 요인분석에서 1.0보다 큰 항목만을 추출하는 the Kaiser criterion을 적용하였으며 제1요인의 Eigen value 16.99, 제2요인 1.45로 나타났다[1].

국내활용 및 대상자 ▸▸▸

본 도구는 저자의 허락을 받아 번역되었다.

척도 및 하위영역 ▸▸▸

척도는 총 23문항으로 자기기입식(self-administered) 방법에 의해 평가하게 되며 획득가능한 점수는 0점-100점이며, 10점 간격으로 0점: 전혀 자신없음, 100점: 완전하게 자신함을 의미한다. 하위영역은 2부분으로 Part A: efficacy expectation(골반근운동을 수행할 능력) 14문항, Part B: outcome expectation(상황 속 자신감) 9문항으로 구성되어 있다.

Broome Pelvic Muscle Self-Efficacy Scale(PMES): 브룸의 골반저근효능감척도

도구평가 ▸▸▸

■ 개발당시

• 신뢰도

Self-efficacy scale reliability: test-retest 법에 의한 도구의 안정성이 측정되었으며, retest는 14일후에 측정하였고 전체문항 Cronbach's alpha .55 하부영역: part A .49, part B .56로 보고되었다. Item-scale correlations .56-.94, Inter-item correlations은 숫자 제시없이 상관이 있었다고 제시되었다.

• 타당도

자기효능감 전문가와 요실금전문가들에 의해 평가받았으며, 자기효능감 전문가는 심리학 박사들이고 요실금전문가는 모두 박사수준의 간호사와 임상의사로 구성되었다.

구성타당도는 Geriatric Depression Scale r=.05* Incontinence Impact Questionnaire r=-.32* (*p<.01)로 노인성우울과는 아주 낮은 정상관을 나타냈고, 요실금영향과는 낮은 부적상관을 나타내었다.

■ 적용시

Tsai, Chuan-Hsui[2] Dissertation논문에서 번역본 사용함

도구적용방법 ▸▸▸

구조화된 질문지를 이용한 자기기입식으로, 도구에 설문지에 대한 설명과 평가에 대한 의미를 기술되어 있다. 66점 초과는 높은 자기효능감을, 33-66: 중등도 자기효능감, 33점 미만: 낮은 자기효능감으로 판단한다.

Reference ▸▸▸

1) Broome, B. A.(1999). Development and testing of a scale to measure self-efficacy for pelvic muscle exercises in women with urinary incontinence. *Urologic Nursing, 19*(4), 258-268.

2) Tsai, Chuan-Hsui(1999). *Dissertation on Taiwanese women with urinary incontinence and the translation of the BroomePMSES into Taiwanese.* University of Pittsburgh, Pittsburgh.

Broome Pelvic Muscle Exercise Self-Efficacy Scale(PMES)

Select a number from the scale that best indicates your level of confidence.

Part A

How Confident Are You That You Can:

1. Contract your pelvic muscles?
2. Perform pelvic muscle contractions 3 times a day?
3. Perform pelvic muscle contractions while lying down?
4. Perform pelvic muscle contractions while standing?
5. Perform pelvic muscle contractions while sitting?
6. Contract your pelvic muscles without contracting your abdominal muscles?
7. Contract your pelvic muscle contractions while washing fruits and vegetables under running water?
8. Contract your pelvic muscles when lifting a bag of groceries?
9. Contract your pelvic muscles while standing at the sink brushing your teeth?
10. Contract your pelvic muscle rapidly?
11. Perform pelvic muscle contractions when you are sad?
12. Contract your pelvic muscle to while showering after a busy and tiring day?
13. Perform pelvic muscle contractions when you are tired?
14. Contract your pelvic muscle when you awaken at night with a strong urge to urinate?

Part B

How Confident Are You That Pelvic Muscle Contractions Will Prevent Unwanted Urine Loss:

1. When you experience a strong urge to urinate?
2. When you sneeze?
3. When you laugh?
4. While waiting 2 minutes for a restroom?
5. While waiting 5 minutes for a restroom?
6. When you wake up at night with a strong urge to urinate?
7. When you lift a heavy package?
8. When you cough?
9. When washing fruits and vegetables?

출처 ▸▸▸

Broom, B. A.(2001). Psychometric analysis of the Broome Pelvic Muscle Self-Efficacy Scale in African-American women with incontinence. *Urologic Nursing, 21*(4), 292-293.

골반근 운동 자기효능 도구

Part A

아래 문항들은 골반근 운동을 수행하는 것에 대한 당신의 자신감 정도를 평가합니다. 각 문항의 상황을 생각하고 각 상황에서 골반근 운동을 할 수 있는 자신감을 해당되는 숫자에 표시해 주십시오. 예를 들어 80에 표시하면 100점 만점 중 80% 자신감이 있다는 뜻입니다.

예) 골반근 수축하기	0	10	20	30	40	50	60	70	(80)	90	100
1. 골반근 수축하기	0	10	20	30	40	50	60	70	80	90	100
2. 하루에 3번 골반근 수축 운동 수행하기	0	10	20	30	40	50	60	70	80	90	100
3. 누워서 골반근 수축 운동 수행하기	0	10	20	30	40	50	60	70	80	90	100
4. 서서 골반근 수축 운동 수행하기	0	10	20	30	40	50	60	70	80	90	100
5. 앉아서 골반근 수축 운동 수행하기	0	10	20	30	40	50	60	70	80	90	100
6. 복부근육을 수축하지 않고 골반근 수축하기	0	10	20	30	40	50	60	70	80	90	100
7. 채소와 과일을 흐르는 물에 씻는 동안에 골반근을 수축하기	0	10	20	30	40	50	60	70	80	90	100
8. 무거운 짐을 들어올릴 때 골반근 수축하기	0	10	20	30	40	50	60	70	80	90	100
9. 세면대 앞에 서서 칫솔질하면서 골반근 수축하기	0	10	20	30	40	50	60	70	80	90	100
10. 골반근을 빠르게 수축하기	0	10	20	30	40	50	60	70	80	90	100
11. 기분이 안 좋은 날 골반근 수축하기	0	10	20	30	40	50	60	70	80	90	100
12. 하루를 매우 바쁘고 피곤하게 지낸 후 돌아와 샤워하면서 골반근 운동하기	0	10	20	30	40	50	60	70	80	90	100
13. 매우 피곤할 때 골반근 운동하기	0	10	20	30	40	50	60	70	80	90	100
14. 급하게 요의를 느껴 자다가 깨었을 때 골반근 수축하기	0	10	20	30	40	50	60	70	80	90	100

Part B

아래 문항들은 얼마나 요실금을 조절할 수 있는 지에 대한 자신감 정도를 평가하는 것입니다. 골반근 수축에 대해 완전히 익힌 후, 다음과 같은 상황에서 골반근 수축을 하여 소변이 새는 것을 막은 것이라는 것에 대하여 얼마나 자신하고 있는지 자신감 정도를 숫자에 O표 하여 주십시요.

문항											
1. 소변을 보고 싶은 강한 긴박감이 있을 때	0	10	20	30	40	50	60	70	80	90	100
2. 재채기할 때	0	10	20	30	40	50	60	70	80	90	100
3. 웃을 때	0	10	20	30	40	50	60	70	80	90	100
4. 화장실에서 2분간을 기다리는 동안에	0	10	20	30	40	50	60	70	80	90	100
5. 화장실에서 5분간 기다리는 동안에	0	10	20	30	40	50	60	70	80	90	100
6. 긴급히 요의를 느껴 밤에 깨었을 때	0	10	20	30	40	50	60	70	80	90	100
7. 무거운 물건을 들 때	0	10	20	30	40	50	60	70	80	90	100
8. 기침을 할 때	0	10	20	30	40	50	60	70	80	90	100
9. 물을 틀어놓고 과일이나 채소를 씻을 때	0	10	20	30	40	50	60	70	80	90	100

응답해 주셔서 대단히 감사합니다.

Continence Self-Efficacy Scale (CSES): 컨티넌스효능감 도구

출처 ▸▸▸

Kim, J., & Kanagawa. K.(1998). The development of Continence Self-Efficacy Scale in urinary incontinence. *Journal of Japan Academy of Gerontological Nursing, 3*(1), 72-78(in Japanese).

목적 ▸▸▸

요실금이 있는 여성의 요실금을 낫게 하는 자신감 즉 컨티넌스효능감을 측정하는 것이 목적이다. 여기서 컨티넌스효능감이란 요누출의 상황에서 골반저근훈련, 방광훈련을 잘 수행해나가는 자신감과 증상개선과 관련한 생활목표를 달성해나가는 자신감을 의미한다.

개발과정 ▸▸▸

초기문항은 1997년 요실금클리닉을 방문한 환자를 대상으로 40문항을 예비도구로 개발하였다. 이를 검토한 연구 결과 20문항의 [배뇨의 컨티넌스효능감을 측정하는 잠정항목][1]이 선정되었다. 두 번째 본 연구에서는 일본컨티넌스협회의 상담자와 서적 주문자 300명 가운데 복압성 혹은 혼합성 요실금의 가능성이 있다고 판단되고 골반저근훈련이 필요하다고 판단된 24세 이상 성인여성 222명을 대상으로 원인분석 및 전문가에 의한 타당도 검사를 하여 20문항 중 16문항[2]이 최종적으로 결정되었다.

국내활용 및 대상자 ▸▸▸

우리나라에서는 2003년 개발자에 의해 한국어로 번역하여 사용되었으며 항목 변경없이 사용되었다. 도구개발당시는 24-85세 요실금 여성이었고[2], 이후 중년여성과 노인여성을 대상으로 적용되었다[3]. 노인적용연구에서는 30명의 노인여성을 대상으로 한 요로기능증진 10주 프로그램의 평가도구[4]로 이용되었다.

척도 및 하위영역 ▸▸▸

척도는 총 16문항으로 자기기입식(self-administered)이며, 10점 간격(1점: 전혀 자신없음, 10점: 매우 자신있음)의 척도로 득점가능범위는 16점-160점이다. 하위영역은 별도 제시되지 않았다.

Continence Self-Efficacy Scale (CSES): 컨티넌스효능감 도구

도구 평가 ▸▸▸

■ 도구개발시

• 신뢰도

잠정항목 20항목의 구성요인의 수를 결정하기 위해 회전 전 요인분석을 실시한 결과 제 1요인 38%, 제 2요인 21%로 전체의 59%를 구성하였다. 제 3요인은 5% 밖에 되지 않아 요인수는 2로 하여 Varimax Rotation을 시행한 결과 인자부하 0.5 이상의 기준에 의해 4항목이 빠졌으며, 16항목의 내적일관성은 Cronbach's alpha .89이었다. test-retest 법에 의한 도구의 안정성이 측정되었으며, retest는 2주후에 측정하였고 r=0.76 (p<.001). 평균값은 101.7로 나타났다.

• 타당도

비뇨기과 의사, 컨티넌스 어드바이저를 포함한 10명의 전문가들에 의해 높게 평가받았다. 타 변수와의 상관을 검토한 결과 일반적 효능감 .014(NS), GDS short form-.28(p<.01)을 나타내어 우울감과 부적 상관을 나타내었다.

적용연구 ▸▸▸

컨티넌스 효능감 증진 프로그램의 평가변수와[3], 10주간의 요로기능증진 프로그램 평가변수로 사용되었다[4]. 두 연구에서 모두 컨티넌스효능감이 중재프로그램에 의해 증가됨이 나타났다. 또한 요실금 스트레스(Incontinence Stress Index)와 노인성 우울감은 감소가 있었으나 유의하지는 않았다. Turky (Neriman Zengin), Canada(Cara Tannenbaum), USA(Joanne Robinson)에서 영어로 사용하고 있다.

도구적용방법 ▸▸▸

구조화된 질문지를 이용하여 자기기입식으로 작성하게 하며, 평균 120점 이상이면 치료할 수 있는 자기효능감이 있다고 판단한다. 보건소, 노인복지관 등에서 사용할 수 있으며 프로그램 평가의 종속변수로도 사용가능하다.

Reference ▸▸▸

1) 金曾任(1997). 女性の尿失禁者における自己効力感のスケイルの開發. 日本老年看護學會 第2回學術集會抄錄集, 34.

2) Kim, J., & Kanagawa, K.(1998). The development of Continence Self-Efficacy Scale in urinary incontinence. *Journal of Japan Academy of Gerontological Nursing, 3*(1), 72-78(in Japanese).

3) Kim, J.,(2001). Continence Efficacy Intervention Program for community residing women with stress urinary incontinence in Japan. *Public Health Nursing, 18*(1), 64-72.

4) 김증임(2003). 노인여성의 요로기능증진 10주 프로그램의 개발 및 평가. *여성건강간호학회지, 9*(4), 439-448.

Continence Self-Efficacy Scale(CSES)

Item	Evaluation (1: never confident, 10: completely)									
1. I can endure not to void for 20 minutes after feel to void.	1	2	3	4	5	6	7	8	9	10
2. I can do PFM exercise everyday though caregiving your children or your work busy.	1	2	3	4	5	6	7	8	9	10
3. I can do PFM exercise everyday to 1 week.	1	2	3	4	5	6	7	8	9	10
4. I can do PFM exercise everyday to 1 month.	1	2	3	4	5	6	7	8	9	10
5. I can do PFM exercise everyday to 3 month.	1	2	3	4	5	6	7	8	9	10
6. I can keep PFM exercise not to be anxious about the result, without instant effect.	1	2	3	4	5	6	7	8	9	10
7. I can do PFM exercise 5 sets per day, 5 times per one time: total 25 times.	1	2	3	4	5	6	7	8	9	10
8. I can do PFM exercise 5 sets per day, 10 times per one time: total 50 times.	1	2	3	4	5	6	7	8	9	10
9. I can do PFM exercise 10 sets per day, 10 times per one time: total 100 times.	1	2	3	4	5	6	7	8	9	10
10. I can go out with good feeling or without withdrawal.	1	2	3	4	5	6	7	8	9	10
11. I can long time travel.	1	2	3	4	5	6	7	8	9	10
12. I can walk with common speed.	1	2	3	4	5	6	7	8	9	10
13. I can keep not to loss when I run.	1	2	3	4	5	6	7	8	9	10
14. I can go down stairs not to loss.	1	2	3	4	5	6	7	8	9	10
15. I can do sports(including morning walk).	1	2	3	4	5	6	7	8	9	10
16. I can control my emotion not to be nervous at voiding need.	1	2	3	4	5	6	7	8	9	10

출처 ▸▸▸

Kim, J., & Kanagawa. K.(1998). The development of Continence Self-Efficacy Scale in urinary incontinence. *Journal of Japan Academy of Gerontological Nursing, 3*(1), 72-78(in Japanese).

Modified form: Continence Self-Efficacy Scale(CSES)

Directions: Please read each statement and circle your answer accordingly.

A = Strongly Agree B = Agree C = Not Sure D = Disagree E = Strongly Disagree

Item	Please circle your answer
1. When I feel like I need to void, I can hoid it for at lesat 20 minutes.	A B C D E
2. I have time to do PFM exercises everyday even when I am taking care of my children and or have a busy work schedule.	A B C D E
3. I can do PFM exercises everyday, for one week.	A B C D E
4. I can do PFM exercises everyday, for one month.	A B C D E
5. I can do PFM exercises everyday, for three month.	A B C D E
6. I can continue to do PFM exercises without being anxious about the result and realizing that it will not have an instant effect.	A B C D E
7. I can do 5 sets of PFM exercises a day; 5 times per set: total 25 times.	A B C D E
8. I can do 5 sets of PFM exercises a day; 10 times per set: total 50 times.	A B C D E
9. I can do 10 sets of PFM exercises a day; 10 times per set: total 100 times.	A B C D E
10. I can go out with self-confidence and without feeling socially withdrawn.	A B C D E
11. I can travel without having to stop frequently to void.	A B C D E
12. I can walk at a normal pace.	A B C D E
13. When I run, I can hold my urine and not have any urine loss.	A B C D E
14. When I go down stairs, I can hold my urine and not have any urine loss.	A B C D E
15. I can participate in sports(including walking) with confidence.	A B C D E
16. I can control my ns and not be nervous when I feel the need to void.	A B C D E

출처 ▸▸▸

Kim, J., & Kanagawa. K.(1998). The development of Continence Self-Efficacy Scale in urinary incontinence. *Journal of Japan Academy of Gerontological Nursing, 3*(1), 72-78(in Japanese).

컨티넌스 효능감 척도

아래의 각 문장을 읽고 앞으로 이 행동을 할 자신감 혹은 그렇게 될 자신감을 생각하신 뒤 그 정도를 오른쪽의 답란에 표시하여 주세요. 여기서 1-10은 자신감을 나타내므로 지금 본인의 자신감에 해당되는 숫자에 O표를 하시면 됩니다. 여기서 1은 전혀 자신이 없음을 나타내고 10은 매우 자신이 있음을 의미합니다.

문항	평가 (1: 전혀 자신 없음, 10: 매우 자신 있음)									
1. 소변을 보고싶다고 느낀 뒤 20분 정도를 참을 수 있다.	1	2	3	4	5	6	7	8	9	10
2. 자녀양육이나 일이 바빠도 매일 골반저근훈련을 한다.	1	2	3	4	5	6	7	8	9	10
3. 골반저근훈련을 1주일 까지는 매일 한다.	1	2	3	4	5	6	7	8	9	10
4. 골반저근훈련을 1개월 까지는 매일 한다.	1	2	3	4	5	6	7	8	9	10
5. 골반저근훈련을 3개월 까지는 매일 한다.	1	2	3	4	5	6	7	8	9	10
6. 훈련의 효과가 바로 없어도 초조해하지 않고 훈련을 계속한다.	1	2	3	4	5	6	7	8	9	10
7. 훈련을 1번에 5회씩 하루 5번은 한다: 합계 25회	1	2	3	4	5	6	7	8	9	10
8. 훈련을 1번에 10회씩 하루 5번은 한다: 합계 50회	1	2	3	4	5	6	7	8	9	10
9. 훈련을 1번에 5회씩 하루 10번은 한다: 합계 100회	1	2	3	4	5	6	7	8	9	10
10. 즐겁게 외출한다.	1	2	3	4	5	6	7	8	9	10
11. 여행을 한다.	1	2	3	4	5	6	7	8	9	10
12. 보통 속도로 걷는다.	1	2	3	4	5	6	7	8	9	10
13. 달려도 새지 않도록 한다.	1	2	3	4	5	6	7	8	9	10
14. 계단을 새지 않고 내려간다.	1	2	3	4	5	6	7	8	9	10
15. 스포츠를 한다(산보를 포함).	1	2	3	4	5	6	7	8	9	10
16. 요의에 신경을 쓰지 않도록 자신의 감정을 조절한다.	1	2	3	4	5	6	7	8	9	10

출처 ▸▸▸

여성건강간호교과연구회(2004). *여성건강간호학 II.* 1331, 수문사.

The Incontinence Stress Index(ISI): 요실금스트레스 측정도구

출처 ▸▸▸

Yu, L. C.(1987). Incontinence stress index: measuring psychological impact. *Journal of Gerontological Nursing, 13*(7), 18-25.

목적 ▸▸▸

요실금이 있는 대상자의 심리사회적 스트레스를 측정하는 것이 목적이다.
ISI는 ISQ-P(incontinence Stress Questionnaire-patient)

개발과정 ▸▸▸

1983년 National Institute on Aging에서 Nursing Home에 입소한 요실금자의 방광재훈련 프로그램의 비용효과 연구 프로젝트 수행 중 일부분으로 Incontinence Stress Index가 개발되었다[1]. 처음에는 문헌 등을 통해 5점 척도의 109문항이 24명을 대상으로 연구되었고, 이후 중복문항삭제와 문장길이 단축, 부정문을 가능한 삽입하지 않는 등의 작업을 통해 5점 척도 84문항이 만들어졌으며, 41문항 5점 척도(3rd version)의 연구를 거쳐 3요인 32문항이 만들어짐. 항목간 높은 상관을 보인 문항을 삭제가면서 신뢰도를 검토하는 과정의 반복으로 20문항(6th version)까지 감소시켰다.
대상자는 도구개발당시 교회부설 3개 노인요양홈과 county가 운영하는 1개의 노인요양홈이었으며 이들의 규모는 89-270 병상이고 90%가 여성이었고 77-87세의 연령분포를 보였다. 평균연령 77세로 인지기능에 문제가 없는 노인[1]이었다. 이후 적용된 대상자는 Yu 등[2]은 MMSE score 17 이상에서 사용하였다.

국내활용 및 대상자 ▸▸▸

본 도구를 저자의 사용허락 및 일본어로 번역하였던 것을[3] 한국어와 일본어에 능통한 동일 연구자에 의해 한국말로 번역[4]하여 현재 사용되었고 신뢰도나 타당도가 보고되었다. 국내연구에서는 55세이상의 비뇨기과 클리닉여성과 노인복지관이용하는 노인여성[4]에게 적용되었다.

척도 및 하위영역 ▸▸▸

■ 척도

- 자기기입식(self-administered) 15문항, 0점-4점으로(0점: 전혀 그렇지 않음, 1: 때때로 그렇다, 2: 자주 그렇다, 3: 거의 그렇다, 4: 항상 그렇다) 구성되어 있다.

■ 하위영역

- 우울 요인, 미적/신체적요인, 사회적요인으로 이 세 요인이 전 변량의 54%를 설명했다. 특히 우울 요인은 요실금자의 스트레스와 직접적인 관련을 갖고 있었다.

The Incontinence Stress Index(ISI): 요실금스트레스 측정도구

도구 평가 ▸▸▸

■ 도구개발시

• 신뢰도

도구의 internal consistency는 41문항에서 Cronbach's alpha=.93, 20문항에서 .90, the mean inter-item correlation=.30. 하위요인인 우울 요인, 미적/신체적요인, 사회적요인의 alpha 값은 차례대로 .86, .82, .76으로 나타났다[1].

test-retest결과 MMSE score ≧ 17인 사람에서 r=.44(p ≦ .008) 10-17사이인 경우 r=.33(p=.00)으로 나타나 Folstein이 23미만이 심한 인지기능장애하고 하였지만 17이상은 이 도구를 사용할 수 있다[2].

• 타당도

외적타당도와 구성타당도(external and construct validity)의 검토가 이루어졌으며, 이때 4개의 도구가 이용되었으며 그 결과는 MMSE .05(NS), Psychological General Well-being Schedule(PGWB)과 부적 상관을(-.40**), CES-D와 정적상관(.48**), Nurse's Observation Scale for Inpatient Evaluation(NOSIE)과는 유의하지 않았다(.26)[2].

■ 적용연구

• 신뢰도는 Cronbach's alpha .91[3] .90[4]

도구적용방법 ▸▸▸

자기기입식으로 점수가 높을수록 요실금에 대한 스트레스가 높다고 판단된다. 방광훈련프로그램에서 함께 사용할 수 있다. 요실금에 대한 스트레스는 요실금을 감소시킬 수 있는 motivation으로 작용하였다.

Reference ▸▸▸

1) Yu, L. C.(1987). Incontinence stress index: measuring psychological impact. *Journal of Gerontological Nursing, 13*(7), 18-25.

2) Yu, L. C., Kaltreider, D. L., Hu, Teh-wei., Igou, Jessie F., & Craighead, W. Edward.(1989). Measuring stress associated with incontinence: The ISQ-P tool. *Gerontological Nursing, 15*(2), 9-15.

3) Kim, J.(1999). *Relationships between continence self-efficacy and PFM exercise adherence in patients with stress urinary incontinence*, Unpublished doctoral dissertation. The University of Tokyo, Japan.

4) 김증임(2003). 노인여성의 요로기능증진 10주 프로그램의 개발 및 평가. *여성건강간호학회지, 9*(4), 439-448.

요실금 스트레스-환자용

요실금이 있으면 여러 가지 기분변화나 고민이 생깁니다. 지난 일주일간을 돌이켜볼 때 아래 질문의 내용이 어떠했는지 해당되는 번호에 O표를 해주시기 바랍니다.

질문	전혀 아니다	때때로 그렇다	자주 그렇다	거의 매일 그렇다	항상 그렇다
1. 소변이 샐까 걱정이다.	1	2	3	4	5
2. 부끄럽다고 생각한다.	1	2	3	4	5
3. 소변이 새서 어쩔줄 몰라한다.	1	2	3	4	5
4. 스스로 화가 난다고 생각한다.	1	2	3	4	5
5. 소변이 새는 것을 알리고 싶지 않다.	1	2	3	4	5
6. 소변 본 뒤기 좋지 않다.	1	2	3	4	5
7. 요실금이 낫지 않을 것으로 생각된다.	1	2	3	4	5
8. 우울한 기분이다.	1	2	3	4	5
9. 곧 자신을 책망해버린다.	1	2	3	4	5
10. 희망이 없다고 생각한다.	1	2	3	4	5
11. 항상 소변 냄새가 난다고 생각한다.	1	2	3	4	5
12. 소변이 새는 자신이 싫어진다.	1	2	3	4	5
13. 자신이 꼴보기 싫다고 생각한다.	1	2	3	4	5
14. 가족에게 피해를 끼치고 있다.	1	2	3	4	5
15. 소변이 새지 않기를 바란다.	1	2	3	4	5

출처 ▸▸▸

김증임(2003). 노인여성의 요로기능증진 10주 프로그램의 개발 및 평가. *여성건강간호학회지, 9*(4), 439-448.

Measurement of Pelvic Floor Muscle Strength: 골반저근 수축력 측정

기계명 ▸▸▸

MyoTrac 3G TM EMG System(Thought Technology Ltd)

목적 ▸▸▸

이 기계는 요실금 및 변실금이 있는 성인의 골반저근의 수축력을 측정하게 되며 2가지 목적을 갖는다. 첫째 복근과 골반저근의 사용 정도를 파악을 통한 올바른 수축 훈련을 시키는 것, 둘째 수축력의 변화와 함께 요실금의 정도를 개선시키는 것이다.

국내활용 및 대상자 ▸▸▸

국내에서는 60세 이상의 요실금이 있는 노인 여성[1) 2)]이 대상이었으며, 국외에서는 45세에 사용한 연구[3)], 노인에 사용한 연구[4)], 성인에 사용한 연구[5)]가 있다.

도구평가 ▸▸▸

■ 도구개발시

골반저근육 수축 훈련과 수축력 측정에 사용된 바이오피드백 기계는 MyoTrac 3G TM EMG System (Thought Technology Ltd)이다. 이 기계는 표면 센서나 질내 센서를 사용할 수 있고, 2개의 채널을 사용하는 기계이다. 골반저근육 수축력을 측정하기 위해 표면 센서를 이용하였으며, Type I(slow-twitch) 근육의 수축력은 20초 동안 지속 수축(endurance contraction)시의 평균 골반저근육 수축력으로 측정하고, Type II (fast twitch) 근육의 수축력은 5회의 빠른 수축(rapid contraction)시의 최정점의 평균 수축력으로 측정하였다[1)]. 다른 방법으로는 표면에 전극을 부착시킨 후 컴퓨터 화면을 보면서 Type I을 10초 동안 지속하게 하고, Type II는 하나, 둘 하나 둘 하면서 10번을 반복하게 하는 방법을 사용한다[2)].

■ 적용시

요실금 교실 치료교실에 참여한 대상자에게 이 바이오피드백 기계를 적용 후 골반저근육 운동을 훈련하였다. 개인의 프라이버시를 위해 커튼이나 스크린을 쳐서 보이지 않도록 하였고, 침대나 매트를 깔아서 대상자가 편히 누울 수 있도록 하였다. 미리 소변을 본 후 편안한 자세로 누워 양 무릎을 벌리도록 한 후 표면 센서 전극을 항문주위에 10시와 2시 방향에 부착하고, 대조전극(reference lead)을 둔부에 붙였다. 복부 근육 수축을 모니터링 하기 위한 표면전극은 아래 배의 한쪽으로 부착을 하였다. 골반저근 훈련 시에는 복부, 둔부, 대퇴의 근육은 이완된 상태이어야 함을 강조하였다. 연구 대상자는 노트북 모니터에 나타나는 수축과 이완을 보면서 골반저근육 수축과 복부근육 수축이 어떤 것인지를 학습하였다. 대상자가 노인인 관계로 질내 센서를 사용하지 않고 전극을 부착시키는 방법이 사용되었다[1) 2)]. 한편 외국의 연구에서는 성인에 vaginal sensor를 사용하거나 rectal sensor를 사용하기도 하였다[3) 5)].

Measurement of Pelvic Floor Muscle Strength: 골반저근 수축력 측정

도구적용방법 ▸▸▸

복근의 사용정도를 평가할 수 있어 올바른 골반저근 훈련을 시킬 수 있으며 이를 통해 골반저근 수축력을 측정하는데 사용할 수 있다.

- 복근의 사용정도

  복근의 수축력의 변화로 골반저근 훈련 시 피로를 쉽게 느끼고 쉽게 포기하는 경향이 있으나 복근의 사용을 점차 하지 않도록 모니터를 함에 따라 복근의 사용이 줄어든다[2]

- 골반저근 수축력

  이 기계를 사용한 훈련을 통해 지속 수축시의 평균 골반저근육 수축력이 증가하였다[1) 2) 3) 4) 5)].

- 요실금 회수 및 요실금 양

  요실금 회수 및 요실금 양의 감소에 효과가 있는 것으로 나타났다[1) 2) 3) 4) 5)].

Reference ▸▸▸

1) 김명숙(2003). *지역사회 거주 요실금 여성노인에 대한 바이오피드백을 이용한 골반저근육 운동 훈련의 효과*. 서울대학교 대학원 석사논문.

2) 김증임(2004). sEMG바이오피드백을 기초로 한 요실금노인을 위한 중재프로그램효과. *순천향의대논문집. 10*(3). 2039-2042.

3) Horden, V., & Pedersen, K.(1980). Urinary incontinence in 45 year old women. *Scandinavian Journal of Urology and Nephrology, 20,* 183-186.

4) Portnoi, V. A.(1981). Urinary incontinence in the elderly. *American Family Physician, 23,* 151-154, 194.

5) AHCPR(1992). *Urinary incontinence guideline panel: urinary incontinence in adults:* Clinical practice guidelines, U.S. Dept of Health and Human Services.

Pain visual analogue scale: 통증 시각적 상사 척도

출처 ▸▸▸

Chapman, D. D., Casey, K. I., & Dubner, R., et al.(1985). Pain measurement: an overview. *Pain. 22,* 1031.

목적 ▸▸▸

통증에 대한 등간척도의 자료를 얻기 위해 고안된 측정 기법, 대상자에게 직선상에 자신의 통증 정도를 반영하는 한 점을 표시하도록 한다. 보통 숫자 표시가 없는 10cm의 선이 척도로 이용되고 척도의 양끝에 단어를 제시한다. 척도의 점수는 시작에서부터 직선상에 대상자가 표시한 점까지의 길이를 측정함으로서 얻어진다.

국내활용 및 대상자 ▸▸▸

국내에서 재가노인[1], 성인[2] 등에 적용되었다.

척도 및 하위영역 ▸▸▸

시각적 상사척도

도구평가 ▸▸▸

두통을 호소하는 환자 30명에게 양일간 2회에 걸쳐 국어통증 척도와 시각적 상사척도를 평정하게 한후 환자들에게 전날과 비교한 다음날의 통증 정도를 주관적으로 평가하게 해서 통증척도를 통해 나타난 통증의 변화 정도와 비교하여 통증 척도의 정확성을 알아본 연구[3] 에서 시각적 상사척도의 정확성은 67%로 보고하였다.

도구적용방법 ▸▸▸

시각적 상사척도로는 10cm의 선을 이용하여 가로선을 긋고 양끝에 0-전혀아프지 않다. 10-아주많이 아프다로 표시하거나, 10cm의 수직선을 긋고 제일 위쪽에 10(아주심한통증), 제일아래쪽에 0(통증없음)이라고 표시하여 대상자가 자신의 통증 지점에 표시하도록 한다.

Reference ▸▸▸

1) 장성옥, 박영주, 윤지원(2003). 노인의 신체증상귀인, 피로 만성통증, 우울의 관계연구. *간호학회지, 33*(1). 26-33.

2) 최자윤, 장금성, 김현오, 최옥엽, 박민희(2003). 혈당검사 방법별 지각된 통증 척도에 대한 비교. *성인간호학회지, 15*(1), 14-21.

3) 이은옥, 정면숙(1988). 국어 통증 척도와 시각적 상사척도의 정확성 연구. *간호학회지, 18*(3). 239-244.

Visual Analogue Scale

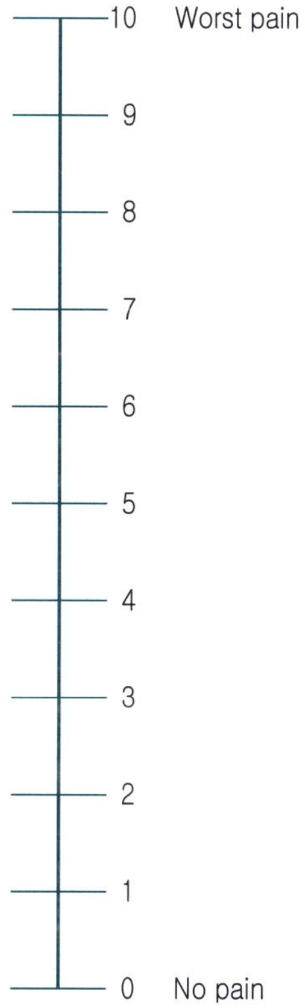

출처 ▸▸▸

Mc Caffery, M., & Beebe, A.(1989). *Pain.* The C. V. Mosby Co.

국어 통증척도

출처 ▶▶▶

이은옥, 송미순(1987). 한국인을 위한 통증 척도의 개발. *간호학논문집, 2*(1), 27-40.

목적 ▶▶▶

단순형 국어 통증척도는 원형국어통증척도를 대표할 수 있는 통증척도로 임상에서 쉽게 적용할수 있는 통증척도를 개발하고자 함이다[1].

개발배경 ▶▶▶

한국인의 통증을 정확하게 사정할 수 있는 통증척도의 개발을 목적으로 1983년부터 1986년까지 이은옥에 의하여 제 4차에 걸친 연구가 시도되어 국어통증척도를 보고하였다[1]. 그 과정은 첫단계로 MPQ를 영문학 전공자에게 의뢰하여 국역하고, 국어사전에서 통증 표현어휘 80개를 추출하고 내외과입원환자들이 주관적인 통증 표현어휘 146개를 모두 포함한 국어 통증 어휘 설문지를 작성하였다. 그리고 이를 재미 한국 의료인에게 보내어 영어어휘에 적합한 국어어휘를 선택하게 한 후 국내 국어 전문가 및 통증 연구 전문가들의 자문을 얻어 영역별, 군별로 어휘를 분류하엿다. 이상의 방법에 의하여 감각영역의 13개군에 속한 어휘 58개, 정의영역 6개군에 속한 25개의 어휘가 구분되었다. 이후 선행연구에서 각군에 속한 3-6개의 어휘의 통증 강도 순위가 명확히 구분되는 지를 검증하기 위하여 116명의 간호학생과 83명의 임상간호사를 대상으로 각 군내의 통증 어휘 순위를 정하게 한 후 서열 평균간의 차이를 검증한 결과 각 군에서 모두 서열간에 유의한 차이를 보였으나 일부 어휘군에서는 대상자간에 통증 강도 순위가 바뀐 군도 있었다. 그래서 총 어휘수를 83개에서 80개로 통증 군은 19개에서 20개로 변화되었다[2].

이의 후속연구로 서열척도화한 위의 도구를 각 어휘간에 등간을 이루는 비율척도의 통증평정척도로 발전시키기 위하여 118명의 의사 간호학 교수에게 1차연구에서 분류한 각군의 표제어 83개의 어휘와 그에 따른 동의어 75개를 포함한 158개의 어휘에 대해 주관적으로 각 어휘가 속할 영역을 기록하고 통증 강도를 평정하도록 작성한 설문지를 배부하였다. 그 결과 몇 개의 어휘를 제외하고는 거의 선행연구와 일치하였다[3]. 다음에 정상성인 160명에게 한국어휘통증척도를 통증강도가 약한 것에서부터 강한 순서대로 일련번호로 표시하도록 하였다[4]. 이를 Thurstone scale을 이용하여 Z값을 구하여 그 Z값의 평균을 최소 0에서 최대 어휘수에서 1을 뺀 등간척도로 바꾸어 통증 정도차이를 분석하고, 최종적으로 국어어휘 의미론을 전공한 교수 1인, 국문학자 1인, 언어학자 1인, 통증을 전공한 간호학 교수 1인으로 전문 평가단을 구성하고 그들의 합의된 의견에 따라 국어 어휘 통증 순위를 재정리하였다. 이에 20개의 통증군과 91개의 통증 어휘, 그리고 각 통증어휘가 갖는 통증 강도에 대한 절대값을 보고하였다.

국어 통증척도

국내활용 및 대상자 ▸▸▸

정상성인[4]에게 적용되었다.

척도 및 하위영역 ▸▸▸

■ 척도

- 감각영역 10개군-45어휘, 정의영역 6개군-27어휘, 기타영역 4개군-19어휘 총 91어휘이다.

■ 하위영역

- 감각영역군-국소염증성 반복통증, 단순자극통증, 피부파괴성 통증, 절개통, 표피성 압통, 견인성 압통, 열감통, 말초신경통, 방사통, 화학적 통증
- 정의영역군-피로와 관련된 통증, 소화와 관련된 통증, 공포와 관련된 동증, 잔인성과 관련된 통증, 고통과 관련된 통증, 둔통
- 기타영역군-체강성 압통, 관의 통증, 심박과 관련된 통증, 냉감통

도구평가 ▸▸▸

두통을 호소하는 환자 30명에게 양일간 2회에 걸쳐 국어통증 척도와 시각적 상사척도를 평정하게 한후 환자들에게 전날과 비교한 다음날의 통증 정도를 주관적으로 평가하게 해서 통증척도를 통해 나타난 통증의 변화 정도와 비교하여 통증 척도의 정확성을 알아본 연구[5]에서 시각적 상사척도의 정확성은 60%로 보고하였다. 또 다른 연구에서 도표척도와 국어통증 척도의 상관관계를 r=.33~.89로 보고하였다[6].

도구적용방법 ▸▸▸

자가보고 방법으로 통증을 표현하는 통증 어휘를 선택하게 하여, 어휘가 갖는 통증 강도에 대한 절대값을 합하여 통증 정도로 간주한다.

Reference ▸▸▸

1) 이은옥, 송미순(1987). 한국인을 위한 동증 척도의 개발. *간호학논문집, 2*(1), 27-40.
2) 이은옥, 송미순(1983). 동통 평가도구 개발을 위한 연구(II) 한국 동증 어휘별 강도 순위의 유의도 및 신뢰도 검사. *간호학회지, 13*(3), 106-118.
3) 이은옥, 윤순녕, 송미순(1983). 동통 반응 평가도구 개발을 위한 연구(I). *최신의학, 26*(8), 1111-1138.
4) 이은옥, 이숙희(1986). 정상성인에서 한국어휘를 이용한 통증 척도의 타당성 조사. *간호학회지, 16*(2), 13-28.
5) 이은옥, 정면숙(1988). 국어 통증 척도와 시각적 상사척도의 정확도 연구. *간호학회지, 18*(3), 239-244.
6) 김주희(1986). 국어 통증 척도의 타당도 연구. *간호학회지, 16*(1), 81-88.

국어 통증 척도

통증군	1	2	3	4	5	6
1. 국소염증성 반복통증	가물가물 아프다 (25.16)	지근덕 거리다 (28.67)	욱신욱신하다 (39.17)	쿡쿡쑤신다 (44.20)		
2. 단순자극통증	깔끔거리다 (21.74)	뜨끔하다 (28.56)	쏘듯이 아프다 (54.01)	물어뜯듯이 아프다 (65.96)		
3. 피부파괴성 통증	가시가 찔리듯이 아프다 (53.87)	바늘로 찌르듯이 따끔하다 (60.87)	구멍을 뚫듯이 아프다 (73.06)	칼로 찔러 쑤시듯이 아프다 (74.95)	찢어 발기듯이 아프다 (78.19)	
4. 절개통	칼날로 스치듯이 아프다 (54.79)	칼로베듯이 아프다 (69.48)	도려내듯이 아프다 (74.92)	난도질하듯이 아프다 (77.10)		
5. 표피성 압통	누르듯이 아프다 (39.70)	꼬집듯이 아프다 (45.53)	꽉쥐듯이 아프다 (52.96)	꽉무는 듯이 아프다 (60.64)	짓이기듯이 아프다 (67.29)	으깨듯이 아프다 (72.08)
6. 견인성 압통	결린다 (28.94)	땅긴다 (30.04)	끌어당기듯이 아프다 (47.58)	잡아떼듯이 아프다 (58.90)	끊어지듯이 아프다 (70.04)	
7. 열감통	따끈하다 (27.28)	얼얼하다 (29.18)	화끈거리다 (44.74)	물이나 불에 데듯이 아프다 (66.07)	불로 지지듯이 아프다 (76.16)	
8. 말초 신경통	근질근질하다 (12.27)	서물서물하다 (20.77)	저리다 (26.14)	시큰거리다 (28.24)	짜릿하다 (32.23)	전기오르듯이 아프다 (54.15)
9. 방사통	뻗친다 (38.15)	사방으로 뻗친다 (45.36)	꿰뚫듯이 뻗친다 (60.80)			
10. 화학적 통증	아리다 (27.18)	쓰리다 (36.36)	쓰라리다 (39.18)			
11. 피로와 관련된 통증	노곤하게 아프다 (23.95)	지칠정도로 아프다 (60.27)	기진맥질할 정도로 아프다 (68.31)			

국어 통증 척도

12. 소화와 관련된 통증	거북하다 (17.38)	트릿하다 (20.25)	보깬다 (31.97)	욕지기나게 아프다 (50.89)		
13. 공포와 관련된 통증	움찔하게 아프다 (40.11)	섬득하게 아프다 (50.43)	겁나게 아프다 (61.59)	소름끼칠정도로 아프다 (70.85)	까무러칠 정도로 아프다 (80.30)	
14. 잔인성과 관련된 통증	고약하게 아프다 (48.64)	사정없이 아프다 (67.74)	쩔쩔맬 정도로 아프다** (72.95)	무지막지하게 아프다 (76.51)	죽을 지경으로 아프다 (76.87)	
15. 고통과 관련된 통증	귀찮을 정도로 아프다 (41.75)	짜증스럽게 아프다 (46.29)	괴로울 정도로 아프다 (60.21)	참을수 없이 아프다 (75.48)	견딜수 없이 아프다 (80.35)	
16. 둔통	띵하다 (24.69)	묵적지근하다 (27.34)	뻑적지근하다 (28.50)	깨지듯이 아프다 (68.04)	빠개지듯이 아프다 (71.90)	
17. 체강성 압통	만지면 아프다 (26.51)	팽팽하다 (31.10)	꽉죄듯이 아프다 (53.53)	터질 듯이 아프다 (59.90)		
18. 관의 통증	조인다 (34.63)	빠지듯이 아프다 (53.64)	뒤틀리듯이 아프다 (59.36)	쥐어짜듯이 아프다 (66.67)		
19. 심박과 관련된 통증	들먹거리다 (26.16)	씀벅씀벅하다 (29.12)	두드리듯이 아프다 (41.27)	쾅쾅치듯이 아프다 (55.87)	망치로 치듯이 아프다 (64.75)	
20. 냉감통	시리다 (26.11)	선듯하게 아프다 (43.37)	오싹하게 아프다 (51.79)	얼어붙듯이 아프다 (63.59)	에어내듯이 아프다 (78.46)	

출처 ▸▸▸

이은옥, 송미순(1987). 한국인을 위한 통증 척도의 개발. *간호학논문집, 2*(1), 27-40.

국어 통증 척도(단순형)

출처 ▸▸▸

이은옥, 최정명(1988). 단순형 국어 통증 척도의 개발과 타당도 연구. *간호학논문집, 3*(1), 73-82.

목적 ▸▸▸

임상에서 간편하게 적용할 수 있는 통증 측정도구의 개발하는 것이다.

개발배경 ▸▸▸

원형 국어 통증 척도를 대표할 수 있는 단순형 국어통증 척도의 개발을 위해 원형국어 통증 척도를 20개군 20개 어휘로 축소시킨 도구이다[1]. 척도는 통증경험을 감각영역 10군, 정의영역 5군, 기타영역 5군으로 구별하였으며 각군은 3-6개의 어휘가 통증 강도별로 구성되었다. 그러나 이 국어통증척도가 총 20개군 90개 어휘로 구성되어 있어 매우 복잡하고 측정하는데 많은 시간이 소요된다. 따라서 임상에서 쉽게 적용할 수 있는 간편한 도구의 개발이 필수적으로 요구되어, 원형 국어통증척도를 대표할 수 있는 단순형 국어 통증 척도를 개발하였다.

국내활용 ▸▸▸

만성통증 환자군과 급성통증 환자군의 통증의 비교에서 사용하였다[1].

척도 및 하위영역 ▸▸▸

■ 척도

- 감각영역, 정의영역, 기타영역 각군에서 1개의 어휘를 포함하는 총 20개군 20개 어휘로 구성되었다.

■ 하위영역

- 감각영역의 어휘-쿡쿡쑤신다. 뜨끔하다, 바늘로 찌르듯이 따끔하다. 도려내듯이 아프다. 누르듯이 아프다. 땅긴다. 얼얼하다. 시큰거리다. 뻗친다. 아리다.
- 정의영역의 어휘-노곤하게 아프다. 거북하다. 움찔하게 아프다. 고약하게 아프다. 짜증스럽게 아프다.
- 기타영역의 어휘-뻑쩍지근하다. 꽉죄듯이 아프다. 조인다. 씀벅씀벅하다. 에어내듯이 아프다.

국어 통증 척도 (단순형)

도구평가 ▸▸▸

만성통증 환자군(n=520)에서 원형국어통증 척도와 단순형 국어 통증 척도의 경우 비율척도에서의 상관관계, 감각영역 r=.64(p=.000), 정의영역 r=.31(p=.000), 선제영역 r=.69(p=.000), 급성통증 환자군(185명)에서 원형국어통증 척도와 단순형 국어 통증 척도로 측정한 통증 강도의 상관관계는 감각영역 r=.71(p=.000), 정의영역 r=.40(p=.000), 전체영역 r=.72(p=.000)으로 전체적으로는 원형국어통증 척도 점수와의 상관관계: r=.72(p=.000), 원형 국어 통증 척도 단어수와의 상관관계: r=.77(p=.000), 만성통증에서의 원형국어 통증 척도 점수와의 상관관계 r=.69(p=.000)이다.

도구적용방법 ▸▸▸

자가보고방법으로 통증어휘를 선택하게 하여 통증 어휘가 가진 통증 강도에 대한 절대값으로 통증 정도를 측정한다.

Reference ▸▸▸

1) 이은옥, 최정명(1988). 단순형 국어 통증 척도의 개발과 타당도 연구. *간호학논문집, 3*(1). 73-82.

단순형 국어통증척도

영역	국어표현(통증점수)
국소염증성 반복통증	쿡쿡 쑤신다(44.20)
단순자극통증	뜨끔하다 (28.56)
피부파괴성 통증	따끔하다(60.87)
절개통	도려내듯이 아프다(74.92)
표피성 압통	누르듯이 아프다(39.70)
견인성 통증	땅긴다(30.04)
열감통	얼얼하다(29.18)
말초신경통	시큰거리다(28.24)
방사통	뻗친다(38.15)
화학적 통증	아리다(27.18)
피로와 관련된 통증	노곤하게 아프다(23.95)
소화와 관련된 통증	거북하다(17.38)
공포와 관련된 통증	움찔하게 아프다(40.11).
잔인성과 관련된 통증	고약하게 아프다(48.64)
고통과 관련된 통증	짜증스럽게 아프다(46.29).
둔통	뻑적지근하다(28.50)
체강성 압통	꽉지듯이 아프다(53.53)
관의 통증	조인다(34.63)
심박과 관련된 통증	씀벅씀벅하다(29.12)
냉감통	에어내듯이 아프다(78.46)

출처 ▸▸▸

이은옥, 최정명(1988). 단순형 국어 통증 척도의 개발과 타당도 연구. *간호학논문집, 3*(1), 73-82.

Fall Efficacy Scale (FFS): 낙상효능감

출처 ▸▸▸

Tinetti, M. E., Richman D., & Powell, L.(1990). Fall efficacy as a measure of fear of falling. *Journal of Gerontology: Psychological Sciencces, 45*, 239-243.

목적 ▸▸▸

낙상 공포는 필수적이고 위험하지 않은 일상생활 활동을 하는 동안에 낙상을 피할 수 있을 것에 대한 낮은 효능감과 관련 있다는 조작에 기초를 두고 낙상공포를 측정하기 위해 개발되었다[1].

개발과정 ▸▸▸

도구는 3단계: 1) 도구 개발 2) 18명의 대상자를 표의 표출하여 1차 사전 검사 실시 3) 지역의 지원자 56명을 대상으로 2차 사전검사 실시를 거쳐 개발되었다. 이 도구에 포함시킬 필수적이며 위험하지 않은 일상생활 활동을 선정하기 위해 독립적으로 생활하는데 필요한 가장 중요한 10가지 동작을 10명의 물리치료사, 작업치료사, 재활간호사와 의사에게 개방형으로 질문하였다. 다음은 10명의 치료사와 간호사로 구성된 제 2집단에게 선택된 10가지 동작에 동의하는지를 물었다. 1차 사전 검사를 위해 인지능력이 있으며 거동이 가능한 65세 노인 18명을 편의 표출하여 도구의 검사-재검사를 실시하였다. 2차 사전 검사에서는 가정에 거주하면서 연구에 참여할 것을 승낙한 56명의 노인을 노인이 자가보고한 낙상 두려움 상태에 따라 세군으로 분류한 후 낙상효능 점수를 비교하고 낙상효능 점수와 대상자의 일반적 특성간의 상관관계를 검증하였다.

국내활용 및 대상자 ▸▸▸

1990년 개발된 이후에 재가 노인[2) 3) 4)], 양로원에 거주하는 노인[5)]에게 적용되었다.

척도 및 하위영역 ▸▸▸

■ 척도

• 자가보고 도구 10문항
  1-10점 Likert 척도(1점은 전혀 자신이 없다-10점은 매우 자신한다)

• 낙상효능감은 10개 활동의 각 점수를 합하여 산출하였으며 총점의 범위는 10-100점이다.

Fall Efficacy Scale (FFS): 낙상효능감

도구 평가 ▸▸▸

■ 도구개발시

• 신뢰도

검사-재검사(Test-Retest) : r=.71[1)]

• 타당도

내용타당도: 물리치료사, 작업치료사, 재활간호사와 의사에게 질문하여 10개의 문항 개발 후 다른 집단의 치료사와 간호사에게 선택된 문항에 동의하는지 확인하였다.

구성타당도: 집단비교법으로 낙상 두려움 때문에 활동을 피하는 군, 낙상 두려움은 있으나 활동을 피하지는 않는 군, 낙상 두려움 없는 군간의 낙상효능점수 비교하였다.

적용연구에서 도구의 신뢰도는 Cronbach's alpha가 .93[2)], .93[3)], .91[4)], .81[3)], .81[5)]이었다.

도구적용방법 ▸▸▸

자가보고형이나 노인이 설문지를 읽을 수 없는 경우는 개별 면접을 통해 조사한다.

Reference ▸▸▸

1) Tinetti M. E., Richman D. & Powell. L.(1990). Fall efficacy as a measure of fear of falling. *Journal of Gerontology, Psychological Sciences, 45*, 239-243.

2) 장정미(2005). *재가노인의 낙상과 삶의 질에 관한 구조모형*. 경희대학교 대학원 박사학위논문.

3) 장정미, 강현숙(2004). 재가 노인의 낙상 경험 유무에 따른 신체적 기능과 정서상태, *재활간호학회지, 7(1)*, 48-57.

4) 장숙랑, 조성일, 오상우, 이언숙, 백현욱(2003). 한국어판 낙상효능 척도와 활동 특이적 균형 자신감 척도의 타당도 및 신뢰도. *노인병*, 7(4), 255-268.

5) 최정현(2002). *태극운동이 낙상 위험 노인의 신체적, 심리적 기능 및 낙상에 미치는 효과*. 가톨릭대학교 대학원 박사학위논문.

6) Tinetti M. E., Mendes de Leon C. F., Doucette J. T., Baker, D. I.(1994). Fear of falling and fall-related efficacyin relationship to functioning among community-living elders. *Journal of Gerontology: Psychological Sciences, 449*, M140-147.

Fall Efficacy Scale

Activity	1	2	3	4	5	6	7	8	9	10
"How confident are you that you can... 1. Tack a bath or shower										
2. Reach into cabinets or closets										
3. Prepare meals not requiring carrying heavy or hot										
4. Walk around the house										
5. Get in and out of bed										
6. Answer the door or telephone										
7. Get in and out of a chair										
8. Get dressed and undressed										
9. Personal grooming (e.g. wash, your face)										
10. Get on and off the toilet... without falling?"										
Total										

출처 ▸▸▸

Tinetti, M, E,, Richman D, & Powell I, (1990) Fall efficacy as a measure of fear of falling, *Journal of Gerontology: Psychological Sciences, 45*, 239-243.

낙상효능감

활동	1	2	3	4	5	6	7	8	9	10
나는 넘어지지 않고 1. 목욕이나 샤워를 할 수 있다.										
2. 선반에 손을 뻗어 닿을수 있다.										
3. 가벼운 집안 일(예: 장롱 정리)을 할 수 있다.										
4. 양로원 주위를 걸을 수 있다.										
5. 이부자리에 혼자 눕고, 일어날 수 있다.										
6. 밤에 일어나 화장실에 갈수 있다.										
7. 혼자서 의자에 앉고, 일어날 수 있다.										
8. 혼자 옷을 입고, 벗을 수 있다.										
9. 몸을 단장할 수 있다(예: 얼굴씻기, 머리 빗기)										
10. 화장실 변기에 앉고, 일어설 수 있다.										
합계										

출처 ▸▸▸

최정현(2002). *태극운동이 낙상 위험 노인의 신체적, 심리적 기능 및 낙상에 미치는 효과*. 가톨릭대학교 대학원 박사학위논문.

Suvey of Activities and fear of falling in the elderly(SAFE): 낙상공포

출처 ▸▸▸

Lachman, M. E., Howland, J., Tennstedt, S., Jette, A., Assmann, S., & Peterson, E. W.(1998). Fear of falling and activity restriction. The survey of activities and fear of falling in the elderly(SAFE). *Journal of Gerontology: Psychological Sciences,* Sci, *53*(1), 43-50.

목적 ▸▸▸

일상생활 활동을 제한하는데 낙상 공포의 역할을 사정하기 위해 개발되었다.

개발과정 ▸▸▸

3명의 전문가로부터 만들어진 43개 항목 중에서 중복되지 않는 22개 항목을 선정하였다. 22개 일상생활 동작(ADL)과 도구적 일상생활동작(IADL)으로 구성된 SAFE를 이용하여 조사한 후 내적일관성검증(item-to-total correlation, coefficient alpha)을 실시하여 내적 일관성이 .90일 될 때까지 문항을 삭제한 결과 최종 11개 항목이 선정되었다[1].

국내활용 및 대상자 ▸▸▸

1998년 개발된 이후에 지역에 거주하는 노인[2)3)]에게 적용되었다.

척도 및 하위영역 ▸▸▸

■ 척도

- 자가보고 도구 11문항
- 4 점 Likert 척도(0점은 전혀 걱정하지 않는다-3점은 매우 걱정한다)
- 낙상공포는 11개 일상생활 활동에 대한 낙상공포의 각 점수를 합하여 산출하였으며 총점의 범위는 0-33점이다.

Suvey of Activities and fear of falling in the elderly(SAFE): 낙상공포

도구평가 ▸▸▸

■ 도구개발시

• 신뢰도

내적 일관성: coefficient alpha: .91[1)]

• 구성타당도

수렴타당도(convergent validity): 낙상효능감과 상관관계 .65

대조집단 타당도(contrasted groups approach): 낙상을 두려워하지 않는 군, 낙상을 두려워하지만 활동을 제한하지는 않는 군, 낙상을 두려워해서 활동을 하지 않거나 활동하는 것을 멈추는 군으로 구분하여 낙상 공포점수를 비교하였다.

■ 적용시

신뢰도는 Cronbach's alpha가 .91[2)], .91[3)]이었다.

도구적용방법 ▸▸▸

자가보고형이나 노인이 설문지를 읽을 수 없는 경우는 개별 면접을 통해 조사한다.

Reference ▸▸▸

1) Lachman, M. E., Howland, J., Tennstedt, S., Jette, A., Assmann, S., & Peterson, E. W.(1998). Fear of falling and activity restriction: The survey of activities and fear of falling in the elderly(SAFE). *Journal of Gerontology: Psychological Sciences, 53*(1), 43-50.

2) 송경애, 문정순(2003). 서울 경기지역 재가 노인의 활동 능력과 낙상 공포. *지역사회간호학회지, 14*(4), 1-10.

3) 송경애, 문정순, 강성실, 최정현(2001). 지역사회 재가 노인들의 낙상 공포에 관한 연구. *한국보건간호학회지, 15*(2), 324-333.

Suvey of Activities and fear of falling in the elderly(SAFE)

1) Do you currently do the activity? (yes/no)

2) If you do the activity, when you do it how worried are you that you might fall?
   (nor at all, a little, somewhat, or very worried)

3) If you do not do the activity, do you not do it because you are worried that you might fall?
   (nor at all, a little, somewhat, or very worried)

4) If you do not do the activity because of worry, are there also other reasons that you do not do it?(specify)

5) If you are not worried, what are the reason you do not do it?(specify)

6) compared to five years ago, woud you say that you do it more, about the same or less than you used to?

Activities of daily living assessed

1. Go to the store
2. Prepare simple meals
3. Take a tub bath
4. Get out of bed
5. Take a walk for exercise
6. Go out when it is slippery
7. Visit a friend or relative
8. Reach for something over your head
9. Go to a Place with crowds
10. Walk several blocks outside
11. Bend down to get something

출처 ▸▸▸

Lachman, M, E., Howland, J , Tennstedt, S., Jette, A., Assmann, S., & Peterson, E. W.(1998). Fear of falling and activity restriction: The survey of activities and fear of falling in the elderly(SAFE). *Journal of Gerontology: Psychological Sciences*, Sci, 53(1), 43-50.

낙상 두려움(공포)

1. 귀하는 최근에 다음의 활동을 하셨습니까? (예, 아니오)

2. 만약 다음 활동을 한다면, 활동할 때 낙상에 대해 얼마나 걱정하십니까?

   전혀 걱정하지 않는다 0점 약간 걱정한다 1점

   상당히 걱정한다 2점 매우 걱정한다 3점

3. 만약 다음 활동을 하지 않는다면, 이 활동을 하지 않는 이유가 낙상에 대해 걱정 때문입니까?

4. 만약 활동을 하지 않는 것이 낙상에 대한 걱정 때문이 아니라면, 활동을 하지 않는 다른 이유가 있습니까?

5. 만약 낙상에 대해 걱정하지 않는다면 활동을 하지 않는 다른 이유가 있습니까?

6. 5년전과 비교하여 이 활동을 얼마나 하고 있습니까?

   적게 한다 같이 한다 더 많이 한다

사정할 일상생활활동은 다음과 같다.

1. 몸소 상점에 가기
2. 몸소 간단한 음식 준비하기
3. 통목욕하기
4. 잠자리에서 혼자 일어나기
5. 운동 삼아 걸어다니기
6. 미끄러운 날 외출하기
7. 혼자서 친구나 친지 방문하기
8. 머리 위에 놓이 있는 물건내리기
9. 사람이 많은 복잡한 장소에 다니기
10. 2-3 km 거리 걷기
11. 허리 구부려 물건잡기

출처 ▸▸▸

송경애, 문정순(2003). 서울 경기지역 재가 노인의 활동 능력과 낙상 공포. *지역사회간호학회지, 14*(4), 1-10.

Chapter · 7

인지

Korean version of Mini-Mental State Examination(MMSE-K) : 한국판 간이정신상태검사

출처 ▸▸▸

권용철, 박종한(1989). 노인용 한국판 Mini-mental state examination의 표준화 연구 제1편: MMSE-K의 개발. *신경정신의학, 28*(1), 125-135.

목적 ▸▸▸

우리나라 노인들의 인지기능을 간편하게 측정하여 치매유무를 쉽게 판단하기 위한 치매 선별검사이며, 치매를 확진하는 수단은 아니다.

개발과정 ▸▸▸

전 세계적으로 가장 널리 사용되고 있는 인지기능 선별도구인 Folstein, Folstein과 McHugh(1975)에 의해 개발된 MMSE[1]를 1989년 권용철과 박종한이 문맹율이 높고 미국과는 인종과 언어가 다른 우리나라 노인에게 적용하기 위해 내용을 수정하여 표준화[2] 하였으며, 정신과 및 신경과 내원환자, 그리고 양로원 거주 노인을 대상으로 인구학적 요인들이 결과에 미치는 영향을 분석하여 교육 유무에 따른 교정방법[2], 인지기능 장애 유무를 판단할 수 있는 MMSE-K의 구분점[3]을 제시하였다. MMSE의 '읽고 행동하기' 와 '문장쓰기' 를 이해문항('옷은 왜 빨아서 입습니까?')과 판단문항('길에서 남의 주민등록증을 주웠을 때 어떻게 하면 가장 쉽게 주인에게 되돌려 줄 수 있습니까?')로 바꾸고, 'No ifs ands or buts' 는 '간장 공장 공장장' 으로, 'WORLD' 는 '삼천리강산' 으로 대치하였다.

국내활용 및 대상자 ▸▸▸

60세 이상의 재가노인 인지기능 정도 측정하였다[4) 5) 6)].
실험연구의 중재 효과로 노인의 인지기능 변화 측정하였다[7)].

척도 및 하위영역 ▸▸▸

6가지 인지영역 12문항으로 구성되어 있으며, 시간에 대한 지남력 5점, 장소에 대한 지남력 5점, 기억 등록 3점, 기억 회상 3점, 주의 집중 및 계산 5점, 언어 기능 7점, 이해 및 판단 2점으로 총점 30점이다.

도구평가 ▸▸▸

■ 도구개발시

- 신뢰도: 두 검사자간 Pearson 상관계수 $r = .99$, $p < .001$[2)]
- 타당도: 건강 노인 집단과 기능성 정신 장애 집단간에는 점수의 차이가 없었고, 치매노인 집단과 건강 노인 집단 [$t(107) = 14.5$. $p < .001$] 또는 기능성 정신 장애 집단 [$t(81) = 11.8$. $p < .001$]과는 통계적으로 유의한 점수 차이가 있었다[2) 3)].

Korean version of Mini-Mental State Examination(MMSE-K) : 한국판 간이정신상태검사

인지기능 장애의 유무를 총점을 계산하여 cutoff point 24/23점으로 했을 때 sensitivity 94.3%, specificity 87.5%이었으며, cutoff point 23/22점으로 했을 때 sensitivity 88.7%, specificity 90.4%로 높은 수준이었다[3].

■ 적용시

- 신뢰도 Cronbach's alpha .79[6]

도구적용방법 ▸▸▸

- 면대면 인터뷰. 시간제한 없음. 0-30점 척도. 각 문항을 제대로 수행했으면 1점을 주고 수행하지 못했으면 0점을 준다.
- 대상자가 무학인 경우 지남력에 1점, 주의 집중 및 계산에 2점, 언어 기능에 1점 가산점을 주도록 하되, 각 문항 점수에 만점을 넘지 않게 교정해야한다[2].
- 검사결과 24점 이상을 '확정적 정상', 19점 이하를 '확정적 치매', 20-23점은 '치매의심'으로 분류한다[3].
- 치매환자들 중 본 도구로 검사가 가능했던 최하 점수는 8점이었다[3].

Reference ▸▸▸

1) Folstein, M. F., Folstein, S. E., McHugh, P. R.(1975). "Mini-mental state": A practical method for grading the cognitive state of patients for the clinician. *Journal of Psychiatric Research, 12,* 189-198.

2) 권용철, 박종한(1989). 노인용 한국판 Mini-mental state examination의 표준화 연구 제1편: MMSE-K의 개발. *신경정신의학, 28*(1), 125-135.

3) 박종한, 권용철(1989). 노인용 한국판 Mini-mental state examination의 표준화 연구 제2편: 구분점 및 진단적 타당도. *신경정신의학, 28*(3), 508-513.

4) 김현숙, 유수정, 한규량(2002). 지역사회 여성노인의 인지기능, 신체적 건강, 자아존중감 및 사회적 지지와 우울간의 관계. *노인간호학회지, 4*(2), 163-175.

5) 오진주(1995). *치매노인 보건관리에 관한 연구.* 서울대학교 보건대학원 박사학위논문.

6) 정영미, 김주희(2004). 동거유형에 따른 노인의 인지기능, 영양상태, 우울의 비교. *대한간호학회지, 34*(3), 495-503.

7) 지혜련(2003). *치매간호중재프로그램이 경증치매노인의 인지기능, 우울, 일상생활수행능력 및 사회적 행동에 미치는 효과.* 전남대 박사학위논문.

MMSE

Orientation		
Items		Point
1. What is the	Year?	
	Season?	
	Date?	
	Day?	
	Month?	
2. Where are we?	State?	
	County?	
	Town or city?	
	Hospital?	
	Floor?	
Registration		
3. Name three objects, taking one second to say each. Then ask the patient all three after you have said them. Give one each correct answers until the patient learns all three.		
Attention and calculation		
4. Serial sevens. Give one point for each correct answer. Stop after five answers. Alternate: Spell WORLD backwards.		
Recall		
5. Ask for names of three objects learned in Question3. Give one point for each correct answer.		
Language		
6. Point to pencil and a watch. Have the patient name them as you point.		
7. Have the patient repeat "No ifs, ands, or buts."		
8. Have the patient follow a three-stage command: "Take the paper in your right hand. Fold the paper in half. Put the paper on the floord."		
9. Have the patient read and the obey the following: "CLOSE YOUR EYES." (Write it in large letters.)		
10. Have the patient write a sentence of her own choice.(The sentence should contain a subject and an object and should make sense. Ignore spelling errors when scoring.)		
11. Enlarge the design printed below to 1-5 cm per side and have the patient copy it. (Give one point if all sides and angles are preserved and if the intersecting sides form a quadrangle.)		

출처 ▸▸▸

Folstein, M. F, Folstein, S. E, McHugh, P. R.(1975). "Mini-mental state": A practical method for grading the cognitive state of patients for the clinician. *Journal of Psychiatric Research, 12,* 189-198.

한국판 간이정신상태검사

이름	나이	성별(남, 여)	교육(유학, 무학)	진찰권 번호
검사일자	생년월일(음력)		생년월일(양력)	
검사자				
				교정점수

지남력

1. 오늘은 년, 월, 일, 요일, 계절
2. 당신의 주소는 도(특별시 혹은 직할시) 군(구) 면(동) 동(여기는 어떤 곳입니까? 예; 교회, 식당, 학교, 시장, 가정집 등)
3. 여기는 무엇을 하는 곳입니까? (마당, 안방, 화장실, 진찰실 등)

기억등록

4. 물건 이름 기억하기(예: 나무, 자동차, 모자)

기억회상

5. 3분내지 5분 뒤에 위의 물건 이름들을 회상

주의집중 및 계산

6. 100－7＝ －7＝ －7＝ －7＝ －7＝ 또는 ('삼천리 강산' 을 거꾸로 말하기)

언어기능

7. 물건이름 맞추기(연필, 시계)
8. 오른손으로 종이를 집어서 반으로 접고 무릎위에 놓기(3단계 명령)
9. 5각형 2개를 겹쳐 그리기
10. "간장, 공장, 공장장"을 따라하기

이해 및 판단

11. "옷은 왜 빨아(세탁)서 입습니까?"라고 질문
12. "길에서 남의 주민등록증을 주었을때 어떻게 하면 쉽게 주인에게 되돌려 줄수 있습니까?"라고 질문

전체점수

의식수준: Alert, Drowsy, Stupor, Coma

출처 ▸▸▸

권용철, 박종한(1989). 노인용 한국판 Mini-mental state examination의 표준화 연구 제1편: MMSE-K의 개발. *신경정신의학*, *28*(1), 125-135.

Korean Mini-Mental State Examination(K-MMSE): 조기치매검사

출처 ▶▶▶

강연욱, 나덕렬, 한승혜(1997). 치매환자를 대상으로 한 K-MMSE의 타당도 연구. *대한신경과학회지, 15*(2), 300-308.

목적 ▶▶▶

우리나라 노인들의 인지기능을 간편하게 측정하여 치매유무를 쉽게 판단하기 위한 치매 선별검사이지 치매를 확진하는 수단은 아니다.

개발과정 ▶▶▶

Folstein, Folstein과 McHugh(1975)에 의해 개발된 MMSE[1]를 권용철과 박종한(1989)이 한국어로 표준화한 MMSE-K[2]의 수정된 문항의 타당성 여부 및 비교연구에서의 제한점을 개선하기 위해, 강연욱 등(1997)이 MMSE를 가능한 원래 문항 그대로 유지하며 한국어로 번안하여 MMSE-K[2]와 구별하기위해 K-MMSE로 명명하였다[3]. MMSE의 "No ifs ands or buts"는 "백문이 불여일견"으로 번역하였다.

한국어로 번안한 도구를 병원의 신경과 기억장애 크리닉에 내원한 노인환자를 대상으로 알쯔하이머 치매환자(AD), 혈관성치매환자(VD), 가성치매환자(PD)로 구분하여 타당도 검증을 하였다.

국내활용 및 대상자 ▶▶▶

주로 신경과에서 인지기능장애의 선별도구로 사용되고 있다.

척도 및 하위영역 ▶▶▶

7가지 인지영역 즉 시간에 대한 지남력 5점, 장소에 대한 지남력 5점, 기억등록 3점, 기억회상 3점, 주의집중과 계산능력 5점, 언어 8점, 시각적 구성 1점으로 총점 30점으로 구성되어있다.

도구평가 ▶▶▶

■ 도구개발시

- Sensitivity: AD 82.7%, VD 72.3%, PD 91.3%로 VD보다 AD의 선별에 더 예민하다.
- 내용타당도: MMSE의 내용타당도가 선행연구에서 인정되었으므로 K-MMSE의 내용도 타당할 것이라고 설명하고있다.
- 구성타당도: 요인분석결과 AD에는 2요인이 추출되었고 총분산의 63.8%를 설명하였고, VD에는 1요인이 추출되었고 총분산의 42.3%를 설명하였다.
- 공존타당도(Concurrent validity): Blessed Orientation Memory-Concentration test 총점과 K-MMSE 총점의 상관계수(r)=-.78(p<.001)

Korean Mini-Mental State Examination(K-MMSE): 조기치매검사

도구적용방법 ▸▸▸

면대면 인터뷰. 시간제한 없음. 5-15분정도 소요. 각 문항을 제대로 수행했으면 1점을 주고 수행하지 못했으면 0점을 준다. 점수의 범위는 0-30점인데, 24점 이상을 정상, 20점 이상 24점미만을 경미한 치매, 10점 이상 24점미만을 중등도 치매, 10점미만을 심한 치매로 구분한다. 피검자의 실행점수를 연령과 교육연한을 고려하여 표준점수로 변환하여야 해석해야한다. 읽고 행동하기, 문장쓰기의 항목들은 문맹자에게 시행할 수 없다는 문제점이 있다.

Reference ▸▸▸

1) Folstein, M. F, Folstein, S. E, McHugh, P. R.(1975). "Mini-mental state": A practical method for grading the cognitive state of patients for the clinician. *Journal Psychiatric Research, 12*, 189-198.

2) 권용철, 박종한(1989). 노인용 한국판 Mini-mental state examination의 표준화 연구 제1편: MMSE-K의 개발. *신경정신의학, 28*(1), 125-135.

3) 강연욱, 나덕렬, 한승혜(1997). 치매환자를 대상으로 한 K-MMSE의 타당도 연구. *대한신경과학회지, 15*(2), 300-308.

조기치매검사

항목	점수	내용
Ⅰ. 시간지남력		1. 년
		2. 월
		3. 일
		4. 요일
		5. 계절
Ⅱ. 장소지남력		1. 나라
		2. 시/도
		3. 현재 장소 명
		4. 무엇하는 곳
		5. 몇 층
Ⅲ. 기억등록		1. 비행기
		2. 연필
		3. 소나무
Ⅳ. 주의 집중과 계산		1. 100 − 7
		2. − 7
		3. − 7
		4. − 7
		5. − 7
Ⅴ. 기억회상		1. 비행기
		2. 연필
		3. 소나무
Ⅵ. 언어		1. 이름대기(2): 손목시계(1), 볼펜(1)
		2. 명령시행(3): "종이를 뒤집고(1), 반으로 접은 다음(1), 저에게 주세요(1)."
		3. 따라 말하기(1): "백문이 불여일견"
		4. 읽고 그대로 하기(1): "눈을 감으세요."
		5. 쓰기(1): "오늘 기분이나 오늘 날씨에 대해서 써 보십시오."
Ⅶ. 시각적 구성		보고 그리기(1): 오각형
총점(30)		

출처 ▸▸▸

강연욱, 나덕렬, 한승혜(1997). 치매환자를 대상으로 한 K-MMSE의 타당도 연구. *대한신경과학회지, 15*(2), 300-308.

Short Potable Mental Status Questionnaire (SPMSQ): 간편 정신상태검사

출처 ▸▸▸

Pfeiffer, E.(1975). A short portable questionnaire for the assessment of organic brain deficit in elderly patients. *Journal of the American Geriatrics Society, 23*(10), 433. McDowell I, Newell C. (1996). Measuring Health: A guide to rating scales and questionnaires. Oxford university press. 287-334에서 재인용.

목적 ▸▸▸

지적 기능 정도를 간편하게 측정하여 장애 여부를 판별하기 위함. 높은 수준의 지능정도는 판단할 수 없으나 최소한의 인지기능장애를 찾아내는데 유용하다.

개발과정 ▸▸▸

지적 기능 정도를 간편하게 측정하기 위해 Kahn 등[1)]이 개발하여 사용하였고[1)], Pfeiffer[2)]는 수정 보완하여 Short Potable Mental Status Questionnaire로 발표하였다.

국내활용 및 대상자 ▸▸▸

- 송미순[3)]은 Kahn[1)]의 도구를 번안하여, 60세 이상의 안과 외래 내원 여성환자의 인지기능 측정에 사용하였다[3)]. 조맹제 등[4)]은 Pfeiffer[2)]의 도구를 번역하여 60세 이상 시설노인의 인지기능 측정에 사용하였다[4)].
- 보건소에서 인지기능 일차 선별도구로 사용하고 있다.

척도 및 하위영역 ▸▸▸

10개의 문항으로 되어있다.

도구평가 ▸▸▸

■ 도구개발시

- 타당도: 정신과 의사가 기질적 뇌증후군이 없다고 평가한 노인의 94%가 이 도구에서 만점을 받았고, 이 도구에서 2-3개의 틀린 답을 낸 노인의 95%가 정신과 의사로부터 기질적 뇌증후군으로 판단되었다[1)].

■ 적용시

- Pfeiffer(1975)가 개발한 도구의 총점을 계산하여 6점 이하를 인지기능 장애가 있다고 간주했을 때[2)], MMSE-K[5)] 19점 이하일 때의 인지기능 장애 유병율과 가장 비슷하게 나타났다[4)].

Short Potable Mental Status Questionnaire (SPMSQ): 간편 정신상태검사

도구적용방법 ▸▸▸

- 면대면 인터뷰. 점수의 범위 0-10점이며, 각 문항의 질문에 대해 틀리면 0, 맞으면 맞는 수의 번호에 점수를 표시하여, 점수가 높을수록 인지 능력이 높음을 의미한다.
- 8점 이하이면 기능적 뇌증후군이 의심되며, 3-8점은 중등도, 9-10점은 심한 장애로 구분된다[3].

Reference ▸▸▸

1) Kahn, R., Goldfarb, R., Pollack, M., Peck, A.(1960). Brief objective measures for the determination of mental status in the aged. *American Journal of Psychiatry, 17*, 326-328. Mollie B.(1978). *Readings in Gerontology*. Missouri: St Louis. CV Mosby Company에서 재인용.

2) Pfeiffer, E.(1975). A short portable questionnaire for the assessment of organic brain deficit in elderly patients. *Journal of the American Geriatrics Society, 23*(10), 433-441.

3) 송미순(1991). *노인의 생활기능상태 예측모형 구축*. 서울대학교 대학원 간호학박사학위논문.

4) 조맹제, 함봉진, 이부영, 김성윤, 신영민, 이창인(1998). 일 장기 수용시설 노인들의 인지기능장애와 우울증상의 유병율. *신경정신의학, 37*(5), 913-920.

5) 권용철, 박종한(1989). 노인용 한국판 Mini-mental state examination의 표준화 연구 제1편: MMSE-K의 개발. *신경정신의학, 28*(1), 125-135.

Short Portable Mental Status Questionnaire (SPMSQ)

Instructions: Ask questions 1−10 in this list and record all answers. Ask question 4a only if patient does not have a telephone. Record number of errors based on 10 questions.
Allow one more error if subject has had only a grade school education.
Allow one less error if subject has had education beyond high school.

+	−				
		1. What is the date today?	Month	Day	Year
		2. What day of the week is it?			
		3. What is the name of this place?			
		4. What is your telephone number?			
		4a. What is your street address? (Ask only if patient dose not have a telephone)			
		5. How old are you?			
		6. When were you born?			
		7. Who is the President of the United States now?			
		8. Who was the President just before him?			
		9. What was your mother's maiden name?			
		10. Subtract 3 from 20 and keep subtracting 3 from each new number, all the way down.			

Total Number of Errors

0−2 Errors	Intact intellectual functioning
3−4 Errors	Mild intellectual impairment
5−7 Errors	Moderate intellectual development
8−10 Errors	Severe intellectual impairment

To be completed by Interviewer

Patient's name: ____________________ Date: ____________________

Sex : 1.Male
2.Female
3.Other

Race : 1. White
2. Black

Years of education: ____________________
1. Grade school
2. High school
3. Beyond high school

Interviewer's name: ____________________

출처 ▸▸▸

Pfeiffer, E.(1975). A short portable questionnaire for the assessment of organic brain deficit in elderly patients. *Journal of the American Geriatrics Society, 23*(10), 433. McDowell I, Newell C.(1996). Measuring Health: A guide to rating scales and questionnaires. Oxford university press. 287-334에서 재인용.

간편 정신상태 검사

1-3. 오늘이 몇 년 몇 월 몇 일 입니까?	0, 1, 2, 3
4. 오늘이 무슨 요일입니까?	0, 1
5. 지금 계시는 곳이 어디입니까?	0, 1
6. 집이 어느 동에 있습니까?	0, 1
7. 나이가 몇 살입니까?	0, 1
8. 생일이 언제입니까?	0, 1
9. 현재 우리나라 대통령이 누구입니까?	0, 1
10. 20에서 3을 계속 빼십시오.	0, 1

※ 틀리면 0, 맞으면 맞는 수의 번호에 표시

출처 ▸▸▸

송미순(1991). *노인의 생활기능상태 예측모형 구축*. 서울대학교 대학원 간호학박사학위논문.

Short form of Samsung Dementia Questionnaire(S-SDQ) : 단축형 삼성 치매 검사지

출처 ▸▸▸

최성혜, 나덕렬, 오경미, 박병주(1999). 단축형 Samsung Dementia Questionnaire(S-SDQ)의 개발과 타당도 평가. *대한신경과학회지, 17*(2), 253-258.

목적 ▸▸▸

환자의 상태를 잘 아는 보호자가 치매 환자의 발병 전과 발병 이후의 인지 기능에 대한 정보를 제공함으로써 치매를 조기에 발견하기 위해 개발되었다[1].

개발과정 ▸▸▸

최성혜 등(1998)이 32문항의 Samsung Dementia Questionaire(SDQ)를 개발[2]하였으나, 설문지를 작성하는데 시간이 많이 걸리고, 문맹인 환자들은 답할 수 없는 읽기 쓰기와 관련된 문장이 있고, 예, 아니오의 양분척도라 인지기능의 감퇴를 정확히 측정할 수 없다는 등의 단점을 극복하기위해 SDQ 표준화 연구에 사용되었던 자료를 요인분석하여 15문항의 단축형을 제작하였다. 타당도 검증의 대상자는 종합병원 신경과 외래 또는 입원 환자들 중 61명의 probable Alzheimer 환자들과 39명의 혈관성치매환자, 그리고 대조군은 인지기능의 감퇴와 관련없는 질환자 100명이었다[1].

국내활용 및 대상자 ▸▸▸

K-MMSE[3]와 달리 환자의 나이나 교육 정도의 영향을 받지 않는 장점이 있어, 일반인들의 치매선별에 많이 사용하고 있으나 연구에서는 잘 사용되지 않는다.

척도 및 하위영역 ▸▸▸

전체 15문항, 각 문항 3점 척도로 점수의 범위는 0점에서 30점이며, 3개의 요인 즉 (1) 언어, 읽기, 쓰기 계산력과 관련된 요인, (2) 기억력과 관련된 요인, (3) 시공간 능력과 관련된 요인으로 구성되어 있다.

도구 평가 ▸▸▸

■ 도구 개발 시

- 신뢰도: 8점 이상을 치매로 진단했을 때 민감도 94%, 특이도 90%
  검사-재검사 신뢰도 Pearson 상관관계 r=.97(p<0.001).
  15개 각 문항의 검사-재검사 일치도 Kappa values .49-.82
- 타당도: K-MMSE[3]와의 상관관계 r=-.84(p<0.001)

Short form of Samsung Dementia Questionnaire(S-SDQ) : 단축형 삼성 치매 검사지

도구적용방법 ▸▸▸

환자를 잘 아는 보호자가 설문지를 작성하도록 한다. 글씨를 잘 읽을 수 없는 보호자는 검사자가 설문지를 그대로 읽어주어 작성하도록 한다.

Reference ▸▸▸

1) 최성혜, 나덕렬, 오경미, 박병주(1999). 단축형 Samsung Dementia Questionnaire(S-SDQ)의 개발과 타당도 평가. *대한신경과학회지, 17*(2), 253-258.

2) 최성혜, 나덕렬, 강연욱, 이원용, 박병주(1998). Samsung Dementia Questionnaire의 타당도와 신뢰도 평가. *대한신경과학회지, 16*, 307-314.

3) 강연욱, 나덕렬, 한승혜(1997). 치매환자를 대상으로 한 K-MMSE의 타당도 연구. *대한신경과학회지, 15*(2), 300-308.

단축형 삼성 치매 검사지

※ 환자의 상태를 가장 잘 알고 있는 보호자가 작성해주십시오.

설문지 작성자와 환자와의 관계: 환자의 ______________________

환자와(동거한다, 동거하지 않는다).

설문지 작성자는 환자의 상태에 대해(잘 안다, 대충 안다, 잘 모른다).

※ 다음 문항을 읽고 환자의 최근 6개월간의 해당 사항에 동그라미를 하십시오.

내용	그렇지 않다	간혹(약간) 그렇다	자주(많이) 그렇다
1. 언제 어떤 일이 일어났는지 기억하지 못한다.			
2. 며칠 전에 들었던 이야기를 잊는다.			
3. 반복되는 일상생활에 변화가 생겼을 때 금방 적응하기가 힘들다.			
4. 본인에게 중요한 사항을 잊는다. (배우자 생일, 결혼기념일, 제삿날 등)			
5. 어떤 일을 해 놓고 잊어버려 다시 반복한다.			
6. 약속을 해 놓고 잊는다.			
7. 이야기 도중 방금 자기가 무슨 이야기를 하고 있었는지를 잊는다.			
8. 하고 싶은 말이나 표현이 금방 떠오르지 않는다.			
9. 물건 이름이 금방 생각나지 않는다.			
10. 텔레비젼을 보고 그 내용을 이해하기가 힘들다.			
11. 전에 가본 장소를 기억하지 못한다.			
12. 길을 잃거나 헤맨 적이 있다.			
13. 계산 능력이 떨어졌다.			
14. 돈 관리를 하는데 실수가 있다.			
15. 과거에 쓰던 기구의 사용이 서툴어졌다.			

그렇지 않다 = 0, 간혹(약간) 그렇다 = 1, 자주(많이) 그렇다 = 2

출처 ▸▸▸

최성혜, 나덕렬, 오경미, 박병주(1999). 단축형 Samsung Dementia Questionnaire(S-SDQ)의 개발과 타당도 평가. *대한신경과학회지*, *17*(2), 253-258.

Korean Version of Expanded Clinical Dementia Rating (CDR) : 한국판 Expanded Clinical Dementia Rating

출처 ▸▸▸

최성혜, 나덕렬, 이병화, 함동식, 정지향 외(2001). 한국판 Expanded Clinical Dementia Rating(CDR) 척도의 타당도. *대한신경과학회지, 19*(6), 585-591.

목적 ▸▸▸

치매환자의 전반적인 인지 및 사회 기능 정도의 중증도 평가. 알쯔하이머형 치매 환자의 중증도 평가에는 적합하나 혈관성 치매 환자의 중증도 평가에는 부적합하다.

개발과정 ▸▸▸

치매에서 감퇴하는 인지 및 사회 기능 영역을 고루 평가하기위해 Hughes[1] 등에 의해 0-3점 척도로 개발되어 사용되어 오다가, Morris[2]와 Fillenbaum[3] 등에 의해 구성된 도구를, 최성혜[4] 등이 한국어로 번안하여 한국판 Expanded Clinical Dementia Rating을 제작하고 타당도 검증을 하였다[4]. 타당도 검증의 대상자는 41명의 알쯔하이머병 환자들, 37명의 혈관성치매 환자 그리고 34명의 치매를 앓고 있지 않은 사람들이었다[4].

국내활용 및 대상자 ▸▸▸

조남옥[5]이 0-3점 척도의 CDR을 번안하여 치매환자의 중등도 분류에 사용한 적이 있으며, 임상연구에서 치매의 정도를 제시하는 기준으로 사용되고 있다[4].

척도 및 하위영역 ▸▸▸

인지 및 사회 기능 영역을 고루 평가하기 위해, 6 세부 영역 즉 기억력(Memory), 지남력(Orientation), 판단력과 문제 해결 능력(Judgment and Problem solving), 사회 활동(Community affairs), 집안 생활과 취미(Home and Hobbies), 위생 및 몸치장(Personal Care)으로 구성되어있으며, 각 영역은 7점 척도, 점수의 범위 0-5점이다.

도구평가 ▸▸▸

■ 도구개발시

- 신뢰도: inter-rater reliability: 검사자간 Spearman 상관계수 .89-1.00
  CDR 평가의 검사자간 Kappa values .90-.96.
  여섯 항목 각각의 검사자간 Kappa values .86-1.0[4]
- 타당도: K-MMSE[6]와 Sum of Boxes of CDR의 상관관계 r=.94(p<0.001), K-BNT[7]와 Sum of Boxes of CDR의 상관관계 r=.80(p<0.001)
  요인분석 결과 한가지 요인으로 집결되었으며, 총분산의 95%를 설명한다.

Korean Version of Expanded Clinical Dementia Rating (CDR) : 한국판 Expanded Clinical Dementia Rating

도구적용방법 ▸▸▸

- 특별히 훈련된 의사, 간호사, 심리사, 또는 기타 건강전문인이 환자와 가족을 대상으로 반구조화된 면접과 임상적 판단을 통해 평가한다[4) 8) 9)].
- 검사자가 각 영역의 점수를 결정하고, 6가지 영역의 점수를 고려하여 최종 CDR 점수를 계산하게 되어있다. 평가 후 0점은 '치매가 아님', 0.5점은 '치매가 의심스러움', 1점은 '경함', 2점은 '중등도', 3점은 '심함', 4점은 '매우 심함', 5점은 '말기' 치매를 의미한다.[2) 4)] 이때 1점 이상은 분명한 치매의 증상이 있음을 의미하고, 0.5점은 치매의 초기증상이 있음을 의미하므로 확진을 위한 진단이 필요하다.
- 평가시 신체적 질병, 사회적, 정서적인 문제로 인한 기능저하는 평가에 고려하지 않고 인지기능장애로 인한 기능의 저하만 평가해야함을 주의해야 한다.

Reference ▸▸▸

1) Hughes, C. P., Berg, L., Danziger, W. L., Coben, L. A., & Martin, R. L.(1982) A new clinical scale for the staging of dementia. The *British Journal of Psychiatry, 140*, 566-572.

2) Morris, J. C.(1993). The Clinical Dementia Rating(CDR): Current version and scoring rules. *Neurology, 43,* 2412-2414.

3) Fillenbaum, G.G., Peterson, B., & Morris, J. C.(1996). Estimating the validity of the clinical dementia rating scale: the CERAD experience. *Aging Clinical and Experimental Research, 8*, 379-385.

4) 최성혜, 나덕렬, 이병화, 함동식, 정지향, 윤수진, 유경희, 하충건, 한일우, 치매연구회.(2001). 한국판 Expanded Clinical Dementia Rating(CDR) 척도의 타당도. *대한신경과학회지, 19*(6), 585-591.

5) 조남옥(1996). *치매환자 가족의 경험과 간호요구에 관한 연구.* 서울대학교 대학원 박사학위논문.

6) 강연욱, 나덕렬, 한승혜(1997). 치매환자를 대상으로 한 K-MMSE의 타당도 연구. *대한신경과학회지, 15*(2), 300-308.

7) 김향희, 나덕렬(1997). *한국판 Boston 이름대기 검사.* 서울: 학지사.

8) Retrieved Nov 14, 2006, from http://www.adrc.wustl.edu/cdrScale.html

9) Retrieved Nov 14, 2006, from http://alzheimer.wustl.edu/cdrtraining

Clinical Dementia Rating (CDR)

	Impairment Level and CDR Score				
	None 0	Questionable 0.5	Mild 1	Moderate 2	Severe 3
Memory	No memory loss or slight inconsistent forgetfulness	Consistent slight forgetfulness; partial recollection of events; "benign" forgetfulness	Moderate memory loss; more marked for recent events; defect interferes with everyday activities	Severe memory loss; only highly learned material retained; new material rapidly lost	Severe memory loss; only fragments remain
Orientation	Fully oriented	Fully oriented except for slight difficulty with time relationships	Moderate difficulty with time relationships; oriented for place at examination; may have geographic disorientation elsewhere	Severe difficulty with time relationships; usually disoriented to time, often to place	Oriented to person only
Judgment &Problem Solving	Solves everyday problems &handles business &financial affairs well; judgement good in relation to past performance	Slight impairment in solving problems, similarities, and differences	Moderate difficulty in handling problems, similarities, and differences; social judgement usually maintained	Severely impaired in handling problems, similarities, and differences; social judgement usually impaired	Unable to make judgements or solve problems
Community Affairs	Independent function at usual level in job, shopping, volunteer and social groups	Slight impairment in these activities	Unable to function independently at these activities although may still be engaged in some; appears normal to casual inspection	No pretense of independent function outside home Appears well enough to taken to functions outside a family home	No pretense of independent function outside home Appears too ill to be be taken to functions outside a family home

Clinical Dementia Rating(CDR)

Home and Hobbies	Life at home, hobbies, and intellectual interests well maintained	Life at home, hobbies, and intellectual interests slightly impaired	Mild but definite impairment of function at home; more difficult chores abandoned; more complicated hobbies and interests abandoned	Only simple chores preserved; very restricted interests, poorly maintained	No significant function in home
Personal Care	Fully capable of self-care		Needs prompting	Requires assistance in dressing, hygiene, keeping of personal effects	Requires much help with personal care; frequent incontinence

※Score only as decline from previous usual level due to cognitive loss, not impairment due to other factors.

출처 ▸▸▸

- Hughes, C. P., Berg, L., Danziger, W. L., Coben, L. A., & Martin, R. L.(1982) A new clinical scale for the staging of dementia. The *British Journal of Psychiatry, 140,* 566-572.
- Morris, J. C.(1993). The Clinical Dementia Rating(CDR): Current version and scoring rules. *Neurology, 43,* 2412-2414.

한국판 Expanded Clinical Dementia Rating

	CDR 0	CDR 0.5	CDR 1	CDR 2	CDR 3	CDR 4	CDR 5
기억력 Memory	기억 장애가 전혀 없거나 경미한 건만증이 때때로 나타남.	경하지만 지속적인 건망증: 사건의 부분적인회상만 가능"양성 건망증"	중증도의 기억장애: 최근 것에 대한 기억 장애가 더 심함. 일상생활에 지장이 있음	심한 기억 장애: 과거에 반복적으로 많이 학습한 것만 기억, 새로운 정보는 금방 잊음	심한 기억 장애: 부분적이고 단편적인 사실만 보존됨	부분적인 사실조차도 보통 잊어버림. 난해하거나 부적절한 말을 사용하기 때문에 기억력을 검사하기 힘든 경우가 잦음	의미 있는 기억 기능이 전혀 없음. 이해력이 없거나 둔한 경우가 잦음
지남력 Orientation	정상	시간에 대한 경미한 장애가 있는 것 외에는 정상	시간에 대해 중등도의 장애가 있음: 사람과 장소에 대해서는 검사상으로는 정상이나 실생활에서 길 찾기에 장애가 있을 수 있음	시간에 대한 지남력은 상실되어 있고 장소에 대한 지남력 역시 자주 손상됨	사람에 대한 지남력만 유지되고 있음	자신의 이름에 대해서만 때때로 반응함	자신에 대한 인식이 전혀 없음
판단력과 문제 해결 능력 Judgment and Problem solving	일상 생활의 문제를 잘 해결하고 사업이나 재정문제도 잘 처리함: 과거에 비해 판단력은 아직 좋음	문제 해결 능력, 유사성, 상이성 해석에 대한 경미한 장애	문제 해결 능력, 유사성, 상이성 해석에 대한 중등도의 장애: 사회 생활에 대한 판단력은 대부분 유지되어 있음	문제 해결, 유사성, 상이성 해석에 심한 장애:사회생활에서의 판단력이 대부분 손상됨	판단이나 문제 해결이 불가능함	단순한 지시나 명령에 대해서도 수행할 능력이 없음	문제에 대한 인식이나 주변 환경에 대한 이해가 전혀 없음
사회 활동 Community affairs	직장 생활(사업), 물건 사기, 자원 봉사, 사회적 활동 등에서 보통 수준의 독립적 기능이 가능함	이와 같은 활동에 있어서의 장애가 의심되거나 약간의 장애가 있음	이와 같은 활동의 일부에 아직 참여하고 있고 언뜻 보기에는 정상 활동을 수행하는 것처럼 보이나 사실상 독립적인 수행이 불가능함	집 밖에서 독립적인 활동을 할 수 없으나 외견상으로는 집 밖에서도 기능을 잘 할 수 있어 보임	집 밖에서 독립적인 활동을 할 수 없고 외견상으로도 가정을 떠나 외부에서는 정상적인 기능을 할 수 없어 보임	어떠한 사회적 상황에서도 의미 있는 참여를 할 수 없음	어떠한 활동에도 참여할 수 없음

한국판 Expanded Clinical Dementia Rating

집안 생활과 취미 Home and Hobbies	집안 생활, 취미 생활, 지적인 관심이 잘 유지되어 있음	집안 생활, 취미 생활, 지적인 관심이 다소 손상되어 있음	집안 생활에 경하지만 분명한 장애가 있고, 어려운 집안 일은 포기된 상태임, 복잡한 취미나 흥미(예를 들어 바둑)는 포기됨	아주 간단한 집안 일만 할 수 있고, 관심이나 흥미가 매우 제한됨	집안에서 의미 있는 기능 수행이 없음	어떠한 취미 활동이나 집안일에도 의미 있는 참여를 할 수 없음	어떠한 활동에도 전혀 참여할 수 없음
위생 및 몸치장 Personal Care	정상	정상	가끔 개인 위생에 대한 권고가 필요함	옷 입기, 개인 위생, 개인 소지품의 유지에 도움이 필요함	개인 위생과 몸치장의 유지에 많은 도움이 필요하며, 자주 대소변의 실금이 있음	옷 입기나 식사를 하려는 시도는 있음. 도움 없이는 이동하지 못함	식사 시 먹여주어야 함. 누워 지내는 상태임

- 기억력 점수가 0인 경우

  CDR=0: 다른 항목도 전부 0이거나 한가지가 0.5인 경우
- 기억력 점수가 0.5인 경우

  CDR=0.5

  CDR=1: 기억력을 제외한 나머지 항목 중 적어도 3가지가 CDR 1이상 되는 경우
- 기억력 점수가 1, 2, 3 인 경우.

  기억력을 제외한 5항목 중 3가지 이상 공통되는 항목의 점수를 CDR점수로 한다. 단 이때 세가지 항목이 기억력 점수보다 높은(또는 낮은) 점수로 일치하고, 또 다른 두 가지 항목이 기억력 점수보다 낮은(또는 높은) 점수로 일치할 때는 기억력 점수를 전체 CDR 점수로 한다. 기억력 점수보다 큰 쪽이든 작은 쪽이든 한쪽으로 치우치면서 흩어진 경우는 기억력 점수에 가장 가까운 점수를 전체 CDR점수로 한다(예를들면 기억력과 한가지 항목=3, 두 항목=2, 남은 두 항목=1: CCDR=2). 한 개나 두 개 항목의 점수가 기억력 점수와 일치하고, 나머지 항목 점수는 기억력 점수의 양쪽으로 두 개 이하씩 흩어진 경우는 기억력 점수를 전체 CDR점수로 한다. 기억력 점수가 1 이상인 경우는 전체 CDR점수는 '0'이 될 수는 없다. 예를 들어, 기억력을 제외한 다른 항목들이 대부분 '0'이면 CDR=0.5가 된다.

출처 ▸▸▸

최성혜, 나덕렬, 이병화, 함동식, 정지향 외(2001). 한국판 Expanded Clinical Dementia Rating(CDR) 척도의 타당도. *대한신경과학회지, 19*(6), 585-591.

Korean Version of Global Deterioration Scale(GDS) : 한국판 Global Deterioration Scale

출처 ▸▸▸

최성혜, 나덕렬, 이병화, 함동석, 정지향, 정용, 구은정, 하충견, 안성신, 치매연구회(2002). 한국판 Global Deterioration Scale의 타당도, *대한신경과학회지, 20*(6), 613.

목적 ▸▸▸

퇴행성 치매의 중등도 단계를 평가하기 위한 것이며, 혈관성치매 환자의 평가에는 적합하지 않다.

개발과정 ▸▸▸

Reisberg[1] 등이 알쯔하이머병과 같은 퇴행성 치매에 있어서 인지기능의 단계를 평가할 수 있도록 개발한 도구를, 최성혜[2] 등이 한글판으로 번안하고, 34명의 치매가 없는 환자, 41명의 알쯔하이머병 환자, 37명의 혈관성 치매를 대상으로 타당도를 검증하였다.

국내활용 및 대상자 ▸▸▸

임상에서 치매 약물의 효능을 평가하는 기준으로 사용 중이다.

척도 및 하위영역 ▸▸▸

1-7점 척도, 7단계로 구성되어있으며, 1-3 단계는 치매전 단계(pre-dementia stages) 4-7단계는 치매 단계(dementia stages), 5단계 이상은 도움 없이 더 이상 생존이 불가능함을 의미한다.

도구평가 ▸▸▸

■ 도구개발시

- 신뢰도: inter-rater reliability Kappa values=.93-1.0[2]
- 타당도: K-MMSE[3] 와의 상관관계 r=.94($p<0.001$)
  K-BMT[4]와의 상관관계 r=.70($p<0.001$)
  한국판 CDR[5]과의 상관관계 r=.99($p<0.001$)

도구적용방법 ▸▸▸

검사자가 환자와 보호자의 자세한 면담을 통하여 도구 각 단계의 구체적인 예들을 확인하여 인지정도를 평가하고 해당단계를 표시한다. 이때 신체적 질병, 사회적, 정서적인 문제로 인한 기능저하는 고려하지 않고, 인지장애로 인한 기능의 저하만 평가한다.

Korean Version of Global Deterioration Scale(GDS) : 한국판 Global Deterioration Scale

Reference ▸▸▸

1) Reisberg, B., Ferris, S. H., De Leon, M. J., & Crook, T.(1982). The Global Deterioration Scale for assessment of primary deteriorative dementia. *The American Journal of Psychiatry, 139*(9), 1136-1139.
2) 최성혜, 나덕렬, 이병화, 함동석, 정지향, 정용, 구은정, 하충견, 안성신, 치매연구회(2002). 한국판 Global Deterioration Scale의 타당도. *대한신경과학회지, 20*(6), 612-617.
3) 강연욱, 나덕렬, 한승혜(1997). 치매환자를 대상으로 한 K-MMSE의 타당도 연구. *대한신경과학회지, 15*(2), 300-308.
4) 김향희, 나덕렬(1997). *한국판 Boston 이름대기 검사*. 서울: 학지사.
5) 최성혜, 나덕렬, 이병화, 함동식, 정지향, 윤수진, 유경희, 하충건, 한일우, 치매연구회(2001). 한국판 Expanded Clinical Dementia Rating(CDR) 척도의 타당도. *대한신경과학회지, 19*(6), 585-591.

The Global Deterioration Scale for Assessment of Primary Degenerative Dementia

Level	Clinical Characteristics
1 No cognitive decline	No subjective complaints of memory deficit. No memory deficit evident on clinical interview.
2 Very mild cognitive decline(Age Associated Memory Impairment)	Subjective complaints of memory deficit, most frequently in following areas: (a) forgetting where one has placed familiar objects; (b) forgetting names one formerly knew well. No objective evidence of memory deficit on clinical interview. No objective deficits in employment or social situations. Appropriate concern with respect to symptomatology.
3 Mild cognitive decline (Mild Cognitive Impairment)	Earliest clear-cut deficits. Manifestations in more than one of the following areas: (a) patient may have gotten lost when traveling to an unfamiliar location; (b) co-workers become aware of patient's relatively poor performance; (c) word and name finding deficit becomes evident to intimates; (d) patient may read a passage or a book and retain relatively little material; (e) patient may demonstrate decreased facility in remembering names upon introduction to new people; (f) patient may have lost or misplaced an object of value; (g) concentration deficit may be evident on clinical testing. Objective evidence of memory deficit obtained only with an intensive interview. Decreased performance in demanding employment and social settings. Denial begins to become manifest in patient. Mild to moderate anxiety accompanies symptoms.
4 Moderate cognitivedecline (Mild Dementia)	Clear-cut deficit on careful clinical interview. Deficit manifest in following areas: (a) decreased knowledge of current and recent events; (b) may exhibit some deficit in memory of ones personal history; (c) concentration deficit elicited on serial subtractions; (d) decreased ability to travel, handle finances, etc. Frequently no deficit in following areas: (a) orientation to time and place; (b) recognition of familiar persons and faces; (c) ability to travel to familiar locations. Inability to perform complex tasks. Denial is dominant defense mechanism. Flattening of affect and withdrawal from challenging situations frequently occur.
5 Moderately severe cognitive decline (Moderate Dementia)	Patient can no longer survive without some assistance. Patient is unable during interview to recall a major relevant aspect of their current lives, e.g., an address or telephone number of many years, the names of close family members (such as grandchildren), the name of the high school or college from which they graduated. Frequently some disorientation to time (date, day of week, season, etc.) or to place. An educated person may have difficulty counting back from 40 by 4s or from 20 by 2s. Persons at this stage retain knowledge of many major facts regarding themselves and others. They invariably know their own names and generally know their spouses' and children's names. They require no assistance with toileting and eating, but may have some difficulty choosing the proper clothing to wear.
6 Severe cognitive decline (Moderately Severe Dementia)	May occasionally forget the name of the spouse upon whom they are entirely dependent for survival. Will be largely unaware of all recent events and experiences in their lives. Retain some knowledge of their past lives but this is very sketchy. Generally unaware of their surroundings, the year, the season, etc. May have difficulty counting from 10, both backward and, sometimes, forward. Will require some assistance with activities of daily living, e.g., may become incontinent, will require travel assistance but occasionally will be able to travel to familiar locations. Diurnal rhythm frequently disturbed. Almost always recall their own name. Frequently continue to be able to distinguish familiar from unfamiliar persons in their environment. Personality and emotional changes occur. These are quite variable and include: (a) delusional behavior, e.g., patients may accuse their spouse of being an impostor, may talk to imaginary figures in the environment, or to their own reflection in the mirror; (b) obsessive symptoms, e.g., person may continually repeat simple cleaning activities; (c) anxiety symptoms, agitation, and even previously nonexistent violent behavior may occur; (d) cognitive abulla, i.e., loss of willpower because an individual cannot carry a thought long enough to determine a purposeful course of action.
7 Very severe cognitivedecline (Severe Dementia)	All verbal abilities are lost over the course of this stage. Frequently there is no speech at all -only unintelligible utterances and rare emergence of seemingly forgotten words and phrases. Incontinent of urine, requires assistance toileting and feeding. Basic psychomotor skills, e.g., ability to walk, are lost with the progression of this stage. The brain appears to no longer be able to tell the body what to do. Generalized rigidity and developmental neurologic reflexes are frequently present.

출처 ▸▸▸

Reisberg, B., Ferris, S. H., De Leon, M. J., & Crook, T.(1982). The Global Deterioration Scale for assessment of primary deteriorative dementia. *The American Journal of Psychiatry, 139*(9), 1136-1139.

한국판 Global Deterioration Scale

환자의 인지능력은?

1 = □ □	인지장애 없음	임상적으로 정상. 주관적으로 기억 장애를 호소하지 않음. 임상 면담에서도 기억 장애가 나타나지 않음.
2 = □ □	매우 경미한 인지장애	건망증의 시기. 주관적으로 다음과 같은 기억 장애를 주로 호소함: (1)물건을 둔 곳을 잊음 (2)전부터 잘 알고 있던 사람 이름 또는 물건 이름이 생각나지 않음. 임상면담에서 기억 장애의 객관적인 증거는 없음. 직장이나 사회생활에 문제없음. 이러한 자신의 증상에 적절한 관심을 보임.
3 = □ □	경미한 인지장애	분명한 장애를 보이는 가장 초기 단계. 그러나 숙련된 임상가의 자세한 면담에 의해서만 객관적인 기억 장애가 드러남. 새로이 소개받은 사람의 이름을 기억하기 어려울 수 있음. 책을 읽어도 예전에 비하여 기억하는 내용이 적을 수 있음. 단어나 이름이 금방 떠오르지 않는 것을 주위에서 알아차리기도 함. 귀중품을 엉뚱한 곳에 두거나 잃어버린 적이 있을 수 있음. 낯선 곳에서 길을 잃은 적이 있을 수 있음. 임상 검사에서는 집중력의 감퇴가 보일 수 있음. 직업이나 사회생활에서 수행 능력이 감퇴함. 동료가 환자의 일 수행 능력이 떨어짐을 느낌. 환자는 이와 같은 사실을 부인할 수 있음. 경하거나 중등도의 불안증이 동반될 수 있음. 현재 상태로는 더 이상 해결할 수 없는 힘든 사회적 요구에 직면하면 불안증이 증가됨.
4 = □ □	중등도의 인지장애	후기 혼동의 시기. 자세한 임상 면담 결과 분명한 인지 장애. 다음 영역에서 분명한 장애가 있음: (1)자신의 생활의 최근 사건과 최근 시사 문제들을 잘 기억하지 못함 (2)자신의 중요한 과거사를 잊기도 함 (3)순차적 빼기(예:100-7, 93-7..)에서 집중력 장애가 관찰됨 (4)혼자서 외출하는 것과 금전 관리에 지장이 있음. 그러나 대개 다음 영역에서는 장애가 없음: (1)시간이나 사람에 대한 지남력 (2)잘 아는 사람과 낯선 사람을 구분하는 것 (3)익숙한 길 다니기. 더 이상 복잡한 일을 효율적이고 정확하게 수행할 수 없음. 자신의 문제를 부정하려고 함. 감정이 무디어지고 도전적인 상황을 피하려고 함.
5 = □ □	초기 중증의 인지장애	초기 치매. 다른 사람의 도움 없이는 더 이상 지낼 수 없음. 자신의 현재 일상생활과 관련된 주요한 사항들을 기억하지 못함(예를 들면, 집 주소나 전화번호, 손자와 같은 가까운 친지의 이름 또는 자신이 졸업한 학교의 이름을 기억하기 어려움). 시간(날짜, 요일, 계절 등)이나 장소에 대한 지남력이 자주 상실됨. 교육을 받은 사람이 40에서 4씩 또는 20에서 2씩 거꾸로 빼나가는 것을 하지 못하기도 함. 이 단계의 환자들은 대개 자신이나 타인에 관한 주요한 정보는 간직하고 있음. 자신의 이름을 알고 있고 대개 배우자와 자녀의 이름도 알고 있음. 화장실 사용이나 식사에 도움을 필요로 하지는 않으나 적절한 옷을 선택하거나 옷을 입는데는 문제가 있을 수 있음(예를들면 신을 좌우 바꾸어 신음).

한국판 Global Deterioration Scale

6 = □ □	중증의 인지장애	중기 치매. 환자가 전적으로 의존하고 있는 배우자의 이름을 종종 잊음. 최근의 사건들이나 경험들을 거의 기억하지 못함. 오래된 일은 일부 기억하기도 하나 매우 피상적임. 일반적으로 주변 상황, 년도, 계절을 알지 못함. '1-10' 또는 거꾸로 '10-1' 까지 세는데 어려움이 있을 수 있음. 일상생활에 상당한 도움을 필요로 함(예를 들면 대소변 실수가 있음). 또한 외출시 도움이 필요하나 때때로 익숙한 곳에 혼자 가기도 함. 낮과 밤의 리듬이 자주 깨짐. 그러나 거의 항상 자신의 이름은 기억함. 잘 아는 사람과 낯선 사람을 대개 구분할 수 있음. 성격 및 감정의 변화가 나타나고 기복이 심함: (1)망상적인 행동(예를 들면 자신의 배우자가 부정하다고 믿음, 주위에 마치 사람이 있는 것처럼 얘기하거나 거울에 비친 자신과 얘기함) (2)강박적 증상(예를 들면 단순히 바닥을 쓸어내는 행동을 반복함) (3)불안증, 초조, 과거에 없었던 난폭한 행동이 나타남 (4)무의지증, 즉 목적있는 행동을 결정할 만큼 충분히 길게 생각할 수 없기 때문에 나타나는 의지의 상실임.
7 = □ □	후기 중증의 인지장애	말기 치매. 모든 언어 구사 능력이 상실됨. 흔히 말은 없고 단순히 알아들을 수 없는 소리만 냄. 요실금이 있고 화장실 사용과 식사에도 도움이 필요함. 기본적인 정신 운동 능력이 상실됨 (예를 들면 걷기). 뇌는 더 이상 신체에 무엇을 하라고 명령하는 것 같지 않음. 전반적인 피질성 또는 국소적 신경학적 징후나 증상들이 자주 나타남.

출처 ▸▸▸

최성혜, 나덕렬, 이병화, 함동석, 정지향, 정용, 구은정, 하충견, 안성신, 치매연구회(2002). 한국판 Global Deterioration Scale의 타당도. *대한신경과학회지, 20*(6), 613.

PART · II 노인 인지, 지각

Chapter · 8

지각과 태도

Preferences for Care Near the End of Life(PCEOL): 임종기 치료방법 선호도

출처 ▸▸▸

Gauthier, D. M., & Froman, R. D.(2001). Preferences for care near the end of life: Scale development and validation. *Research in Nursing & Health, 24,* 298-306.

목적 ▸▸▸ 임종기 치료 방법에 대한 선호도를 확인하는 것이다.

개발과정 ▸▸▸

문헌고찰 후 임종기 관련 전문가와 간호사와의 인터뷰를 통해 5개 차원dimension) 추출하였다. 그 후 각 차원을 반영하는 많은 항목을 개발하여 초기 77개 항목으로 시작하였으며, 198명의 성인을 편의 표집한 후 75개 항목으로 구성된 도구를 검증·요인 분석한 결과 5개 요인, 19개 항목으로 정리하였다[1].

국내활용 ▸▸▸ 알려진 적용 연구는 없다.

대상자(개발당시) ▸▸▸ 성인

척도 및 하위영역 ▸▸▸

- 척도: 5점 척도 1점: This not at all what I would prefer; 5점: This is what I would always prefer
- 하위 영역: Automonous physiological decision making, 1, 2, 3, 4; Decision making by health care provider 5, 6, 7, 8; Spirituality 9, 10, 11, 12; Family 13, 14, 15, 16; Affective communication 17, 18, 19

도구평가(개발당시) ▸▸▸

요인별 신뢰도(내적 일관성) .68-.91

요인별 검사-재검사 신뢰도 .80-.94

도구평가(적용연구) ▸▸▸ 알려진 연구 없음

적용방법 ▸▸▸ 자가보고

Reference ▸▸▸

1) Gauthier, D. M., & Froman, R. D.(2001). Preferences for care near the end of life: Scale development and validation. *Res Nurs Health, 24,* 298-306.

Preferences for Care Near the End of Life(PCEOL)

1. If my heart stops, I do not want to be resuscitated (CPR)
2. I do not want to be fed artificially (through a tube) when I can no longer take food and drink normally.
3. If I can no longer breathe on my own, I do not want to be connected to a breathing machine.
4. I want to let nature guide my dying, and I do not want my life to be artificially prolonged in any way.
5. I want health care providers to make all decisions about my care.
6. Health care providers know what is best for me at this time, and I want them to make all decisions about my care.
7. I want my doctor(s) to make all my health care decision for me.
8. Health care providers, because they are experts, should have the final word in decisions about my care.
9. I want my spiritual beliefs to guide my preferences for care at this time of my life.
10. I want my religious beliefs to guide my preferences for care at this time of my life.
11. I want to let God guide my dying, and I do not want my life to be artificially prolonged in any way.
12. I want to let nature guide my dying, and I do not want my life to be artificially prolonged in any way.
13. I want my family to make all decisions about my care when I can no longer verbally express my desires.
14. I want my family to have the final word in decisions about my care.
15. I want my family to be involved in my health care decisions.
16. I want all explanations given to my family so they can decide on my care.
17. I want health care providers to ask me about my illness and my dying.
18. I want nurses who attend to my emotional and spiritual needs as well as my physical needs.
19. I want to discuss my fears about the approach of death.

출처 ▸▸▸

Gauthier, D. M., & Froman, R. D.(2001). Preferences for care near the end of life: Scale development and validation. *Research in Nursing & Health, 24*, 298-306.

General Self Efficacy Sclae: 일반적 자기효능 척도

출처 ▸▸▸

Sherer, M., & Maddux, J. E.(1982). The self-efficacy scale: construction and validation. *Psychological Reports, 51*, 663-671.

목적 ▸▸▸

특정 상황이나 행위와 관련되지 않는 자기효능 척도를 개발하는 것이다. 자기효능은개인이 행위를 성공적으로 수행할수 있다는 기대로라고 정의되었다.

개발과정 ▸▸▸

초기 문항은 1) 행위 시작의 기꺼움(willingness) 2) 행위 완수를 위한 노력의 기꺼움 3) 역경이 있을 때 지속하는 것의 3가지 분야에 초점을 두고 있으며 36문항으로 구성되어 있다.

376명 학생을 대상으로 신뢰도, 요인분석, 구성타당도(다른 성격척도와의 상관관계 측정)를 검토하였으며 자기효능척도는 최종 23 개문항으로 결정되었다. 23개 문항을 요인분석한 결과 2개 하부 요인으로 구별되었는데 이중 17개 문항이 일반적 자기효능 척도(general self-efficacy)이고, 나머지 6문항은 사회적 자기효능 척도(social self efficady) 로 명명되었다[1].

국내활용 및 대상자 ▸▸▸

노인[2) 3) 4) 5)]을 비롯한 다양한 대상자의 건강행위를 연구하는데 활용되었다.

척도 및 하위영역 ▸▸▸

- 척도

  자가보고 도구 17문항이며, 5점 Likert 척도(1점은 disagree strongly-5점은 agree strongly)이다.

General Self Efficacy Sclae: 일반적 자기효능 척도

도구평가 ▸▸▸

- 도구개발시의 신뢰도는 Cronbach' s alpha .86 이었다[1].

  타당도는 요인분석을 시행시 일반적 자기효능의 설명력이 26.5 %이었다. 구성타당도는 여러 성격특성 측정도구와 일반적 자기효능 척도와의 상관관계를 구하였는데 그 결과를 보면 Self-esteem scale와의 상관관계는 -.51(p＜.0001), Interpersonal competence Scale과는 .45(p＜.0001), Ego Strength Scale과는 .29(p＜.0001), Personal control subscale of the I-E Scale과는 -.36(p＜.0001), Internal-External(I-E) Control Scale과는 -.29 (p＜.0001)이어서 개념적 관계가 예측대로 나타났고, 관계의 강도가 중간정도이어서 동일한 특성을 측정하는 것이 아닌 것으로 나타나 구성타당도가 확립되었다. 준거 타당도는 알콜치료병동에 입원해 있는 150명 환자를 대상으로 직업적 성공(고용상태, 그만둔 직업의 수, 파면횟수), 교육적 성공(교육수준), 군대에서의 성공(군대에서의 최고 계급)과 상관관계를 구하였는데 그 결과를 보면 고용 상태와의 상관관계는 .28(p ≦.01), 그만둔 직업의 수와는 -.24(p ≦.01), 파면된 횟수와는 -.23(p＜0.05), 교육수준과는 .27(p ≦.01), 군대 계급과는 .22(p ≦.01)이어서 이들 변수와 일반적 자기효능은 긍정적인 관계를 보여 준거타당도가 확립되었다.

- 적용연구에서 신뢰도는 Cronbach' s alpha가 .95[2], .63[3] .87[4], .80[5] 이었다.

도구적용방법 ▸▸▸

자가보고 척도이며, 점수가 높을수록 일반적 자기효능이 높음을 의미한다.

Reference ▸▸▸

1) Sherer, M., & Maddux, J. E.(1982). The self-efficacy scale: Construction and validation. *Psychological Reports, 51*, 663-671.

2) 김경희, 정혜경, 최미혜, 권혜진(2000). 만성통증을 지닌 노인의 자기효능과 삶의 질에 관한 연구. *기본간호학회지, 7*(2), 332-344.

3) 송영신, 이미라, 안은경(1997). 노인의 건강증진 생활양식에 관한 연구. *대한간호학회지, 27*(3), 541-549.

4) 김효정, 박영숙(1997). 노인의 건강증진행위와 관련된 변인에 관한 연구. *기본간호학회지, 4*(2), 283-300.

5) Oh, H. S.(1993). *Health promoting behaviors and quality of life of Korean women with arthritis.* Unpublished doctoral dissertation, University of Texas, Austin.

Self-Efficacy Scale

This questionnaire is a series of statements about your personal attitudes and traits. Each statement represents a commonly held belief. Read each statement and decide to what extent it describes you. there are no right or wrong answers. You will probably agree with some of the statements and disagree with others. Please indicate your own personal feelings about each statement below by marking the number that best describes your attitude or feeling. Please be very truthful and describe yourself as you really are, not as you would like to be.

	Strongly disagree	Moderately disagree	Neither agree/ disagree	Moderately agree	Strongly agree
1. When I make plans, I am certain I can make them work.	1	2	3	4	5
2. One of my problems is that I cannot get down to work when I should.	1	2	3	4	5
3. If I can't do a job the first time, I keep trying until I can.	1	2	3	4	5
4. When I set important goals for myself, I rarely achieve them.	1	2	3	4	5
5. I give up on things before completing them.	1	2	3	4	5
6. I avoid facing difficulties.	1	2	3	4	5
7. If something looks too complicated, I will not even bother to try it.	1	2	3	4	5
8. When I have something unpleasant to do, I stick to it until I finish it.	1	2	3	4	5
9. When I decide to do something, I go right to work on it.	1	2	3	4	5
10. When trying to learn something new, I soon give up if I am not initially successful.	1	2	3	4	5
11. When unexpected problems occur, I don't handle them well.	1	2	3	4	5
12. I avoid trying to learn new things when they look too difficult for me.	1	2	3	4	5
13. Failure just makes me try harder.	1	2	3	4	5
14. I feel insecure about my ability to do things.	1	2	3	4	5
15. I am a self-reliant person.	1	2	3	4	5
16. I give up easily.	1	2	3	4	5
17. I do not seem capable of dealing with most problems that come up in my life.	1	2	3	4	5

출처 ▸▸▸

Oh, H. S.(1993). *Health promoting behaviors and quality of life of Korean women with arthritis.* Unpublished doctoral dissertation, University of Texas, Austin.

자기효능감 측정도구

이 설문지는 여러분의 태도나 특성에 관한 문항들입니다. 여러분의 마음가짐이나 느낌을 가장 잘 표현하는 곳에 표시해 주시기 바랍니다. 여러분이 원하는 상태가 아니라 여러분 자신의 현재 상태를 진실되게 답해주시기 바랍니다.

	확실히 아니다	대체로 아니다	잘 모르겠다	대체로 그렇다	확실히 그렇다
1. 나는 어떤 계획을 세울 때 그 계획을 이룰수 있다고 확신한다.					
2. 내 문제점중의 하나는 어떤 일을 해야 할때 그일을 바로 착수하지 못한다는 것이다.					
3. 나는 어떤 일을 한번 시도하여 해내지 못하면 해낼때까지 계속 시도한다.					
4. 나는 스스로 중요한 목표를 세웠을 때 그 목표들을 성취하는 경우가 드물다.					
5. 나는 일을 끝내기전 포기한다.					
6. 나는 어려움이 닥치면 피해버린다.					
7. 나는 어떤 일이 복잡해 보이면 시도해 보려는 생각조차 않는다.					
8. 나는 즐겁지 못한 일이라도 그것을 끝낼때까지 매달린다.					
9. 나는 무언가 하려고 하면 바로 그 일을 착수한다.					
10. 나는 새로운 것을 배울 경우 초기에 성공적이지 못하면 곧 포기한다.					
11. 나는 예기치 못한 문제가 생겼을 때 그것을 잘 처리하지 못한다.					
12. 나는 새로운 일이 너무 어려워 보이면 배우려고 시도하지 않는다.					
13. 나는 실패했을 때 더욱 열심히 한다.					
14. 나는 일을 해내는 내 능력에 대해 확신하지 못한다.					
15. 나는 내 자신을 믿는다.					
16. 나는 쉽게 포기한다.					
17. 나는 일상생활에서 일어나는 대부분의 문제들을 처리할 능력이 없는 것 같다.					

출처 ▸▸▸

Oh, H. S.(1993). *Health promoting behaviors and quality of life of Korean women with arthritis.* Unpublished doctoral dissertation, University of Texas, Austin.

Confusion Assessment Method(CAM): 섬망평가도구

출처 ▸▸▸

Inouye, S. K., van Dyck, C. H., Alessi, C. A., Balkin, S., Siegal, A. P., & Horwitz, R. I.(1990). Clarifying confusion: the confusion assessment method. A new method for detection of delirium. *Annals of Internal Medicine, 113*(12), 941-948.

목적 ▸▸▸

섬망발생 고위험 환경에서 정신과 비전문 의료인이 섬망을 조기에 발견하도록 하기 위함이다.

개발 과정 ▸▸▸

DSM-III-R을 기초로 전문가 패널이 consensus building process를 통해 도구를 만든 다음 prospective validation study실시하여 만들고 예일대학병원 내과병동/외래방문 65세 이상 노인 환자를 대상으로 실시 하였다. 1차는 30명을 대상으로 하였고 2차는 26명으로 하여 총 56명을 대상자로 하여 도구를 개발하였다.

국내활용 ▸▸▸

없음

국외활용 ▸▸▸

1990년 개발 이후 내과 입원 노인환자[2]와 응급실 방문 60세 이상 노인을 대상으로[3] 활용하였다.

척도 및 하위영역 ▸▸▸

척도는 9개의 조작적 기준(operationalized criteria) 중에 4개의 진단적 기준(Diagnostic value)이 있다. 4개의 진단적 기준은 1)급성발현 및 상태의 변동(acute onset and fluctuating course), 2)주의집중력 장애(inattention), 3)사고의 혼란(disorganized thinking), 4)의식수준변화(altered level of consciousness)이다.

도구평가 ▸▸▸

■ 개발당시

- 민감도(sensitivity): 1차 100%, 2차 94%, 특이도(specificity): 1차 95%, 1차 90%
- 양성 예상정확도(positive predictive accuracy): 1차 91%, 2차 94%
- 음성 예상정확도(negative predictive accuracy): 1차 100%, 2차 90%
- 관찰자간 신뢰도(The interobserver reliability): kappa=0.81~1.0

Confusion Assessment Method(CAM): 섬망평가도구

■ 적용시

- Milisen, K 등[2]

  민감도(sensitivity): 90.9 %, 특이도(specificity): 92.8%

  양성 예상정확도(positive predictive accuracy): 58.8%

  음성 예상정확도(negative predictive accuracy): 98.9%

- Renato M. A.등[3]

  민감도(sensitivity): 94.1%, 특이도(specificity): 96.4%

  양성 예상정확도(positive predictive accuracy): 84.2%

  음성 예상정확도(negative predictive accuracy): 98.7%

도구적용방법 ▸▸▸

훈련 받은 평가자가 평가하며 섬망 양성 진단은 4가지의 진단적 문항 중 1번과 2번이 양성이고 3번 또는 4번이 있는 경우이다.

Reference ▸▸▸

1) Inouye, S. K., van Dyck, C. H., Alessi, C. A., Balkin, S., Siegal, A. P., & Horwitz, R. I.(1990). Clarifying confusion: the confusion assessment method. A new method for detection of delirium. *Annals of Internal Medicine, 113*(12), 941-948.

2) Milisen, K., Asnong, K., Foreman, M. D., Godderis, J., & Pelemans, W.(2001). Effective detection of delirium by nurses: The combined use of the 'Neecham Confusion Scale' and the 'Confusion assessment method. *Journal of the Geriatrics Society, 49*(4), p S104.

3) Renato, M. A., Fabbri, M. A., Moreira, R. G., & Oswaldo P. A.(2001). Validity and reliability of the Portuguese version of the Confusion Assessment Method(CAM) for the detection of delirium in the elderly. *Arquivos de Neuro-psiquiatria, 59*(2-A), 175-179.

Confusion Assessment Method Instrument (CAM)

Patient' s Name: Date:

Instructions: Assess the following factors.

Acute onset	Is there evidence of an acute change in mental status from the patient' s baseline?	☐ YES ☐ NO ☐ UNCERTAIN ☐ NOT APPLICABLE
Inattention (The questions listed under this topic are repeated for each topic where applicable.)	Did the patient have difficulty focusing attention (for example, being easily distractible or having difficulty keeping track of what was being said)?	☐ Not present at any time during interview ☐ Present at some time during interview, but in mild form ☐ Present at some time during interview, in marked form ☐ Uncertain
	(If present or abnormal) Did this behavior fluctuate during the interview (that is tend to come and go or increase and decrease in severity)?	☐ YES ☐ NO ☐ UNCERTAIN ☐ NOT APPLICABLE
	(If present or abnormal) Please describe this behavior.	
Disorganized thinking	Was the patient' s thinking disorganized or incoherent, such as rambling or irrelevant conversation, unclear or illogical flow of ideas, or unpredictable switching from subject to subject?	☐ YES ☐ NO ☐ UNCERTAIN ☐ NOT APPLICABLE
Altered level of consciousness	Overall, how would you rate this patient' s level of consciousness?	☐ Alert(normal) ☐ Vigilant(hyperalert, overly sensitive to environmental stimuli, startled very easily) ☐ Lethargic (drowsy, easily aroused) ☐ Stupor(difficult to arouse) ☐ Coma(unarousable) ☐ Uncertain
Disorientation	Was the patient disoriented at any time during the interview, such as thinking that he or she was somewhere other than the hospital, using the wrong bed, or misjudging the time of day?	☐ YES ☐ NO ☐ UNCERTAIN ☐ NOT APPLICABLE

Confusion Assessment Method Instrument(CAM)

Memory impairment	Did the patient demonstrate any memory problems during the interview, such as inability to remember events in the hospital or difficulty remembering instructions?	☐ YES ☐ NO ☐ UNCERTAIN ☐ NOT APPLICABLE
Perceptual Disturbance	Did the patient have any evidence of perceptual disturbances, such as hallucinations, illusions, or misinterpretations(for example, thinking something was moving when it was not)?	☐ YES ☐ NO ☐ UNCERTAIN ☐ NOT APPLICABLE
Psychomotor agitation	At any time during the interview, did the patient have an unusually increased level of motor activity, such as restlessness, picking at bedclothes, tapping fingers, or making frequent sudden changes in position?	☐ YES ☐ NO ☐ UNCERTAIN ☐ NOT APPLICABLE
	At any time during the interview, did the patient have an unusually increased level of motor activity, such as sluggishness, staring into space, staying in one position for a long time, or moving very slowly?	☐ YES ☐ NO ☐ UNCERTAIN ☐ NOT APPLICABLE
Altered sleep–awake cycle	Did the patient have evidence of disturbance of the sleep–wake cycle, such as excessive daytime sleepiness with insomnia at night?	☐ YES ☐ NO ☐ UNCERTAIN ☐ NOT APPLICABLE

출처 ▸▸▸

Inouye, S. K., van Dyck, C. H., Alessi, C. A., Balkin, S., Siegal, A. P., & Horwitz, R. I.(1990). Clarifying confusion: the confusion assessment method. A new method for detection of delirium. *Annals of Internal Medicine, 113*(12), 941-948.

PART · III 노인 행위

Chapter · 9

건강행위와 반응

Health Promoting Lifestyle Profile : 건강증진생활양식

출처 ▸▸▸

Walker, S. N., Sechrist, K. R., & Pender, N. J.(1987). The Health-Promoting Lifestyle Profile: Development and Psychometric Characteristics. *Nursing Research, 36*(2), 76-81.

목적 ▸▸▸

건강증진 생활양식을 측정하기 위함이다. 건강증진 생활양식은 개인의 안녕, 자아실현, 성취 수준을 유지 또는 증진시키는데 기여하는 다차원적인 자기주도적 행위와 지각양상으로 정의된다.

개발과정 ▸▸▸

초기 문항은 1982년에 Pender[1]가 개발한 Lifestyle and Health Habits Assessment(LHHA) 100 문항을 기반으로 하였다. 이들 문항에 대해 건강증진 분야의 간호학자 4명이 내용타당도를 평가하였고, 그 결과에 따라 특정질병의 예방/발견과 관련된 일부 문항을 삭제하고, 일부 문항이 추가되어 107 문항이 초기 문항으로 결정되었다. 이들 초기 문항에 대해 952명의 일반 성인을 편의 표집하여 문항분석, 요인 분석, 신뢰도, 점수 분포를 측정하여 최종 도구를 48개 문항으로 결정하였다.

국내활용 및 대상자 ▸▸▸

문헌추적결과 우리나라에서는1992년 이후 많은 건강(증진)행위에 대한 연구에서 활용되었다. 연구자들은 우리 문화 및 실정을 고려하여 문항을 수정하여 사용하였는데 문항 수는 40문항[2], 42문항[3], 44문항[4], 47문항[5]을 사용하였다. 이때 도구를 자체 번역해서 사용하거나[2][3] 아니면 선행연구자의 번역을 그대로[5] 또는 일부 수정해서[4] 사용하였다. 적용은 재가 노인[3][5][6], 재가노인과 성인[3]에게 이루어졌으며 이밖에 대학생, 간호사, 임부 등 다양한 대상자에게 적용되었다.

척도 및 하위영역 ▸▸▸

■ 척도

- 자가보고 도구 48문항
- 4점 Likert 척도(1점은 never-4점은 routinely)

■ 하위영역

- 6개요인-자아실현 13문항(문항번호 3, 8, 9, 12, 16, 17, 21, 23, 29, 34, 37, 44, 48번), 건강책임 10문항(2, 7, 15, 20, 28, 32, 33, 42, 43, 46), 운동 5문항(4, 13, 22, 30, 38), 영양 6문항(1, 5, 14, 19, 26, 35), 대인관계 지지 7문항(10, 18, 24, 25, 31, 39, 47번), 스트레스 관리 7문항(6, 11, 27, 36, 40, 41, 45번)으로 구성되었다.

Health Promoting Lifestyle Profile : 건강증진생활양식

도구평가 ▸▸▸

- 도구개발시 신뢰도를 보면 Cronbach alpha는 전체 척도는 .92이었으며 하부 척도는 자아실현 .90, 건강책임 .81, 운동 .81, 영양 .76, 대인관계지지 .80, 스트레스 관리 .70이었다. 검사-재검사 신뢰도(2주간격)는 전체척도는 r=.93, 하위척도는 .81-.91이었다.
  타당도를 검증하기 위해 요인분석을 시행하였는데 6개 요인의 설명력은 47.1 %이었다.
- 적용연구에 도구의 신뢰도를 보면 전체 척도는 .92[2], .88[3], .93[4], .86[5]이었으며, 하부척도는 자아실현 .891[2], .82[3], 건강책임 .636[2], .67[3], 운동 .83[2], 영양 .67[2], 대인관계지지 .73[2], .69[3], 스트레스 관리: .65[2], .64[3]이었다.

도구적용방법 ▸▸▸

자가보고 척도이며, 점수가 높을수록 건강증진 생활양식을 자주 수행하고 있음을 의미한다.

Reference ▸▸▸

1) Pender, N. J.(1982). Health Promotion in Nursing practicl. Norwalk, CT: Appleton-century-crofts.
2) Gu, M. O., & Eun, Y.(2002). Health-Promoting Behaviors of Older Adults Compared to Young annd Middle-Aged Adults in Korea. *Journal of Gerontological Nursing, 28*(5), 46-53.
3) 송영신, 이미라, 안은경(1997). 노인의 건강증진 생활 양식에 관한 연구. *간호학회지, 27*(3), 541-559.
4) 박은숙, 김순자, 김소인, 전영자, 이평숙, 김행자, 한금선(1998). 노인의 건강증진행위 및 삶의 질에 영향을 미치는 요인에 관한 연구. *간호학회지, 28*(3), 638-649.
5) 송경애, 이소영(2000). 한국노인과 미국 이민 한국노인의 건강상태 지각과 건강증진행위. *기본간호학회지, 7*(3), 401-414.
6) Speake, D. L., Cowart, M. E., & Pellet, K.(1989). Health perception and lifestyles of the elderly. *Research in Nursing & Health, 12*(2), 93-100.
7) Walker, S. N., Sechrist, K. R., & Pender, N. J.(1987). The Health-Promoting Lifestyle Profile: Development and Psychometric Characteristics. *Nursing Research, 36*(2), 76-81.

Health Promoting Lifestyle Profile : 건강증진생활양식

DIRECTIONS: This questionnaire contains statements regarding your present way of life or personal habits. Please respond to each item as accurately as possible, and try not to skip any item. Indicate the regularity with which you engage in each behavior by circling:

N for never, S for sometimes, O for often, R for routinely.

	never	some times	often	routi nely
1. Eat breakfast.	N	S	O	R
2. Report any unusual signs or symptoms to a physician.	N	S	O	R
3. Like myself.	N	S	O	R
4. Perform stretching exercise at least 3 times per week.	N	S	O	R
5. Choose foods without preservatives or other additives.	N	S	O	R
6. Take some time for relaxation each day.	N	S	O	R
7. Have my cholesterol level checked and know the result.	N	S	O	R
8. Am enthusiastic and optimistic about life.	N	S	O	R
9. Feel I am growing and changing personally in positive directions.	N	S	O	R
10. Discuss personal problems and concerns with persons close to me.	N	S	O	R
11. Am aware of the sources of stress in my life.	N	S	O	R
12. Feel happy and content.	N	S	O	R
13. Exercise vigorously for 20–30 minutes at least 3 times per week.	N	S	O	R
14. Eat 3 regular meals a day.	N	S	O	R
15. Read articles or books about promoting.	N	S	O	R
16. Am aware of my personal strengths and weaknesses.health.	N	S	O	R
17. Work toward long–term goal in my life.	N	S	O	R
18. Praise other people easily for their accomplishments.	N	S	O	R
19. Read labels to identify the nutrients in packaged food.	N	S	O	R
20. Question my physician or seek a second opinion when I do not agree with recommendations.	N	S	O	R
21. Look forward to the future.	N	S	O	R
22. Participate in supervised exercise programs or activities.	N	S	O	R
23. Am aware of what is important to me in life.	N	S	O	R
24. Enjoy touching and being touched by people close to me.	N	S	O	R

Health Promoting Lifestyle Profile : 건강증진생활양식

25. Maintain meaningful and fulfilling interpersonal relationships.	N	S	O	R
26. Include roughage/fiber(whole grains, raw fruits, raw vegetables) in my diet.	N	S	O	R
27. Practice relaxation or meditation for 15–20 minutes daliy.	N	S	O	R
28. Discuss my health care concerns with qualified professionals.	N	S	O	R
29. Respect my own accomplishments.	N	S	O	R
30. Check my pulse rate when exercising.	N	S	O	R
31. Spend time with close friends.	N	S	O	R
32. Have my blood pressure checked and know what it is.	N	S	O	R
33. Attend educational programs on improving the environment in which we live.	N	S	O	R
34. Find each day interesting and challenging.	N	S	O	R
35. Plan or select meals to include the "basic four" food groups each day.	N	S	O	R
36. Consciously relax muscles before sleep.	N	S	O	R
37. Find my living environment pleasant and satisfying.	N	S	O	R
38. Engage in recreational physical activities (such as walking, swimming, soccer, bicycling)	N	S	O	R
39. Find it easy to express concern, love and warmth to others.	N	S	O	R
40. Concentrate on pleasant thoughts at bedtime.	N	S	O	R
41. Find constructive ways to express my feelings.	N	S	O	R
42. Seek information from health professionals about how to take good care of myself.	N	S	O	R
43. Observe my body at least monthly for physical changes/danger signs.	N	S	O	R
44. Am realistic about the goals that I set.	N	S	O	R
45. Use specific methods to control my stress.	N	S	O	R
46. Attend educational programs on personal health care.	N	S	O	R
47. Touch and am touched by people I care about.	N	S	O	R
48. Believe that my life has purpose.	N	S	O	R

출처 ▸▸▸

OH, H. S.(1993). *Health Promoting Behaviors and Quality of Life of Korean Women with Arthritis.* Unpublished doctoral dissertation, University of Texas, Austin.

Health Promoting Lifestyle Profile : 건강증진생활양식

※ 다음의 문항들은 귀하의 평소 생활습관에 대한 조사입니다. 귀하의 생활과 가장 가깝다고 생각되는 항목에 ○표를 하십시오.

	전혀 그렇지 않다	가끔 그렇다	자주 그렇다	항상 그렇다
1. 아침 식사를 한다.				
2. 신체적인 이상 증상이 있으면 병원에 간다.				
3. 자신을 사랑한다.				
4. 일주일에 최소한 3회 스트레칭(몸펴기) 운동을 한다.				
5. 방부제나 기타 인공 첨가물을 사용하지 않은 식품을 섭취한다.				
6. 매일 휴식시간을 따로 갖는다.				
7. 혈중 콜레스테롤 치를 측정하고 측정결과를 안다.				
8. 생에 대해 열정적이고 낙천적이다.				
9. 자신이 긍정적인 방향으로 성장하고, 변화하고 있다고 느낀다.				
10. 내 문제나 관심사를 친한 사람과 의논한다.				
11. 일상생활에서 스트레스 요인을 지각한다.				
12. 행복하고 만족하다.				
13. 일주일에 최소 3회, 20-30분간 운동을 한다.				
14. 1일 3회 규칙적으로 식사를 한다.				
15. 건강증진에 관한 책이나 기사를 읽는다.				
16. 자신의 강점과 약점을 알고 있다.				
17. 인생의 장기적인 목표를 위해 노력한다.				
18. 다른 사람들이 성취한 일에 칭찬을 잘한다.				
19. 포장된 식품을 선택할 때는 영양소를 확인하기 위해 표지 설명서를 읽는다.				
20. 의사의 지시나 처방에 동의할 수 없으면 의사에게 되묻거나 다른 의사를 찾아간다.				
21. 미래에 대해 희망이 있다.				
22. 건강을 위한 운동 프로그램이나 활동에 참여한다.				
23. 자신의 생에 있어서 무엇이 중요한지를 안다.				
24. 친밀한 사람과 신체적 접촉을 즐긴다.				

Health Promoting Lifestyle Profile : 건강증진생활양식

25. 의미있고 만족스러운 대인관계를 유지한다.				
26. 섬유질이 많은 곡류, 채소 과일을 잘 섭취한다.				
27. 매일 스트레스를 완화시키기 위해 15-20분간 명상을 한다.				
28. 내 건강문제에 대해 의료인과 상담한다.				
29. 자신이 성취한 것을 존중한다.				
30. 운동할 때 맥박을 측정한다.				
31. 가까운 친구와 시간을 함께 갖는다.				
32. 혈압을 측정하고 그 결과를 안다.				
33. 환경 개선에 관한 교육 프로그램에 참여한다.				
34. 일상이 흥미롭고 도전적이다.				
35. 편식하지 않고 영양분을 골고루 섭취한다.				
36. 취침전 근육을 이완시킨다.				
37. 자신의 생활환경이 즐겁고 만족스럽다.				
38. 기분전환을 위해 육체적인 활동을 한다(걷기, 수영, 축구, 자전거 타기 등).				
39. 다른 사람에게 관심, 사랑, 온정을 잘 표현한다.				
40. 취침전에 즐거운 생각을 한다.				
41. 적절하게 감정을 표현한다.				
42. 건강향상에 대한 정보를 구한다.				
43. 매달 최소 1회 신체적 변화를 관찰한다.				
44. 현실적인 목표를 세운다.				
45. 스트레스를 조절하기 위해 나름대로의 방법을 사용한다.				
46. 건강교육 프로그램에 참석한다.				
47. 좋아하는 사람들과 신체적 접촉을 한다.				
48. 자신의 삶에 목표가 있다고 믿는다.				

출처 ▸▸▸

구미옥, 은영(1998). 한국 성인의 건강통제위 반응유형별 건강증진행위. *대한간호학회지, 28*(3), 739-750.

Health Promoting Lifestyle Profile Ⅱ : 건강증진생활양식 Ⅱ

출처 ▸▸▸

Walker, S. N., Sechrist, K. R., & Pender, N. J.(1995). *The Health-Promoting Lifestyle Profile II.* College of Nursing, University of Nebraska Medical Center, Omaha.

목적 ▸▸▸

건강증진 생활양식을 측정하기 위함이다.

개발과정 ▸▸▸

Walker 등이 기존의 HPLP[1])를 수정보완하여 개발한 도구이다.

국내활용 및 대상자 ▸▸▸

재가 노인[2) 3) 4)]의 건강증진생활양식을 측정하는데 사용되었으며 그밖에 여성근로자[5)]에게 적용되었다.

척도 및 하위영역 ▸▸▸

■ 척도

- 자가보고 도구 52 문항
- 4점 Likert 척도(1점은 never-4점은 routinely)
- 서현미와 하양숙이 번역한 도구[4)]는 원 도구 문항에서 27번과 43번을 제외하고, 20번, 38번 문항과 영양 문항을 우리나라의 특성에 맞게 내용을 수정하여 사용하였으며, 도구 문항수는 50문항이다.

■ 하위영역

- 6개요인-건강책임 9문항(문항번호 33, 3, 51, 15, 21, 39, 27, 9, 45번), 신체활동 8문항(4, 10, 16, 22, 28, 34, 40, 46번), 영양 9문항(2, 8, 14, 20, 26, 32, 38, 44, 50번), 영적 성장 9문항(6, 12, 18, 24, 30, 36, 42, 48, 52번), 대인관계 9문항(1, 7, 13, 19, 25, 31, 37, 43, 49번), 스트레스 관리 8문항(5, 11, 17, 23, 29, 35, 41, 47번)으로 구성되어 있다.
- 서미연과 하양숙이 번역한 도구[4)]에서 하위영역과 문항을 보면 건강책임 8문항(문항번호 3, 9, 15, 21, 32, 38, 43, 49번), 신체활동 8문항(4, 10, 16, 22, 27, 33, 39, 44번), 영양 9문항(2, 8, 14, 20, 26, 31, 37, 42, 48 번), 영적 성장 9문항(6, 12, 18, 24, 29, 35, 41, 46, 50번), 대인관계 8문항(1, 7, 13, 19, 25, 30, 36, 47번), 스트레스 관리 8문항(5, 11, 17, 23, 28, 34, 40, 45번)이다.

Health Promoting Lifestyle Profile II: 건강증진생활양식 II

도구평가 ▸▸▸

- 도구개발시 신뢰도를 보면 전체도구는 Cronbach's alpha가 .94, 하위척도는 .79-.95이었고, 요인분석결과 6개 요인이 추출되었다[6].
- 적용연구에서의 도구의 신뢰도를 보면 전체 척도는 Cronbach's alpha .94[2)3)], .91[5)6)], .90[4)]이었다. 하위척도의 신뢰도는 .65-.82[6)] 이었다.

도구적용방법 ▸▸▸

자가보고 척도이며, 점수가 높을수록 건강증진 생활양식을 자주 수행하고 있음을 의미한다.

Reference ▸▸▸

1) Walker, S. N., Sechrist, K. R., & Pender, N. J.(1987). The Health-Promoting Lifestyle Profile II.: Development and psychometric chanartenstics. *Nursing, Research, 36*(2), 76-81.

2) 박정숙, 이혜란(2003). 일반 노인과 저소득층 노인의 건강증진행위와 지각된 건강상태 비교. *지역사회간호학회지, 14*(1), 157-166.

3) 박정숙(2004). 노인 건강증진대학 프로그램이 노인의 건강증진행위, 건강상태 및 삶의 질에 미치는 효과. *대한간호학회지, 34*(7), 1194-1204.

4) 서현미, 하양숙(2004). 노인의 건강증진생활양식에 영향을 미치는 요인-Pender의 건강증진모형 적용. *대한간호학회지, 34*(7), 1288-1297.

5) 윤순녕(2001). 제조업 여성근로자의 건강증진행위 예측을 위한 새 건강증진모형의 검증. *지역사회간호학회지, 12*(3), 557-569.

6) Lee, R. L. T, & Yuren Loke, A. J. T.(2005). Health-Promoting Behaviors and Psychosocial Well-Being of University Students in Hong Kong *Public Health Nursing, 22*(3), 209-220.

Health Promoting Lifestyle Profile II : 건강증진생활양식 II

This questionnaire contains statements regarding your present way of life or personal habits. Please respond to each item as accurately as possible, and try not to skip any item. Indicate the regularity with which you engage in each bahavior by circling.

N for never, S for sometimes, O for often, R for routinely

	never	some times	often	routi nely
1. Discuss personal problems and concerns with persons close to me.	N	S	O	R
2. choose a diet low in fat, saturated fat, and cholesterol.	N	S	O	R
3. Report any unusual signs or symptoms to a physician or other health professional.	N	S	O	R
4. Follow a planned exercise program.	N	S	O	R
5. Get enough sleep.	N	S	O	R
6. Feel I am growing and changing personally in positive directions.	N	S	O	R
7. Praise other people easily for their accomplishments.	N	S	O	R
8. Limit use of sugars and food containing sugar(sweets).	N	S	O	R
9. Read or watch TV programs about improving health.	N	S	O	R
10. Exercise vigorously for 20 or more minutes at least 3 times a week (such as swimming, brisk walking, bicycling, aerobic dancing, using a stair climber).	N	S	O	R
11. Take some time for relaxation each day.	N	S	O	R
12. Believe that my life has purpose.	N	S	O	R
13. Maintain meaningful and fulfilling interpersonal relationships.	N	S	O	R
14. Eat 6−11 servings of bread, cereal, rice and pasta each day.	N	S	O	R
15. Question health professionals in order to understand their instructions.	N	S	O	R
16. Take part in light to moderate physical activity(such as sustained walking 30−40 minutes 5 or more times a week).	N	S	O	R
17. Accept those things in my life that I cannot change.	N	S	O	R
18. Look forward to the future.	N	S	O	R
19. Spend time with close friends.	N	S	O	R
20. Eat 2−4 servings of fruit each day.	N	S	O	R
21. Get a second opinion when I question my health care provider's advice.	N	S	O	R
22. Take part in leisure−time(recreational) physical activities (such as swimming, dancing, bicycling).	N	S	O	R
23. Concentrate on pleasant thoughts at bedtime.	N	S	O	R
24. Feel content and at peace with my self.	N	S	O	R
25. Find it easy to show concern, love and warmth to others.	N	S	O	R

Health Promoting Lifestyle Profile II : 건강증진생활양식 II

26. Eat 3–5 servings of vegetables each day.	N	S	O	R
27. Discuss my health concerns with health professionals.	N	S	O	R
28. Do stretching exercise at least 3 times per week.	N	S	O	R
29. Use specific methods to control my stress.	N	S	O	R
30. Work toward long–term goals in my life.	N	S	O	R
31. Touch and am touched by people I care about.	N	S	O	R
32. Eat 2–3 servings of milk, yogurt or cheese each day.	N	S	O	R
33. Inspect my body at least monthly for physical changes/danger signs.	N	S	O	R
34. Get exercise during usual daily activities(such as walking during lunch, using stairs instead of elevators, parking car away from destination and walking).	N	S	O	R
35. Balance time between work and play	N	S	O	R
36. Find each day interesting and challenging.	N	S	O	R
37. Find ways to meet my needs for intimacy.	N	S	O	R
38. Eat only 2–3 servings from the meat, poultry, fish, dried beans, eggs, and nuts group each day.	N	S	O	R
39. Ask for information health professionals about how to take good care of myself.	N	S	O	R
40. Check my pulse rate when exercising.	N	S	O	R
41. Practice relaxation or meditation for 15–20 minutes daily.	N	S	O	R
42. Am aware of what is important to me in life.	N	S	O	R
43. Get support from a network of caring people.	N	S	O	R
44. Read labels to identify the nutrients, fats, and sodium content in packaged food.	N	S	O	R
45. Attend educational programs on personal health care.	N	S	O	R
46. Reach my target heart rate when exercising.	N	S	O	R
47. Pace myself to prevent tiredness.	N	S	O	R
48. Feel connected with some force greater than myself.	N	S	O	R
49. Settle conflicts with others through discussion and compromise.	N	S	O	R
50. Eat breakfast.	N	S	O	R
51. Seek guidance or counseling when necessary.	N	S	O	R
52. Expose myself to new experiences and challenges.	N	S	O	R

출처 ▸▸▸

Walker, S. N., Sechrist, K. R., & Pender, N. J.(1995). *The Health-Promoting Lifestyle Profile II.* College of Nursing, University of Nebraska Medical Center, Omaha.

건강증진 생활양식 II

※ 이 질문지는 귀하의 현재의 생활방식이나 습관에 대한 설명입니다. 각 문항에 대해 가능하면 한 문항도 빠짐없이 정확하게 응답해 주십시오. 당신에게 해당되는 각 행동의 빈도에 ○로 표시해 주십시오.

	전혀 없다	가끔 있다	자주 있다	항상 있다
1. 나의 문제와 관심을 가까운 사람에게 이야기한다.				
2. 지방, 포화지방, 콜레스테롤이 적은 음식을 먹는다.				
3. 비정상적인 증상과 징후가 있으면 의사, 약사, 간호사와 의논한다.				
4. 계획하여 운동을 수행한다.				
5. 충분한 수면을 취한다.				
6. 나는 더 좋은 방향으로 변화하려고 노력한다.				
7. 다른 사람이 잘한 일에 대해 칭찬을 잘 한다.				
8. 설탕과 당분함유 음식을 적게 먹으려고 노력한다.				
9. 건강증진에 관한 텔레비전 프로그램을 보거나 글을 읽는다.				
10. 일주일에 적어도 3번정도 20분이상 격렬한 운동을 한다 (예 : 활기찬 산책, 자전거타기, 에어로빅이나 춤, 계단오르기).				
11. 매일 일정한 휴식의 시간을 갖는다.				
12. 나의 삶에 목적이 있다고 믿는다.				
13. 의미있고 만족스런 대인관계를 유지한다.				
14. 나는 하루에 밥을 세끼는 먹는다.				
15. 의사,약사, 간호사의 교육내용에 잘 모르는 것이 있으면 질문한다.				
16. 경하거나 중정도의 신체활동을 한다. (예 : 일주일에 5번이상 30-40분 정도의 산책)				
17. 나의 삶에서 변화할 수 없는 것은 받아들인다.				
18. 미래에 대한 희망이 있다.				
19. 가까운 친구와 시간을 보낸다.				
20. 매일 규칙적으로 과일을 먹는다.				
21. 나는 의사, 약사, 간호사의 충고에 의문이 있을 때 다른 의사나 약사, 간호사의 의견을 들어본다.				
22. 취미, 오락 시간을 갖고 신체적인 활동을 한다(예 : 수영, 춤, 자전거타기).				
23. 잠들기 전에 즐거운 생각을 한다.				
24. 만족감과 평화로움을 느낀다.				

건강증진 생활양식 II

25. 다른 사람에게 관심, 사랑, 따뜻함을 잘 표현한다.				
26. 매일 채소를 충분하게 먹는다.				
27. 일주일에 적어도 3회이상 근육신전 운동을 한다.				
28. 스트레스를 조절하기 위해 특별한 방법을 사용한다.				
29. 장기적인 삶의 목표를 향해 살아간다.				
30. 내가 중요하게 생각하는 사람과 잘 지낸다.				
31. 매일 우유, 요구르트, 베지밀을 2-3회 먹는다.				
32. 한 달에 한번 정도는 신체적인 변화나 위험신호를 알기 위해 나의 몸을 관찰한다.				
33. 일상생활 속에서 운동을 한다.(예 : 엘리베이터 대신 계단 이용하기)				
34. 일하는 시간과 노는 시간에 균형이 있다.				
35. 매일 흥미와 즐거움을 찾는다.				
36. 친교의 시간을 갖기 위해 노력한다.				
37. 고기나 생선을 적당량 먹는다.				
38. 나를 잘 돌보는 방법을 알기 위해 의사, 약사, 간호사에게 정보를 구한다.				
39. 운동은 나의 몸 상태에 맞게 적당량을 한다.				
40. 매일 15-20분동안 이완이나 명상을 한다.				
41. 내 인생에서 중요한 것이 무엇인가를 알고 있다.				
42. 상품화된 식품은 영양소, 지방, 염분의 성분표시를 읽고 산다.				
43. 건강교육 프로그램에 참석한다.				
44. 내가 할 수 있는 한도 내에서 최대한으로 운동을 한다.				
45. 피곤하지 않도록 스스로 조절한다.				
46. 나보다 더 큰 어떤 힘과 연결되어 있다고 느낀다.				
47. 다른 사람과의 갈등을 토론과 타협으로 해결한다.				
48. 아침을 먹는다.				
49. 필요하면 상담이나 지도를 받는다.				
50. 새로운 경험과 도전을 한다.				

출처 ▸▸▸

서현미, 하양숙(2004). 노인의 건강증진생활양식에 영향을 미치는 요인-Pender의 건강증진모형 적용. *대한간호학회지*, *34*(7), 1288-1297.

한국노인의 건강행위 사정도구

출처 ▸▸▸

최영희, 김순이(1997). 한국노인의 건강행위사정도구 개발. *대한간호학회지, 27*(3), 601-613.

목적 ▸▸▸

한국 노인에 맞는 건강행위를 사정, 평가할수 있는 체계적이고 실용적인 도구를 개발하는 것이다.

개발과정 ▸▸▸

문항개발은 1) 노인 4명에 대한 심층면담, 2) 노인, 노인가족, 의사, 간호사를 대상으로 개방형 질문 시행, 3) 신문, 건강서적을 통해 이루어졌으며 그 결과 382개 진술문이 도출되었다. 노인 간호학 전공학자 7명이 382개 진술문에 대해 범주화를 실시하고, 진술문의 타당성을 평가한 후 어휘의 난이도와 이해도를 판정하여 부적합한 문항을 제외시켜 48문항을 초기문항으로 결정하였다. 이들 문항에 대해 도시 노인 240명, 농촌 노인 100명 총 340명을 대상으로 도구의 신뢰도와 구성 타당도(문항분석, 요인분석)를 검정한 결과 최종적으로 33개 문항을 확정하였다.

국내활용 및 대상자 ▸▸▸

1997년에 도구가 개발된 이후 최영희, 김순이[1)], 김남진[2)], 정영미와 김주희[3)]가 노인 건강행위 연구시 활용하였다.

척도 및 하위영역 ▸▸▸

■ 척도

- 자가보고 도구 33 문항
- 4점 Likert 척도(4점은 매우 그렇다-1점은 전혀 그렇지 않다)

■ 하위영역

- 8개 요인-노인다운 마음 유지 7문항(문항번호 35, 39, 40, 41, 42, 45, 46번), 관계망 형성 6문항(6, 7, 8, 9, 10, 11번), 체력 유지하기 4문항(21, 22, 23, 32번), 평안한 마음 유지하기 4문항(12, 36, 37, 38번), 적절하게 일을 하기 4문항(1, 2, 3, 4번) 적당하게 몸을 움직이기 3문항(25, 26, 27번), 신앙생활하기 3문항(43, 47, 48번), 몸의 휴식 2문항(30, 31번).

한국노인의 건강행위 사정도구

도구평가 ▸▸▸

- 도구개발시 신뢰도는 Cronbach' s alpha가 .91이었다.
  타당도에서 내용타당도는 노인간호학 전공학자(노인간호학 교수와 노인간호학 전공 박사과정생) 7명을 판정집단으로 하여 검증하였고, 구성타당도를 위해 요인분석을 실시하였는데 8개 요인의 설명력은 60.8 % 이었다.

- 적용연구에서의 신뢰도는 전체도구 .91[1] .91[2], .95[3]이었다.
  하부척도별로 보면 노인다운마음유지 .79[1], .87[2]; 관계망형성 .80[1], .81[2]; 체력유지하기 .76[1], .78[3]; 편안한 마음유지 .83[1], .88[2]; 적절하게 일을 하기 .73[1], .77[2]; 적당하게 몸을 움직이기 .67[2], .82[3]; 신앙생활하기 .57[1], .88[2]; 몸의 휴식 .56[1], .68[2]이었다.

도구적용방법 ▸▸▸

자가보고 척도이며, 점수가 높을수록 건강행위를 잘 수행함을 의미한다.

Reference ▸▸▸

1) 최영희, 김순이(1999). 노인의 건강행위 평가연구. *한국노년학회지, 19*(1), 119-130.
2) 김남진(2000). 노인들의 건강행위 실천정도와 관련요인 분석. *한국노년학회지, 20*(2), 169-182.
3) 정영미, 김주희(2002). 건강증진 프로그램이 노인의 건강행위, 지각된 건강상태 및 생활 만족도에 미치는 효과. *성인간호학회지, 14*(3), 327-336.

한국노인의 건강행위 도구

	매우 그렇다	대체로 그렇다	대체로 그렇지 않다	전혀 그렇지 않다
1. 부지런하게 산다.				
2. 내힘에 맞게 산다.				
3. 일을 통하여 보람을 느낀다.				
4. 내일은 내가 한다.				
5. 마음에 맞는 친구를 만난다.				
6. 이웃과 교분을 갖는다.				
7. 동네노인과 가깝게 지낸다.				
8. 서로 베풀면서 산다.				
9. 상대방을 이해하며 산다.				
10. 주변생활에 참여한다.				
11. 가족들과 어울린다.				
12. 밥을 거르지 않고 먹는다.				
13. 적당량을 먹는다.				
14. 고르게 음식을 먹는다.				
15. 나에게 알맞게 운동을 한다.				
16. 될 수 있으면 걸으려고 한다.				
17. 수족을 움직이려 한다.				
18. 잠을 잘잔다.				
19. 몸을 따뜻하게 한다.				
20. 신선한 공기를 마신다.				
21. 마음을 비우고 산다.				
22. 마음을 편안하게 먹는다.				
23. 즐거운 마음으로 산다.				
24. 기쁜 마음을 가진다.				

한국노인의 건강행위 도구

25. 마음을 다스린다.				
26. 주어진 처지에 만족한다.				
27. 순리대로 산다.				
28. 느긋한 마음을 가진다.				
29. 신앙생활을 한다.				
30. 나이에 걸맞게 산다.				
31. 말과 행동을 조심하고 본을 보인다.				
32. 삶에 희망을 가진다.				
33. 살아있는 동안 삶을 소중히 가꾼다.				

출처 ▸▸▸

최영희, 김순이(1999). 노인의 건강행위 평가연구. *한국노년학회지, 19*(1), 119-130.

Drug Compliance Scale I

출처 ▸▸▸

Hiratsuka, S., Kumano, H., Katayama, J., Kishkawa, Y., Hishinuma, T., Yamauchi, Y., & Mizugaki, M.(2000). Drug Compliance Scale I. -Devekopment of the Drug Compliance Scale. *Yakugaku Zasshi, 120*(2), 224-229.

목적 ▸▸▸

복약 순응도에 영향을 미치는 심리적 요인을 평가하는 것을 목적으로 하여 개발되었다.

개발과정 ▸▸▸

심장내과 입원환자를 대상으로 하여 예비조사를 행한 결과와 의사, 약제사 및 간호사의 의견을 바탕으로 복약 순응도와 관계가 깊다고 생각되어지는 52항목의 질문항목을 작성하였다. 다음으로 이들을 4점 척도(그렇지 않다/약간 그렇다/대체로 그렇다/그렇다)로 회답 가능한 질문지로 하였다.

이를 이용하여 종합병원과 진료소의 외래환자 81명(심장내과 34명, 내과 42명, 기타 5명)의 대상환자에게 회답을 구한 결과를 분석하여 전체 30항목의 도구를 제시하였다.

국내활용 ▸▸▸

아직 없다.

대상자 ▸▸▸

병원외래 성인환자

척도 및 하위영역 ▸▸▸

4점 척도: A, 그렇지 않다; D, 그렇다

- 복약 순응도 4개 항목: 10, 20, 23, 24
- 복약 순응도 영향 항목 3 요인
  요인 1, 복약에 대한 기대 7, 15, 19, 22, 29, 32, 38, 41, 45, 51
  요인 2, 복약에 대한 거부감 2, 3, 9, 11, 25, 31, 34, 35, 43, 44
  요인 3, 약물지식의 획득 4, 5, 28, 30, 46, 48

Drug Compliance Scale I

도구평가 ▸▸▸

■ 개발당시

- 복약 Compliance 항목

  4개 항목이, 각각 독립한 평가인자라는 것을 확인하기 위해 각각의 상관관계 검증 결과 그 결과 '불찰로 진찰을 받자 않아 약이 없어 며칠간 약을 못 먹는 날이 생긴다' 가 나머지 3항목과 약간의 상관관계를 보였으나 나머지는 보이지 않았다.

  복약 순응도 항목이 실제 복약태도와의 상관관계를 보기 위해 외래환자 18명을 대상으로 self monitoring full count 결과와 복약 순응도와의 상관관계 검토하였다, 그 결과 [자신만의 판단으로 약 복용을 중지해버린다] [약 복용을 잊어버린다]에 대해서는, 실제의 복약 Compliance를 평가하는 것에 대한 복약 Compliance 항목으로서의 타당성이 인정되었다.

- 복약 순응도 영향항목

  요인 1, 10 항목의 Cronbach' s alpha .84

  요인 2, 10 항목의 Cronbach' s alpha .83

  요인 3, 6 항목의 Cronbach' s alpha .75

적용방법 ▸▸▸

자가보고 방법

Drug Compliance Scale I(최초 52항목)

1. 自分が服用している薬の名前を知っている?
2. 家族や友人から薬は飲まない方がいいと言われる?
3. 薬の副作用が氣になる?
4. 自分が服用している薬のことについて??者や薬劑師にたずねる?
5. 薬を飲み忘れたときの對處法を知っている?
6. 薬を自分で調節して服用する?
7. 薬を飲んでいれば自分の病氣は良くなるはずだと思う?
8. 薬の飲み方がわからない?
9. 薬をや止めたいと思う?
10. 薬は指示された通りに服用している?
11. 薬を飲むことについて不安になる?
12. 薬を出すときには?內容や飲み方についてもっとよく說明して欲しいと思う?
13. 薬について十分に?者?薬劑師から說明を受けたいと思う?
14. 家族や友人から薬を減らした方がいいと言われる?
15. 薬を飲み忘れると不安になる?
16. 副作用が出ていると思う?
17. 薬を?えてもらいたいと思う?
18. 自分の病氣は薬を飲んでいれば大丈夫だと思う?
19. 薬がなければ自分は元氣でいられない?
20. 自分だけの判斷で薬を飲むのを止めてしまう?
21. 薬に對する疑問を口にすると?しかられそうな氣がする?
22. 薬を飲みたいと思う?
23. つい受診間隔が空いてしまい?何日間が薬を飲まない日ができる?
24. 薬をのみ忘れる?
25. 薬について?者や薬劑師
26. ?者が出す薬に間違いがないと思う?
27. 薬を減らされたくないと思う?
28. 薬の飲み合わせについて?者や薬劑師にたずねにくい?
29. 薬を服用していることで?病狀が落ちついていると思う?
30. 自分の服用している薬が何の薬か知っている?

Drug Compliance Scale I(최초 52항목)

31. 藥について知りたいことがある場合でも??者や藥劑師にはたずねにくい?
32. 自分の病氣には藥が必要だと思う?
33. 處方された藥に?果の似た漢方藥健康食品などを探す?
34. 藥を飮まないに越したことはないと思われる?
35. 藥が?わると不安になる?
36. 藥が自分に合わないと思っても??者や藥劑師にはたずねにくい?
37. 藥を飮むことにより?自分の狀態が良くなっていると感じる?
38. 藥が?いているかどうかわかる?
39. 藥か減ると自分の病氣は惡くなると思う?
40. 藥の飮み方を相談すると?しかられそうな氣がする?
41. 病氣をよくするためには藥を飮むことが何よりも人切だと思う?
42. 藥を飮みたくないということは主治?には言えない?
43. 藥以外の治療で良くなりたいと思っている?
44. 藥を減らしてもらいたいと思う?
45 今の藥は?分の間?減らさずに服用していたい?
46. 藥の副作用について?者や藥劑師にたずねる?
47. 藥を飮みたいと思う?
48. 藥について氣になった時には??者や藥劑師にたずねる?
49. 藥のことを?者や藥劑師にたずねると?しかられそうな氣がする?
50. 藥について?者や藥劑師から受けている說明に滿足している?
51. 藥が減ると不安になる?
52. 藥が合わないと思った場合?主治?に言わずに他の病院や藥局に行く?

출처 ▸▸▸

Hiratsuka, S., Kumano, H., Katayama, J., Kishkawa, Y., Hishinuma, T., Yamauchi, Y., & Mizugaki, M.(2000). Drug Compliance Scale I. -Devekopment of the Drug Compliance Scale. *Yakugaku Zasshi, 120*(2), 224-229.

번역 내용(최초 52항목)

1. 자신이 복용하고 있는 약명을 알고 있다.
2. 가족이나 친구로부터 약은 안 먹는 것이 좋다는 말을 듣는다.
3. 약의 부작용이 걱정된다.
4. 자기가 복용하고 있는 약에 대하여 의사나 약제사에게 문의한다.
5. 약 먹기를 잊어버렸을 때의 대처법을 알고 있다.
6. 약을 자신이 조절해서 복용한다.
7. 약을 복용하면 자신의 병이 당연히 좋아질 것이라고 생각한다.
8. 약의 복용방법을 모른다.
9. 약을 끊고 싶은 생각이 있다.
10. 약을 지시받은 대로 복용하고 있다.
11. 약을 먹는 것이 불안해진다.
12. 약을 처방할 때에는 내용이나 복용방법에 대하여 더 잘 설명해주길 바란다.
13. 약에 대하여 의사, 약제사로부터 충분한 설명을 듣고 있다고 생각한다.
14. 가족이나 친구로부터 약을 줄이는 편이 좋다는 이야기를 듣는다.
15. 약 복용을 잊으면 불안해진다.
16. 부작용이 나고 있다고 생각한다.
17. 약을 바꾸어 주었으면 한다.
18. 자신의 병은 약을 복용하면 괜찮을 것이라 생각한다.
19. 약이 없으면 기운이 나지 않는다.
20. 자신의 판단만으로 약 복용을 중지해버린다.
21. 약에 대한 의문을 이야기하면 혼날 것 같은 생각이 든다.
22. 약을 복용하고 싶다고 생각한다.
23. 불찰로 진찰을 안 받아(약을 타지 못하여) 며칠간 약을 못 먹는 날이 생긴다.
24. 약 복용을 잊는다.
25. 약에 대하여 의사나 약제사에게 문의해도 충분한 설명을 듣지 못할 것이라 생각한다.
26. 의사가 처방한 약은 틀림이 없다고 생각한다.
27. 약 복용을 줄이고 싶지 않다.
28. 약의 혼합복용에 대하여 의사나 약제사에게 문의한다.
29. 약을 복용하고 있어서 병의 상태가 가라앉았다고 생각한다.
30. 자신이 복용하고 있는 약이 무슨 약인가 알고 있다.

번역 내용(최초 52항목)

31. 약에 대해 알고 싶은 일이 있는 경우에도 의사나 약제사에게 묻기 어렵다.
32. 자신의 병에는 약이 필요하다고 생각한다.
33. 처방된 약과 효과가 같은 한방약이나 건강식품 등을 찾는다.
34. 약을 먹지 않는 것보다 더 나은 것은 없다고 생각하고 있다.
35. 약이 바뀌면 불안한 생각이 든다.
36. 약이 자기에게 맞지 않는다고 생각해도 의사나 약제사에게 말할 수 없다.
37. 약을 먹는 것 때문에 자신의 병 상태가 좋아지고 있다는 느낌이 든다.
38. 약이 듣고 있는지(효과가 있는지) 아닌지에 대하여 안다.
39. 약이 줄면 자기 병은 악화된다고 생각한다.
40. 약의 복용법에 대하여 상담하면, 혼날 것 같은 생각이 든다.
41. 병이 낫기 위해서는 약을 복용하는 것이 무엇보다도 중요하다고 생각한다.
42. 약을 먹고 싶지 않다는 것을 주치의에게는 말할 수 없다.
43. 약물 이외의 치료로 몸이 좋아지기를 바란다.
44. 약 처방을 줄여주었으면 한다.
45. 지금의 약은 당분간 줄이지 않고 복용하고 싶다.
46. 약의 부작용에 대하여 의사나 약제사에게 묻는다.
47. 약을 먹고 싶지 않다고 생각한다.
48. 약에 대하여 걱정이 될 때에는 의사나 약제사에게 묻는다.
49. 약에 대하여 의사나 약제사에게 물으면 혼날 것 같은 느낌이다.
50. 약에 대하여 의사나 약제사에게 듣고 있는 설명에 만족하고 있다.
51. 약이 줄면 불안해진다.
52. 약이 안 맞는다고 생각한 경우, 주치의에게 말하지 않고 다른 병원이나 약국에 간다.

출처 ▸▸▸

Hiratsuka, S,, Kumano, H., Katayama, J., Kishkawa, Y., Hishinuma, T., Yamauchi, Y., & Mizugaki, M.(2000). Drug Compliance Scale I. -Devekopment of the Drug Compliance Scale. *Yakugaku Zasshi, 120*(2), 224-229.

Aging Sexual Knowledge and Attitude Scale (ASKAS) : 노인 성에 대한 지식과 태도

출처 ▸▸▸

White, C.(1982). A scale for the assessment of attitude and knowledge regarding sexuality in the aged. *Archives of Sexual behavior, 11,* 491-502.

목적 ▸▸▸

노화에 따른 성기능 변화와 관련된 지식과 노인의 성활동에 대한 태도를 측정하기 위해 개발되었다.

개발과정 ▸▸▸

노화에 따른 성기능 변화는 생리적 측면 및 사회. 심리적 문헌조사에 근거하였다. 성기능 변화에 대한 항목과 노인을 둘러싼 성 관련 환경에 대한 항목을 포함시킴으로써 성에 대한 태도와 성 관련 지식을 모두 측정할 수 있도록 하였다. 항목 중 태도 관련 항목은 주로 시설에 입소한 노인의 성에 대한 일반적인 태도로 구성되었는데 이는 시설노인의 성에 대한 태도는 다른 상황에 있는 노인들에 대해서도 예측력이 있을 것으로 가정한 것이었다. 개발 당시 지역사회 노인, 양로원 입소노인, 노인시설 인력, 노인가족에 적용하였다.

국내활용 및 대상자 ▸▸▸

간호학생[1], 노인군, 중년군, 대학생군, 시설종사자군[2], 재가노인과 시설노인[3], 노년층과 중년층[4]을 대상으로 활용되었다.

척도 및 하위영역 ▸▸▸

총 81개 항목으로 자가보고를 통해 자료가 수집되며 35개 지식측정 부분과 26개 태도측정 부분으로 구성되어 있다. 35개 지식항목은, True, False, Don't Know로 표시하도록 하였고, 26개의 태도항목은 7점 Likert scale (1=Agree, 7=don' t agree)로 표시한다.

Aging Sexual Knowledge and Attitude Scale(ASKAS) : 노인 성에 대한 지식과 태도

도구평가 ▸▸▸

■ 도구개발시

• 신뢰도

· 지식항목의 신뢰도는 163명 간호양로원 직원(.93), 279명의 양로원입소 노인(.91), 30명의 지역사회노인(.92), 30명의 노인가족(.90) 30명의 간호양로원 직원(.90)으로 나타났으며, test-retest reliability coefficient는 15명의 지역사회노인(.97), 양로원직원과 가족 총30명 (.90)으로, split-half reliability는 163명 직원(.91), 279명 양로원노인(.90)으로 각각 나타났다.

· 태도항목의 신뢰도는 163명 간호양로원 직원(.85), 279명 양로원입소노인(.83), 30명 지역사회노인(.87), 30명 노인가족(.86), 30명 간호양로원 직원(.87)으로, test-retest reliability는 15명의 지역사회노인(.96), 양로원직원과 가족 총30명(.72), split-half reliability: 163 직원(.86), 279명의 양로원노인(.83)으로 나타나, 높은 신뢰도를 보이는 것으로 제시하였다.

• 도구타당도

· 내용타당도는 문헌고찰을 통해 항목 추출하였으므로 내용타당도가 있다고 제시하였다.

· 구성타당도는 61개 항목에 대해 요인분석에서 태도와 지식 2개의 요인으로 뚜렷이 분리되었고, 각 요인 내 항목들은 높은 loading 값을 보임으로써 두 개 요인 각각은 높은 내적일관성을 가짐을 제시하였다.

■ 적용시

• 신뢰도

지식 .87, . 태도 .88[5)]

지식 .88, .90, 태도 .92, .90[6)]

지식 .87, 태도 .82[2)]

도구적용방법 ▸▸▸

자가응답, 혹은 면접을 통해 자료 수집을 한다. 쉬운 용어로 구성되어있어 교육수준 낮은 집단이나 노인에서도 사용가능하고 특별한 훈련이나 지침이 필요 없다. 지식항목은 점수가 낮을수록 지식 정도가 높음을 의미하며 26개 태도항목에서는 점수가 낮을수록 보다 허용적인 태도를 의미한다.

Aging Sexual Knowledge and Attitude Scale (ASKAS) : 노인 성에 대한 지식과 태도

Reference ▸▸▸

1) 오진주(1998). 노인의 성에 대한 교육중재프로그램이 간호학생들의 지식 및 태도에 미치는 효과 연구. *지역사회간호학회지, 9*(1). P.64-71.
2) 김광태(2002). *노인의 성생활에 대한 사회집단간의 지식과 태도 비교연구.* 대전대 행정학과 석사학위논문.
3) 문승원(2004). *노인의 성생활에 대한 재가노인과 시설노인의 지식과 태도 연구.* 대전대 경영행정. 사회복지대학원 석사학위논문.
4) 안재순(2004). *노인의 성생활에 대한 지식과 태도 비교연구-충북 옥천군의 노년층과 중년층을 대상으로.* 대전대 석사학위논문.
5) Hillman, J. L., & Stricker, G.(1994). A Linkage of Knowledge and Attitudes Toward Elderly Sexuality: Not Necessarily a Uniform relationship, *The Geriatric Society of America, 34*(2), 256-260.
6) Steinke, E. E.(1994). Knowledge and attitudes of older adults about sexuality in ageing: a comparison of two studies. *Journal of Advanced Nursing, 19,* 477-485.

Aging Sexual Knowledge and Attitude Scale(ASKAS) : 노인 성에 대한 지식과 태도

Item	True	False	Don't Know
1. Sexual activity in aged persons is often dangerous to their health.			
2. Males over the age of 65 typically take longer to attain an erection of their penis than do younger males.			
3. Males over the age of 65 usually experience a reduction in intensity of orgasm relative to younger males.			
4. The firmness of erection in aged males is often less than that of younger persons.			
5. The older females(65+ years of aged) has reduced vaginal lubrication secretion relative to younger females.			
6. The aged female takes longer to achieve adequate vaginal lubrication relative to younger females.			
7. The order females may experience painful intercourse due to reduced elasticity of the vagina and reduced vaginal lubrication.			
8. Sexuality is typically a life-long need.			
9. Sexual behavior in order people(65+) increases the risk of heart attack.			
10. Most males over the age of 65 are unable to engage in sexual intercourse.			
11. The relatively most sexually active younger people tend to become the relatively most sexually active older people.			
12. There is evidence that sexual activity in order persons has beneficial physical effects on the participants.			
13. Sexual activity may be psychologically beneficial to older persons.			
14. Most older females are sexually unresponsive.			
15. The sex urge typically increases with age in males over 65.			
16. Prescription drugs may after a person's sex drive.			
17. Females after menopause, have a physiologically induced need for sexual activity.			
18. Basically, changes with advanced age (65+) in sexuality involve a slowing of response time rather than a reduction of interest in sex.			

Aging Sexual Knowledge and Attitude Scale (ASKAS) : 노인 성에 대한 지식과 태도

19. Older males typically experience a reduced need to ejaculate and hence may maintain an erection of the penis for a longer time than younger males.			
20. Older males and females cannot act as sex partners as both need younger paternes for stimulation.			
21. The most common determinant of the frequency of sexual activity in order couples is the interest or lack of interest of the husband in a sexual relationship with his wife.			
22. Barbiturates, tranquilizers, and alcohol may lower the sexual arousal levels of gaed persons and interfere with sexual responsiveness.			
23. Sexual disinterest in aged persons may be a reflection of a psychological state of depression.			
24. There is a decrease in frequency of sexual activity with older age in males.			
25. There is a greater decrease in male sexuality with age than there is in female sexuality.			
26. Heavy consumption of cigarettes may diminish sexual desire.			
27. An important factor in the maintenance of sexual responsiveness in the aging male is the consistency of sexual activity throughout his life.			
28. Fear of the inability to perform sexually may bring about an inability to perform sexually in older males.			
29. The ending of sexual activity in old age is most likely and primarily due to social and psychological causes rather than biological and physical causes.			
30. Excessive masturbation may bring about an early onset of mental confusion and dementia in the aged.			
31. There is an inevitable loss of sexual satisfaction in postmenopausal woman.			
32. Secondary impotence (nonphysiologically caused) increases in males over the age of 60 relative to younger males.			
33. Impotence in aged males may literally be effectively treated and cured in many instances.			
34. In the absence of severe physical disability, males and females may maintain sexual interest and activity well into their 80's and 90's.			
35. Masturbation on older males and females has beneficial effects on the maintenance of sexual responsiveness.			

Aging Sexual Knowledge and Attitude Scale(ASKAS)
: 노인 성에 대한 지식과 태도

Item	1---2---3---4---5---6---7 Disagree Agree
36. Aged people have little interest in sexuality(aged=65+years of age).	1---2---3---4---5---6---7 Disagree Agree
37. An aged person who shows sexual interest brings disgrace to himself/herself.	1---2---3---4---5---6---7 Disagree Agree
38. Institutions such as nursing homes ought not to encourage or support sexual activity of any sort in its residents.	1---2---3---4---5---6---7 Disagree Agree
39. Male and female residents of nursing homes ought to live on separate floors or separate wings of the nursing home.	1---2---3---4---5---6---7 Disagree Agree
40. Nursing homes have no obligation to provide adequate privacy for residents who desire to be alone, either by themselves or as a couple.	1---2---3---4---5---6---7 Disagree Agree
41. As one becomes older(say past 65) interest in sexuality inevitably disappears. For items2 42, 43, and 44: If a relative of mine, living in a nursing home, was to have a sexual relationship with another resident I would:	1---2---3---4---5---6---7 Disagree Agree
42. Complain to the management.	1---2---3---4---5---6---7 Disagree Agree
43. Move my relative from this institution.	1---2---3---4---5---6---7 Disagree Agree
44. Stay out of it, it is not my concern.	1---2---3---4---5---6---7 Disagree Agree
45. If I knew that a particular nursing home permitted and supported sexual activity in residents who desired such, I would not place a relative in that nursing home.	1---2---3---4---5---6---7 Disagree Agree
46. It is immoral for older persons to engage recreational sex	1---2---3---4---5---6---7 Disagree Agree
47. I would know more about the changes in sexual functioning in order years.	1---2---3---4---5---6---7 Disagree Agree
48. I feel I know all I need to know about sexual activity between any residents of a nursing home.	1---2---3---4---5---6---7 Disagree Agree
49. I would complain to the management if I know knew of sexual activity between any residents of a nursing home.	1---2---3---4---5---6---7 Disagree Agree

Aging Sexual Knowledge and Attitude Scale (ASKAS) : 노인 성에 대한 지식과 태도

50. I would support sex education courses for aged residents of nursing homes.	1---2---3---4---5---6---7 Disagree Agree
51. I would support sex education courses for the staff of nursing homes.	1---2---3---4---5---6---7 Disagree Agree
52. Masturbation is an acceptable sexual activity for older males.	1---2---3---4---5---6---7 Disagree Agree
53. Masturbation in an acceptable sexual activity for older females.	1---2---3---4---5---6---7 Disagree Agree
54. Institutions such as nursing homes, ought to provide large enough beds for couples who desire such to sleep together.	1---2---3---4---5---6---7 Disagree Agree
55. Staff of nursing homes ought to be trained or educated with regard sexuality in the aged and/or disabled.	1---2---3---4---5---6---7 Disagree Agree
56. Resident of nursing homes ought not to engage in sexual activity of any sort.	1---2---3---4---5---6---7 Disagree Agree
57. Institutions such as nursing homes should provide opportunities for the sexual interaction of men and women.	1---2---3---4---5---6---7 Disagree Agree
58. masturbation is harmful and ought to be avoided	1---2---3---4---5---6---7 Disagree Agree
59. Institutions such as nursing should provide privacy so as to allow residents to engage in sexual behavior without fear of intrusion or observation.	1---2---3---4---5---6---7 Disagree Agree
60. If family members object to a widowed relative engaging in sexual relations with another resident of a nursing home, it is the obligation of the management and staff to make certain that such sexual activity is prevented.	1---2---3---4---5---6---7 Disagree Agree
61. Sexual relations outside the context of marriage are always wrong.	1---2---3---4---5---6---7 Disagree Agree

a) The scoring in these items should be reversed; i.e., a low score indicates high knowledge.(No 1, 9,10,14,20,30,31)
b) The scoring in these items is reversed, such that 1=7, 7=1; 6=2,2=6; 3=5,5=3; 4=unchanged; a low score indicates a permissive attitude.(No=4, 45, 47, 50, 51, 52, 53, 54, 55, 57, 59)

출처 ▸▸▸

White, C.(1982). A scale for the assessment of attitude and knowledge regarding sexuality in the aged. *Archives of Sexual behavior, 11*, 491-502.

Aging Sexual Knowledge and Attitude Scale(ASKAS) : 노인 성에 대한 지식과 태도

※ 다음은 노인의 성에 대한 당신의 알고있는 정도를 조사하는 것입니다.

Item	옳다	아니다	모르겠다
1. 노인의 성적활동은 많은 경우 건강에 해롭다.			
2. 노인의 발기시간은 젊은 성인에 비해 오래 걸린다.			
3. 노인의 경우 성적흥분의 강도가 감소된다.			
4. 노인이 발기시 성기는 젊은 성인보다 덜 단단하다.			
5. 여성노인은 젊은 여성에 비해 질분비물이 감소한다.			
6. 여성노인에서 적절한 질분비물이 나오는 시간은 젊은 여성에 비해 오래 걸린다.			
7. 여성노인은 질의 탄력성 저하와 질분비물의 감소로 인해 성교시 통증을 경험할 수 있다.			
8. 성이란 일생동안 지속되는 욕구이다.			
9. 노인의 성행위는 심작발작의 위험을 증가시킨다.			
10. 남성노인은 성행위를 할 능력이 없다.			
11. 젊었을 때 성적으로 활동적이었던 사람은 노인이 되어서도 성적으로 활동적이 된다.			
12. 노인의 성적활동은 신체적으로 유익하다.			
13. 성적활동은 노인에게 심리적으로 도움이 된다.			
14. 대부분의 여성노인은 성적으로 무감각하다.			
15. 성적충동은 특히 65세 이상의 남성노인에서 증가한다.			
16. 처방약품은 성적충동을 변화시킬 수 있다.			
17. 폐경기 이후의 여성은 생리적으로 유발된 성적욕구를 가지고 있다.			
18. 노인에서 성적활동 변화는 관심이 감소하는 것 때문이 아니라 반응시간이 느려지는 것이다.			
19. 성교시 남성노인은 사정에 대한 욕구가 감소됨으로써 성기의 발기상태를 오래 유지한다.			

Aging Sexual Knowledge and Attitude Scale (ASKAS) : 노인 성에 대한 지식과 태도

20. 노인들은 남성이나 여성이나 모두 성적자극을 위해 젊은 상대를 필요로하기 때문에 노인들끼리는 서로 성적상대가 될 수없다.			
21. 노인부부에서 성적활동 빈도를 결정짓는 가장 중요한 요소는 부인에 대한 남편노인의 관심이다.			
22. 수면제, 진정제, 술 등은 노인의 성적관심이나 반응을 감소시킬 수 있다.			
23. 노인에서의 성적 무관심은 심리상태가 우울하기 때문일 수 있다.			
24. 남성은 나이가 들을수록 성적활동의 빈도가 감소한다.			
25. 나이가 들수록 남성은 여성보다 더 많은 성적감소를 경험한다.			
26. 담배를 많이 피우게 되면 성적충동이 감소할 수 있다			
27. 노인에서 성적반응을 유지하는데 있어 중요한 요소는 성적활동을 지속하는 것이다.			
28. 남성노인의 경우 성적활동에 대해 두려움을 가짐으로써 실제 성활동수행에 장애를 유발할 수 있다.			
29. 노인에서 성적활동을 중지하는 주요 요인은 생물학적, 신체적 원인보다는 심리.사회적 원인에 의해서이다			
30. 과다한 자위행위는 조기 정신착란 혹은 치매를 유발할 수 있다.			
31. 폐경기여성에서는 불가피하게 성적만족감이 상실된다.			
32. 이차적impotence (비생리적으로 야기된)은60세 이상의 남성에서 증가한다.			
33. 노인남성의 발기부전은 대개 효과적으로 치유될 수 있다			
34. 심각한 신체적 불능만 없다면 남녀 모두 80-90세에도 성적 관심과 활동이 잘 유지될 수 있다.			
35. 노인의 자위행위는 성적반응을 유지하는데 유익하다.			

Aging Sexual Knowledge and Attitude Scale(ASKAS) : 노인 성에 대한 지식과 태도

※ 다음의 각 항목에 대해 자신의 생각을 가장 잘 반영한다고 생각되는 정도의 숫자에 표시를 하여주십시오.

Item	1-----2-----3-----4-----5-----6-----7 전혀 매우 그렇지 않다 그렇다
36. 노인들은 성적흥미가 거의 없다.	1-----2-----3-----4-----5-----6-----7 전혀 매우 그렇지않다 그렇다
37. 노인이 성적관심을 보이는 것은 자신의 품위를 떨어뜨리는 것이다.	1-----2-----3-----4-----5-----6-----7 전혀 매우 그렇지않다 그렇다
38. 양로원 등의 노인시설에서는 입소자에게 어떠한 종류의 성적활동을 권장하거나 지지해서는 안된다.	1-----2-----3-----4-----5-----6-----7 전혀 매우 그렇지않다 그렇다
39. 양로원에서는 남녀별로 층이나 방을 구별해야 한다.	1-----2-----3-----4-----5-----6-----7 전혀 매우 그렇지않다 그렇다
40. 양로원에서는 혼자있거나 혹은 부부가 따로 있기를 원하는 경우, 그런 권리까지 보호할 의무는 없다.	1-----2-----3-----4-----5-----6-----7 전혀 매우 그렇지않다 그렇다
41. 나이가 들수록 성적관심은 사라진다. (나의 부모나 친지가 양로원에 거주하는 경우) ; 그가 다른 입소노인과 성적관계를 가지려고 했다면 나는 어떻게 할 것인가?)	1-----2-----3-----4-----5-----6-----7 전혀 매우 그렇지않다 그렇다
42. 관리자에게 항의할 것이다.	1-----2-----3-----4-----5-----6-----7 전혀 매우 그렇지않다 그렇다
43. 다른 곳으로 옮기게 할 것이다.	1-----2-----3-----4-----5-----6-----7 전혀 매우 그렇지않다 그렇다
44. 나의 관심사가 아닌 듯 방관할 것이다.	1-----2-----3-----4-----5-----6-----7 전혀 매우 그렇지않다 그렇다

Aging Sexual Knowledge and Attitude Scale (ASKAS) : 노인 성에 대한 지식과 태도

45. 만약 어느 양로원이 입소자들의 성적활동을 허용하고 지지한다면, 그 시설에 나의 부모나 친지를 보내지 않을 것이다.	1-----2-----3-----4-----5-----6-----7 전혀 그렇지않다 … 매우 그렇다
46. 노인이 성적유희를 하는 것은 부도덕한 짓이다.	1-----2-----3-----4-----5-----6-----7 전혀 그렇지않다 … 매우 그렇다
47. (지식에 대한 태도) 노인의 성기능 변화에 대해 좀 더 알고 싶다.	1-----2-----3-----4-----5-----6-----7 전혀 그렇지않다 … 매우 그렇다
48. 나는 노인의 성에 대해 알아야 할 것은 모두 알고 있다.	1-----2-----3-----4-----5-----6-----7 전혀 그렇지않다 … 매우 그렇다
49. 만약 양로원 입소자간에 성적활동 발생한다면 관리자에게 불평할 것이다.	1-----2-----3-----4-----5-----6-----7 전혀 그렇지않다 … 매우 그렇다
50. 양로원에서 입소자에 대한 성교육 과정이 있다면 찬성한다.	1-----2-----3-----4-----5-----6-----7 전혀 그렇지않다 … 매우 그렇다
51. 양로원 종사자들에 대한 성교육과정이 있다면 찬성한다.	1-----2-----3-----4-----5-----6-----7 전혀 그렇지않다 … 매우 그렇다
52. 남성노인에서 자위행위는 허용될 만한 성적활동이다.	1-----2-----3-----4-----5-----6-----7 전혀 그렇지않다 … 매우 그렇다
53. 여성노인에서 자위행위는 허요될 만한 성적활동이다.	1-----2-----3-----4-----5-----6-----7 전혀 그렇지않다 … 매우 그렇다
54. 양로원 같은 기관은 동침을 원하는 부부노인들을 위한 독방을 제공해야 한다.	1-----2-----3-----4-----5-----6-----7 전혀 그렇지않다 … 매우 그렇다
55. 간호양로원의 직원들은 노인이나 장애를 가진 사람들의 성에 관해 교육, 훈련을 받아야 한다.	1-----2-----3-----4-----5-----6-----7 전혀 그렇지않다 … 매우 그렇다

Aging Sexual Knowledge and Attitude Scale(ASKAS) : 노인 성에 대한 지식과 태도

56. 양로원의 입소자들은 어떤 종류의 성적활동도 해서는 안된다.	1-----2-----3-----4-----5-----6-----7 전혀 그렇지않다 … 매우 그렇다
57. 간호양로원 같은 기관들은 여성과 남성간의 사회적 교류를 위한 기회를 제공해야 한다.	1-----2-----3-----4-----5-----6-----7 전혀 그렇지않다 … 매우 그렇다
58. 자위행위는 해로우며 하지말아야 한다.	1-----2-----3-----4-----5-----6-----7 전혀 그렇지않다 … 매우 그렇다
59. 양로원같은 기관들은 입소자들이 방해 혹은 노출에 대한 염려없이 성적행위를 할 수 있도록 개인생활을 보장해야 한다.	1-----2-----3-----4-----5-----6-----7 전혀 그렇지않다 … 매우 그렇다
60. 가족들이 입소한 친지가 다른 노인과 성적관계를 갖는 것을 반대할 경우 관리자나 직원들은 그러한 성적관계를 예방할 의무가 있다.	1-----2-----3-----4-----5-----6-----7 전혀 그렇지않다 … 매우 그렇다
61. 혼인관계 외의 성적관계는 항상 잘못된 것이다.	1-----2-----3-----4-----5-----6-----7 전혀 그렇지않다 … 매우 그렇다

출처 ▸▸▸

오진주(1998). 노인의 성에 대한 교육중재프로그램이 간호학생들의 지식 및 태도에 미치는 효과 연구. *지역사회간호학회지, 9*(1). P.64-71.

Knowledge and Attitudes toward Elderly Sexuality (KATES) : 노인 성 관련 지식과 태도

출처 ▸▸▸

Walker, B. L., Osgood, N. J, Ephross, P. H., Richardson, J. P., Farrar, B., & Cole, C.(1998). Developing a training curriculum on elderly sexuality for long term care facility staff. *Gerontology & Geriatrics Education, 19*(1), 3-22.

목적 ▸▸▸

노인 성 교육프로그램 개발 과정에서 교육 프로그램의 효과를 측정하기 위한 도구로서 개발되었다.

개발과정 ▸▸▸

전문가 집단(노년학자, 사회복지사, 노인전문의, 간호사, 장기시설의 행정요원 등으로 구성)에서 노인 성교육 프로그램을 개발하기 위해 프로그램의 목적과 목표를 설정하였다. 설정된 목적과 목표는 22명의 집단회의를 거쳐 이후 노인전문가, 직접간호제공자, 노인시설거주자, 가족 들로 구성된 각 집단의 재검토를 거쳤다. 또한 97명 노인시설인력에 대해 설문지조사를 통해 확정되었다. 이렇게 확정된 목적과 목표를 기반으로 프로그램 내용이 구성되었으며 구성된 내용을 반영하는 test item 159개 항목이 만들어졌다. 이 항목들은 교육 요구도를 사정할 뿐 만 아니라, 성교육 프로그램의 효과를 측정하는데도 사용 되어 질 수 있을 것으로 기대되었다. 159개 항목은 다시 50개 항목으로 간편화되었다[1]. 간편화를 위해 항목을 삭제 시에는 pretest 시 정답율 80% 이상인 항목, 유사한 항목 중 판별력이 낮은 항목, 응답자에게 혼동을 주는 항목으로서 교육 전. 후 정답율 향상 정도가 크지 않은 항목을 삭제하였다. 항목 간편화 과정에서는 Cronbach alpha 를 계산하면서 신뢰도가 손상되지 않도록 유의하였다. 개발 당시 202명(127명 장기시설인력, 68명 노인, 7명 가족)에 대해 적용하였다.

국내활용 및 대상자 ▸▸▸

아직 국내에서 활용된 바가 없다.

척도 및 하위영역 ▸▸▸

본 도구는 자가보고 도구로 총 50항이며, 찬성, 반대, 모름으로 표시한다. "모름"과 무응답은 오답으로 간주하여 전체 점수를 산정한다. 처음 항목 개발시 별도의 4개 Module로 구분하였으나 50개로 간편화된 도구에서는 4개 모듈이 혼합되어 작성되었다. 각 모듈의 범주는 다음과 같다.

Module 1: Sexuality in Long Term Care

Module 2: Sexuality and Aging

Module 3: Sexuality and Dementia

Module 4: Family and Personal Issues

Knowledge and Attitudes toward Elderly Sexuality (KATES) : 노인 성 관련 지식과 태도

도구평가 ▸▸▸

■ 도구개발시

202명 대상자(127명의 장기시설인력, 68명의 노인, 7명의 가족)에 대한 신뢰도 Cronbach' s alpha는 각각 Form 1=.93, Form 2=.72, Form 3=.86, Form 4=.88이었다. 또한 항목을 구성한 전문가들은 자신들의 경험과 지식뿐만 아니라 관련 참고문헌을 고찰하여 항목을 구성하였으므로 도구의 내용타당도가 있다고 제시하였다.

■ 적용시

Walker와 Ephross[1)]에서 alphas of reliability는 각각 Form 1=.94, Form 2=.79, Form 3=.77, Form 4=.94이었다. Walker와 Harrington[2)]에서의 신뢰도는 module 1=.76, module 2=.64, module 3=.76, module 4=.73이였고, Walker[3)]의 연구에서는 Chronbach alpha=.87이었다.

도구적용방법 ▸▸▸

자가보고로서 점수가 높을수록 지식수준이 높고, 태도가 긍정적임으로 의미한다.

Reference ▸▸▸

1) Walker, B. L., Ephross, P. H.(1999). Knowledge and attitudes toward sexuality of a group of elderly. *Journal of Gerontological Social Work, 31*(1/2), 85-107.

2) Walker, B. L., Harrington, D.(2002). Effects of staff training on staff knowledge and attitudes about sexuality. *Educational Gerontology, 28,* 639-654.

3) Walker, B. L.(2004). *Attitudes and Knowledge of Long Term Care Staff Toward Elderly Sexuality.* Upublished Paper.

Knowledge and Attitudes Toward Elderly Sexuality(KATES) Field test version*

Directions: Read each statement. Circle Agree, Disagree or Don't know.

Item	Agree	Disagree	Don't Know
1. Sexual expression is important to many of the residents in my facility. GAT			
2. Long-term care staff should support sexual expression by the residents. GAT			
3. Staff can play an important role in helping residents express their sexuality. GPT			
4. Lack of privacy is a major problem for people who live in a long term care facility. GKT			
5. Residents find it easy to talk about sexual problems. GKF			
6. Staff should be willing to talk to residents about problems related to sexuality. GPT			
7. Many residents of long term care facilities continue to have an interest in sexuality. GKT			
8. People who live in long term care facilities need opportunities for sexual expression. GAT			
9. I am uncomfortable talking about sexuality with older people. GAF			
10. It is appropriate for staff to express affection toward the residents. GPT			
11. Residents of nursing facilities should be allowed to post a "Do Not Disturb" sign on their doors. 1PT			
12. Staff should discourage intimate relationships between residents. 1PF			
13. The staff has a responsibility to provide residents with opportunities to express their sexuality. 1AT			
14. Staff should help the residents obtain condoms, vibrators, or other sexual materials if they ask for them. 1PT			

Knowledge and Attitudes Toward Elderly Sexuality (KATES) Field test version*

15. Masturbation by older men and women is often a good way for them to satisfy their sexual needs. 1KT			
16. Men's and women's intimacy needs are more alike than different. 1KT			
17. Pet therapy can help some residents meet intimacy needs. 1KT			
18. Facilities should have a regular program in which young children visit the residents. 1AT			
19. Older people in long term care should get frequent hand and foot massages. 1PT			
20. It is okay for an older person to be a gay or lesbian. 1AT			
21. Older people, even those with dementia, think about sex. 2KT			
22. People with dementia should be allowed to decide whether or not they want a sexual relationship. 2AT			
23. A person with dementia should not have sex. 2AF			
24. Residents with dementia may seek to have a relationship with other people even in the middle stages. 2KT			
25. Staff should ignore a resident who is masturbating in public. 2PF			
26. If a woman forgets that her husband has died, the staff should tell her again. 2PF			
27. Staff should separate a married resident from another resident with whom he or she has formed an attachment. 2PF			
28. A person who has been declared incompetent can no longer make any decisions. 2KF			
29. If a person with dementia flirts with a staff member, the staff should report him or her immediately to the administration. 2PF			
30. Staff should keep information they obtain about a resident's sexual behavior private from other staff. 2PT			

Knowledge and Attitudes Toward Elderly Sexuality(KATES) Field test version*

31. An incontinent resident would not want a sexual relationship. 3KF			
32. Women in their 70s and 80s may continue to have hot flashes. 3PT			
33. A person with Parkinson's disease may still be interested in sex. 3KT			
34. Lack of interest is the most common reason for less sexual activity among older women. 3KF			
35. Having an erection is very important to many older men. 3KT			
36. Staff should provide information about STDs, AIDS, and safe sex to the residents. 3PT			
37. Most single elderly people do not use condoms when they have sexual intercourse. 3KT			
38. It is not the staff's responsibility to worry about older people's sexual needs. 3AF			
39. If the prostate gland is removed, a man may not be able to have an erection. 3KT			
40. After menopause women have less interest in sex because of lack of estrogen. 3KF			
41. Family members have the right to know about their relatives' relationships when they are paying the bills. 4AF			
42. Staff should provide routine counseling regarding sexual expression to residents with medical problems. 4PT			
43. Staff should encourage residents to talk about their feelings related to sexuality. 4PT			
44. Staff should allow mentally competent consenting residents to make their own decisions about sexual expression. 4PT			
45. Keeping married couples together as long as possible should be a goal of long-term care facilities. 4AT			

Knowledge and Attitudes Toward Elderly Sexuality (KATES) Field test version*

46. Relationships with the opposite sex are important to most older people. 4KT			
47. Dating is a part of the social life of residents in assisted living facilities. 4KT			
48. Staff should arrange activities that promote relationships among the residents. 4PT			
49. The staff have a responsibility to encourage friendships between the residents. 4AT			
50. Staff should call a family member if a resident becomes involved in an intimate relationship with another resident. 4PF			

Answer Key Explanation

Following each item is a three letter code. The first digit refers to the Module from which the item is drawn. G indicates that it is a general statement that is taught in all four modules. The second digit refers to the type of item. Practice refers to a staff behavior, Attitude refers to an opinion or viewpoint, and Knowledge refers to factual information.

To administer this instrument, remove the three letter code.

Module 1: Sexuality in Long Term Care
Module 2: Sexuality and Aging
Module 3: Sexuality and Dementia
Module 4: Family and Personal Issues

G	P	F
G=General	P=Practice	F=False is the correct answer
1=Module1	A=Attitude	T=True is the correct answer.
2=Module2	K=Knowledge	
3=Module3		
4=Module 4		

출처 ▸▸▸

Walker, B. L., Osgood, N. J, Ephross, P. H., Richardson, J. P., Farrar, B., & Cole, C.(1998). Developing a training curriculum on elderly sexuality for long term care facility staff. *Gerontology & Geriatrics Education, 19*(1), 3-22.

성생활 인식도

출처 ▸▸▸
이창은(1999). *노인의 성생활 인식도와 삶의 만족도와의 관계.* 한양대 대학원 석사 학위논문.

목적 ▸▸▸
노인 스스로 자신의 성생활욕구, 태도, 중요도를 인식하고 있는 정도를 측정하기 위한 도구로서 성생활 인식도 도구를 개발하였다.

개발과정 ▸▸▸
문항개발은 문헌고찰과 전문가의 자문을 통해 개발하였고, pilot study를 거쳐 신뢰도를 확인 후 노인 113명에 적용하였다.

국내활용 및 대상자 ▸▸▸
국내에서 노인 성생활과 관련된 연구에서 활용되었으며, 김현철[1]은 60세 이상 지역사회 노인정 이용 노인에게 강순옥[2]과 정은미[3]는 복지관 이용 노인 에게 본 도구를 적용하였다.

척도 및 하위영역 ▸▸▸
이 도구는 총 10문항의 자가보고 도구로서 하위영역으로 성생활 욕구 4문항, 성생활 태도 3문항, 성생활 중요도 3문항 등 총 10문항이며 4점 척도로(아주그렇다 4점, 대체로 그렇다 3점, 대체로 그렇지 않다 2점, 아주그렇지않다 1점) 이루어져 있다.

도구평가 ▸▸▸
■ 도구개발시
- 도구개발시 Pilot study를 통해 신뢰도를 확인하였다. 이후 노인 113명에 적용한 결과 신뢰도는 Cronbach' s alpha는 .92이었다(하위척도별 신뢰도 제시 안 함).
- 타당도: 문헌고찰과 노인간호학 교수 1인의 검토를 거쳐 타당도를 확보하였다.

■ 적용시
- 성욕구=.88, 태도=.70, 중요도=.83[4], 전체도구 .82(욕구 1문항(9번) 제외)[3], 전체도구 .85(욕구1문항(9번) 제외)[2] 전체도구 .75(욕구1문항(9번) 제외)[3]

성생활 인식도

도구적용방법 ▸▸▸

성생활 욕구 점수가 높을수록 성생활 욕구가 커지며 성생활 태도 점수가 높을수록 긍정적 태도를 가지는 것이다. 또한 성생활 중요도 점수가 높을수록 노인이 성생활에 부여하는 중요성 정도가 높음을 의미한다.

Reference ▸▸▸

1) 김현철(2000). *노인의 성생활인식도에 영향을 미치는 요인에 관한 연구.* 서강대 공공정책대학원 석사학위논문.
2) 강순옥(2002). *복지관 이용 노인의 성생활 실태에 관한 연구.* 동국대 행정대학원 석사학위논문.
3) 정은미(2002). *복지관 이용 노인의 성생활 실태와 삶의 만족도와의 관계.* 대구카톨릭 대학교대학원 석사학위논문.
4) 이창은, 김주희(2000). 유배우자 노인의 성에 대한 탐색적 연구, *한국노년학, 20*(3), 185-195.

항목	아주 그렇지 않다	대체로 그렇지 않다	대체로 그렇다	아주 그렇다
1. 노인이 되어서도 성생활에 대해 누군가에게 터놓고 상의하는 것이 현명하다.*				
2. 노인이 되어서도 성생활에 만족하지 못하면 마음의 평화를 얻기가 힘들다.***				
3. 나이가 들어서도 성적 능력을 유지하기 위해서는 성생활을 자주 해야 한다.*				
4. 젊었을 때나 필요한 거지 늙으면 필요 없다.*				
5. 비록 몸은 늙었어도 마음은 항상 굴뚝같다.**				
6. 노인이 되어서도 성에대한 관심은 줄어들지 않는다.**				
7. 요즘 많은 성기구나 정력제들이 나온다고 하는데 이런 것을 구할 수 있으면 한번 사용해 보고싶다.				
8. 성생활을 못하면 살맛도 없고 의욕도 없다.***				
9. 배우자가 없더라도 성생활은 하고 싶다.**				
10. 성생활은 나를 살아있다고 느끼게 해주는 것이다.***				

*태도 **욕구 ***중요도

출처 ▸▸▸

이창은(1999). *노인의 성생활 인식도와 삶의 만족도와의 관계.* 한양대 대학원 석사 학위논문.

PART · IV 기타

Chapter · 10
노인 가족

Caregiver Burden Inventory(CBI): 간호제공자 부담감 도구

출처 ▸▸▸

Novak, M. & Guest, C.(1989). Application of a Multidimensional Caregiver Burden Inventory. *The Gerontologist, 29*(6), 798-803.

목적 ▸▸▸

돌봄은 간호제공자의 삶의 다양한 측면에 영향을 미친다는 전제하에 간호제공자(caregiver)에게 미치는 영향(impact), 즉 다양하고 총체적인 부담감(diverse multidimensional instrument)을 측정하기 위하여 개발하였다[1].

개발과정 ▸▸▸

기존에 개발된 여러 부담감 도구들[2) 3) 4) 5)]을 기초로 107명의 인지장애가 있는 노인을 돌보고 있는 간호제공자들에게 면담을 통하여 2시간동안 개방형 질문과 폐쇄형 질문에 응답하게 하였다[1]. 응답결과는 요인분석을 통하여 24문항으로 정리되었는데 가족간호자의 감정과 경험, 즉 건강상태(health status), 재정적 압박(financial strain), 사회활동(social activity), 감정혼란(disturbed feeling) 등에 초점을 두어 치매환자 간호로 인한 간호제공자의 복잡한 반응과 감정을 확인할 수 있는 민감한 도구로 개발하였다.

부담감을 시간의존적 부담감(time dependence burden), 발달적 부담감(developmental burden), 신체적 부담감(physical burden), 사회적 부담감(social burden), 정서적 부담감(emotional burden)의 다섯가지 항목에 5점 척도로 개발하였다. 국내에서 번역, 수정되어 사용된 도구[6) 7) 8) 9)]에서는 재정적 부담감이 포함되어 총 29문항으로 이용되었다.

국내활용 및 대상자 ▸▸▸

우리나라에서는 일부 농촌지역 노인 만성질환자 가족 213명의[6] 부담감 측정시에 최초로 번역되어 사용되었으며 그 후 문항의 수정 보완 등을 거쳐 뇌졸중 만성질환자 가족[7] 주간보호시설을 이용하는 뇌졸중 노인의 주가족간호자 50명과 재가 뇌졸중 노인 50명[8], 한방병원에 입원하여 치료 받고 있는 뇌졸중 노인 124명의 주간호제공자[9] 등에게 적용되었다.

척도 및 하위영역 ▸▸▸

■ 척도

원본 도구는 자기기입식(self-administered) 총24문항, 1점-5점이며('매우그렇다' 5점, '약간그렇다' 4점, '그저 그렇다' 3점의 '그렇지않다' 2점, '전혀그렇지 않다' 1점) 척도이다. 국내에서 번역되어 사용되는 도구들은 5문항이 포함되어 총 29문항으로 1점-5점 척도이다.

■ 하위영역

시간의존적 부담감, 발달적 부담감, 신체적 부담감, 사회적 부담감, 정서적 부담감 의 5가지 하위척도로 구성되며 도구 개발자가 수행한 요인분석결과 66%의 설명력을 갖고 있는 것으로 보고되었다.

Caregiver Burden Inventory(CBI): 간호제공자 부담감 도구

도구평가 ▸▸▸

■ 개발당시

• 신뢰도: 도구개발당시 제작자가 보고한 신뢰도는 alpha가 .73~.86[1] 정도 이었고, 내적 일관성 신뢰도가 높고 하위척도(subscales)간의 intercorrelations이 중간정도이며 요인적재량(factor loading)이 높은 것으로 평가되고 있다[3].

■ 적용시

국내에서 농촌 지역 노인을 대상으로 이 도구를 기초로 Zarit & Bach-Peterson(1980)의 도구를 참조로 수정 보완하여 총 29문항의 5점 척도로 구성한 연구에서 이 도구의 Cronbach' s alpha는 .96~.99이었다[6]. 동일한 도구로 뇌졸중 노인의 간호제공자에게 적용한 연구에서의 Cronbach' s alpha는 .74~.95이었다[7].

도구적용방법 ▸▸▸

구조화된 질문지를 이용한 자기기입식으로, 도구에 설문지에 대한 설명과 하위척도에 대한 설명이 포함되어 있다.

Reference ▸▸▸

1) Novak, M., & Guest, C.(1989). Application of a Multidimensional caregiver burden inventory. *The Gerontologist, 29*(6), 798-803.

2) Morycz, R. K.(1985). Caregiving strain and the desire to institutionalize family members with Alzheimer's disease. *Research on Aging, 7*(3), 329-361.

3) Poulshock, S.W. & Deimling, G.T.(1984). Families caring for elders in residence: Issues in the measurement of burden. *The Gerontologist, 39*(2), 230-239.

4) Robinson, B. C.(1983). Validation of a caregiver strain index. *Journal of Gerontology, 38*, 344-348

5) Zarit, S. H., Reever, K., & Bach-Peterson, J.(1980). Relatives of the impaired elderly. Correlates of feelings of burden. *The Gerontologist, 20*, 649-655.

6) 장인순(1995) *일부 농촌지역 노인 만성질환자 가족의 부담감에 관한 연구*. 서울대학교 보건대학원 석사학위 논문.

7) 박연환(1999). *집단적 지지간호중재가 뇌졸중 환자 배우자의 부담감과 안녕감에 미치는 효과*. 서울대학교 대학원 박사학위 논문.

8) 박연환(2004) 뇌졸중 노인과 가족을 위한 주간보호사업의 효과-재가 노인 및 가족과의 비교-*대한간호학회지, 33*(7), 990-998.

9) 유수정, 김신미, 이윤정, 박연환(2004). 뇌졸중 노인을 돌보는 주간호제공자의 부담감과 예측요인. *노인간호학회지, 6*(1), 7-18

Caregiver Burden Inventory(CBI)

	Strongly agree	Agree	Disagree	Strongly disagree
1. My care receiver needs my help to perform many daily tasks.				
2. My care receiver is dependent on me.				
3. I have to watch my care receiver constantly.				
4. I have to help my care receiver with many basic functions.				
5. I don't have a minute's break from my caregiving chores.				
6. I feel that I am missing out on life.				
7. I wish I could escape from this situation.				
8. My social life has suffered.				
9. I feel emotionally drained due to caring for my care receiver.				
10. I expected that things would be different at this point in my life.				
11. I'm not getting enough sleep.				
12. My health has suffered.				
13. Caregiving has made me physically sick.				
14. I'm physically tired.				
15. I don't get along with other family members as well as I used to.				
16. My caregiving efforts aren't appreciated by others in my family.				
17. I've had problems with my marriage.				
18. I don't do as good a job at work as I used to.				
19. I feel resentful of other relatives who could but do not help.				
20. I feel embarrassed over my care receiver's behavior.				
21. I feel ashamed of my care receiver.				
22. I resent my care receiver.				
23. I feel uncomfortable when I have friends over.				
24. I feel angry about my interactions with my care receiver.				

1–5: time–dependence burden 6–10: developmental burden 11–14: physcial burden
15–19: social burden 20–24: emotional burden

출처 ▶▶▶

Novak, M. & Guest, C.(1989). Application of a Multidimensional Caregiver Burden Inventory. *The Gerontologist, 29*(6), 798-803.

한국판 부담감 측정 도구

	매우 그렇다	약간 그렇다	그저 그렇다	그렇다 않다	전혀 그렇지 않다
1. 환자는 일상생활 활동의 많은 부분에 나의 도움을 필요로 한다.					
2. 환자는 나에게 의존적이다.					
3. 나는 환자를 끊임없이 지켜봐야 한다.					
4. 나는 환자의 많은 기본적 활동(basic functions)을 도와주어야 한다.					
5. 나는 환자를 돌보는 여러 행위(caregiving chores)로 인해 짧은 휴식시간도 가질 수 없다.					
6. 나는 내 생활을 잃어버렸다고 느낀다.					
7. 나는 이 상황에서 탈출하고 싶다.					
8. 환자 때문에 사회생활에 지장이 있다.					
9. 나는 환자를 돌보는 것 때문에 지쳤다.					
10. 나는 내 인생의 이 시점에서 다른 것을 하기를 기대했다.					
11. 나는 잠이 부족하다.					
12. 나의 건강이 나빠졌다.					
13. 환자를 돌보는 것 때문에 나의 몸이 약해졌다.					
14. 나는 몸이 피곤하다.					
15. 나는 그전만큼 다른 식구들과 잘 지내지 못한다.					
16. 다른 식구들은 내가 환자를 돌보기위해 노력하는 것을 인정해 주지 않는다.					
17. 환자 간호 때문에 가정생활(marriage)에 어려움이 생겼다.					
18. 나는 내가 해왔던 것 만큼 직장일(주부는 집안일)(job at work)을 잘하지 못한다.					
19. 나는 할 수 있는데도 돕지 않는 다른 식구들이 원망스럽다.					
20. 환자의 행동이 나를 당황하게 한다.					
21. 나는 환자가 부끄럽다.					
22. 나는 환자가 원망스럽다.					
23. 나는 친구들과 환자에 대해 이야기 할 때 불편하다.					
24. 나는 환자와의 관계(interaction)에 대해서 화가 난다.					
25. 환자의 치료비를 감당하기가 벅차다.					
26. 환자가 돈을 낭비한다.					
27. 환자 또는 가속원의 경제적 상실로 수입이 감소되어 경제적 압박을 느낀다.					
28. 환자에게 드는 비용을 다른 친척들이 함께 부담해주기를 바란다.					
29. 지금보다 더 많은 비용을 환자를 위해 사용할 수 있었으면 좋겠다.					

1-5: 시간-의존적 부담감 6-10: 자기발전 부담감 11-14: 신체적 부담감
15-19: 사회적 부담감 20-24: 정서적 부담감 25-29: 재정적 부담감

출처 ▸▸▸

장인순(1995). *일부 농촌지역 노인 만성질환자 가족의 부담감에 관한 연구.* 서울대학교 보건대학원 석사학위 논문.

Caregiver Burden Scale (CB Scale): 간호제공자 부담감 도구

출처 ▸▸▸

Elmstahl, S., Malmberg, B., & Annerstedt, L. (1996). Caregiver's burden of patients 3 years after stroke assessed by a novel caregiver burden scale. *Archives of Physical Medicine Rehabilitation, 77,* 177-182.

목적 ▸▸▸

만성질환자 가족간호자들이 시간의 경과에 따라 변화하는 감정을 측정하기 위하여 개발하였다.

개발과정 ▸▸▸

Elmstahl과 Annerstedt[1)]이 만성질환자의 간호제공자(caregivers)를 사정하기 위하여 개발한 Oremark[2)]의 도구를 기초로 개발하였다. 기본적인 전제 조건은 부담감은 정서적 안녕감(feeling of emotional wellbeing)의 감소와 신체적 문제들(physical problems)의 증가를 포함하는 개념으로 시간의 경과에 따라 변화한다는 것이다[1)]. 요인분석결과 CB scales은 5가지 하위개념, 즉 전반적 긴장(general strain), 고립(isolation), 실망(disappointment), 감정 개입(emotional involvement), 환경(environment)으로 구분되었다[1)].

국내활용 및 대상자 ▸▸▸

비교적 최근에 개발된 도구로 국내에서 활용된 사례는 아직까지 없다. 그러나 도구개발자에 의하여 뇌졸중 발병 대상자의 간호제공자 35명을 3년에 걸쳐 장기간 조사한 적이 있다[1)].

척도 및 하위영역 ▸▸▸

■ 척도

원본 도구는 자기기입식(self-administered) 총 22문항, 4점 척도로 '매우 그렇다' 4점, '약간 그렇다' 3점, '그렇지 않다 ' 2점, ' 전혀 그렇지 않다 ' 1점 척도이다.

■ 하위영역

도구를 개발할 때 도구개발자들은 간호제공자의 건강(caregiver's health), 심리적 안녕감(feeling of psychological well being), 관계(relations), 사회적 망(social network), 신체적 과부하(physical workload), 환경적 측면(environmental aspects)의 6가지 하위개념으로 구분하였으나, 요인분석결과 즉 전반적 긴장(general strain), 고립(isolation), 실망(disappointment), 감정 개입(emotional involvement), 환경(environment)으로 구분되었다[1)].

Caregiver Burden Scale (CB Scale): 간호제공자 부담감 도구

도구평가 ▸▸▸

■ 개발당시

• 신뢰도

도구개발시 수정된 5가지 요인의 Cronbach' s alpha 값은 general strain .87, isolation .70, disappointment .76, emotional involvement .70, environment .53 이었다. 5가지 하부요인중 다른 지표들은 상호 상관성이 있었으나 coefficients는 낮았기 때문에 이는 개별적 지표들은 주관적 부담감의 서로 다른 측면임을 시사한다고 평가되고 있다.

도구적용방법 ▸▸▸

구조화된 질문지를 이용한 자기기입식으로, 도구에 설문지에 대한 설명과 하위척도에 대한 설명이 포함되어 있다. 한국어판 번역은 아직 이루어지지 않았다.

Reference ▸▸▸

1) Elmstahl, S., Malmberg, B., & Annerstedt, L.(1996). Caregiver' s burden of patients 3 years after stroke assessed by a novel caregiver burden scale. *Archives of Physical Medicine Rehabilitation, 77,* 177-182.

2) Oremark, I.(1988). *ABS-en anhorigbelastningsskala. proceedings from the IXth Nordic Congress of Gerontology,* June 5, Bergen. Beren: Forlag.

Caregiver Burden Scale (CB Scale)

	Strongly agree	Agree	Disagree	Strongly disagree
1. Do you find yourself facing purely practical problems in the care of your relative that you think are difficult to solve?				
2. Do you think you have to shoulder too much responsibility for your relative's welfare?				
3. Do you sometimes feel as if you would like to run away from the entire situation you find yourself in?				
4. Do you feel tired and worn out?				
5. Do you feel tired down by your relative's problem?				
6. Do you find it mentally trying to take care of your relative?				
7. Do you think your own health has suffered because you have been taking care of your relative?				
8. Do you think you spend so much time with your relative that the time for yourself is insufficient?				
9. Do you avoid inviting friends and acquaintances home because of your relative's problem?				
10. Has your social life, eg with family and friends been lessened?				
11. Has your relative's problem prevented you from doing what you had planned to do in this phase of your life?				
12. Have you a feeling that life has treated you unfairly?				
13. Had you expected that life would be different than it is at your age?				
14. Do you feel lonely and isolated because of your relative's problem?				
15. Do you find it physically trying to take care of your relative?				
16. Have you experienced economic sacrifice because you have been taking care of your relative?				
17. Are you sometimes ashamed of your relative's behavior?				
18. Do you ever feel offended and angry with your relative?				
19. Do you feel embarrassed by your relative's behavior?				
20. Dose the physical environment make it troublesome for you taking care of your relative?				
21. Do you worry about not taking care of your relative in the proper way?				
22. Is there anything in the neighbourhood of your relative's home making it troublesome for you to take care of your relative?				

Genernal Strain 1–8 Isolation 9–11 Disappointment 12–16 Emotional involvement 17–19 Environment 20–22

출처 ▸▸▸

Elmstahl, S., Malmberg, B., & Annerstedt, L.(1996). Caregiver's burden of patients 3 years after stroke assessed by a novel caregiver burden scale. *Archives of Physical Medicine Rehabilitation, 77*, 177-182.

Burden Interview (BI): 부담감 측정도구

출처 ▸▸▸

Zarit, S. H., Reever, K. E., & Bach-Peterson, J. B.(1980). Relatives of the impaired elderly: Correlates of Feeling of Burden. *The Gerontologist, 20,* 649-655.

목적 ▸▸▸

노인성 치매 대상자를 오랫동안 돌본 간호제공자들은 신체적, 정신적, 사회적, 경제적으로 고통받고 있다고 전제하였으나, 영역별이 아닌 간호제공자들이 느끼는 부담감을 총점으로 측정하기 위하여 도구를 개발하였다[1].

개발과정 ▸▸▸

임상경험과 간호제공자들에 대한 선행 연구들을 토대로 노인성치매 대상자의 일차간호제공자들과 면담하여 29문항의 자가보고형 설문지를 개발하였다. 도구에 포함된 문항들은 간호제공자들이 문제(problem)라고 인급하였던 내용인 간호제공자의 건강(health), 심리적 안녕감(psychological wellbeing), 재정(finance), 사회생활(social life), 치매노인과 간호제공자간의 관계(relationship) 등을 포함하고 있다[1].

국내활용 및 대상자 ▸▸▸

간호학 외에 의학 및 사회학, 심리학, 사회복지학 등 다양한 학문영역에서 국,내외적으로 널리 이용되고 있는데, 도구개발 시에는 치매 노인의 가족 간호제공자[1]에게 적용되었으며, 중국의 정신분열병 환자의 간호제공자[3]에게 적용된 적이 있으며 국내에서는 급성 뇌졸중 환자 가족간호자[3] 등에게 적용되었다.

척도 및 하위영역 ▸▸▸

- 척도

  원본도구는 총 29문항의 5점 척도로 '매우그렇다' 5점, '약간그렇다' 4점, '그저 그렇다' 3점의 '그렇지않다' 2점, '전혀그렇지 않다' 1점 이며 총점으로 평가한다.

- 하위영역

  간호제공자의 건강(health), 심리적 안녕감(psychological wellbeing), 경제(finance), 사회생활(social life), 치매노인과 간호제공자간의 관계(relationship) 등이 포함되어 있으나 하위척도로 구분하여 점수를 매기거나 평가하는 방법은 제시하지 않았고 총점으로 부담감을 측정하도록 하였다[1].

Burden Interview (BI): 부담감 측정도구

도구평가 ▸▸▸

■ 개발당시

- 신뢰도: 도구개발당시 제작자가 보고한 신뢰도는 Cronbach' s alpha가 .87로 내적 일관성 신뢰도가 높았다[1].

적용연구 ▸▸▸

국내에서 급성기 뇌졸중 환자에게 이 도구를 참조로 번역 수정하여 적용한 연구에서 alpha는 .89이었다[3]. 중국어로 번역하여 185명의 정신분열병 가족간호자에게 적용한 연구에서 Cronbach' s alpha는 .87이었다[2]. 이 연구에서 구성타당도를 검증한 결과 중국판 burden interview는 원본과 96% 적합도를 보였다.

도구적용방법 ▸▸▸

구조화된 질문지를 이용한 자기기입식으로, 문항만 나열되어 있다.

References ▸▸▸

1) Zarit, S. H., Reever, K., & Bach-Peterson, J. (1980). Relatives of the impaired elderly. Correlates of feelings of burden. *The Gerontologist, 20*, 649-655.

2) Wai-tong Chien(2004). The validity and reliability of a chinese version of the family burden interview schedule. *Nursing Research, 53*(5), 314-322.

3) 강수진, 이희주, 최스미(2002). 급성기 뇌졸중 환자를 돌보는 가족돌봄제공자의 부담감 관련요인. *재활간호학회지, 5*(1), 27-37.

Burden Interview (BI)

1. I feel resentful of other relatives who could but who do not do things for my spouse.
2. I feel that my spouse makes request which I perceive to be over and above what s/he needs.
3. Because of my involvement with my spouse, I don't have enough time for myself.
4. I feel stressed between trying to give to my spouse as well as to other family responsibilites, jobs. etc.
5. I feel embarrassed over my spouse's behavior.
6. I feel embarrassed guilty about my interactions with my spouse.
7. I feel that I don' t do as much for my spouse as I could or should.
8. I feel angry about my interactions with my spouse.
9. I feel taht in the past I haven' t done as much for my spouse as I could have or should have.
10. I feel nervous or depressed about my interactions with my spouse.
11. I feel that my spouse currently affects my relationships with other family members and friends in a negative way
12. I feel resentful about my interactions with my spouse.
13. I am afraid of what the future holds for my spouse.
14. I feel pleased about my interactions with my spouse.
15. It's painful to watch my spouse age.
16. I feel useful in my interactions with my spouse.
17. I feel my spouse is dependent.
18. I feel strained in my interactions with my spouse.
19. I feel that my health has suffered because of my involvement with my spouse.
20. I feel that I am contributing to the wellbeing of my spouse.
21. I feel that the present situation with my spouse doesn' t allow me as much privacy as I' d like.
22. I feel that my social life has suffered because of my involvement with my spouse.
23. I wish that my spouse and I had a better relationship
24. I feel that my spouse doesn' t appreciated what I do for him/her as much as I would like.
25. I feel uncomfortable when I have friends over.
26. I feel that my spouse tries to manipulate me.
27. I feel that my spouse seems to expect me to take care of him/her as if I were the only one s/he could depend on.
28. I feel that I don't have enough money to support my spouse in addition to the rest of our expenses.
29. I feel that I would like to be able to provide more money to support my spouse than I am able to now.

출처 ▸▸▸

Zarit, S. H., Reever, K., & Bach-Peterson, J.(1980). Relatives of the impaired elderly. Correlates of feelings of burden. *The Gerontologist, 20*, 649-655.

Subjective, Objective Burden: 주관적, 객관적 부담감

출처 ▸▸▸

Montgomery, R. J. V., Gonyea, J. G., & Hooyman, N. R.(1985). Caregiving and the experience of subjective and objective burden. *Family Relations, 34,* 19-26.

목적 ▸▸▸

부담감을 환자를 돌보는 과정에서 가족원이 느끼는 감정, 태도, 정서 등에 관한 내용인 주관적 부담감과 돌봄으로 인한 제약(시간, 사생활, 개인적 자유, 사회활동)에 관한 내용인 객관적 부담감의 두 영역으로 구분하여 측정하기 위하여 개발하였다[1].

개발과정 ▸▸▸

만성질환자 간호제공자가 경험하는 부담감을 총부담감과 주관적, 객관적 부담감의 두 영역으로 구분할 수 있도록 개발한 도구로 요인분석결과 총 13개 문항 중 객관적 부담감이 6문항, 주관적 부담감이 7문항 5점 척도로 구분되었다. 이후 한국판으로 번역 수정되면서 객관적 부담감 9문항, 주관적 부담감 13문항 총 22문항의 6점 척도로 변화되었다.

국내활용 및 대상자 ▸▸▸

도구개발시에는 만성질환자에게 적용되었으며[1], 국내에서 뇌손상환자 가족의 부담감 측정을 위하여[2] 처음 번역하여 사용된 후, 뇌졸중 환자 가족[3], 입원한 만성질환자 가족[4] 등에게 다양하게 적용되었다.

척도 및 하위영역 ▸▸▸

- 척도

  도구개발시는 5점 척도이었으나 국내에서 번역되어 사용되면서 점수 중앙화를 줄이기 위하여 연구에 따라 6점 척도로 사용되었다[2) 3) 4)].

- 하위영역

  주관적 부담감, 객관적 부담감으로 구분하여 측정할 수 있도록 설문지에 표시되어 있으며 총점으로도 평가가 가능하다.

Subjective, Objective Burden : 주관적, 객관적 부담감

도구평가 ▸▸▸

■ 개발당시

• 신뢰도: 도구개발당시 제작자가 보고한 신뢰도는 Cronbach' s alpha가 .82~.87[1] 정도 이었고, 내적 일관성 신뢰도가 높은 것으로 보고되었다.

적용연구 ▸▸▸

국내에서 입원한 만성질환자의 가족을 대상으로 한 연구[4]에서는 신뢰도는 Cronbach' s alpha가 객관적 부담감 .82, 주관적 부담감이 .70 이었고, 뇌졸중 환자의 가족을 대상으로 한 연구[3]에서 신뢰도는 Cronbach' s alpha가 객관적 부담감 .83, 주관적 부담감이 .68 이었다.

도구적용방법 ▸▸▸

구조화된 질문지를 이용한 자기기입식으로, 한국어 번역판은 여러 연구자들이 자신의 연구에 적합하도록 조금씩 문항을 수정 보완하여 사용하고 있다.

References ▸▸▸

1) Montgomery, R. J., Gonyea, J. G., & Hooyman, N. R.(1985). Caregiving & the experience of subjective & objective burden. *Family relations, 34,* 19-26.

2) 이관희(1985). *뇌손상 환자의 상태와 가족의 부담감 및 우울 정도와의 관계.* 연세대학교 석사학위 논문.

3) 이강이, 송경애(1996). 뇌졸중 환자 가족이 인지한 부담감 및 우울정도에 관한 연구. *간호학회지, 26*(4), 853-867.

4) 이영신(1993). *만성입원환자 가족원의 부담감.* 서울대학교 대학원 석사학위 논문.

Measurement of Objective Burden

Rating system: a lot more(better); a little more(better); the same;
a little less(worse); a lot less(worse)

1. Amount of time you have to yourself.
2. Amount of privacy you have.
3. Amount of money you have available to meet expenses.
4. Amount of personal freedom you have.
5. Amount of energy you have.
6. Amount of time you spend in recreational and/or social activities.
7. Amount of vacation activities and trips you take.
8. Your relationships with other family members.
9. Your health.

Measurement of Subjective Burden

Rating system: rarely or never; a litter of the time; sometimes; often; most of the time

1. I feel it is painful to watch my(relative) age.
2. I feel useful in my relationship with my(relative).
3. I feel afraid for what the future holds for my(relative).
4. I feel strained in my relationship with my(relative).
5. I feel that I am contributing to the well-being of my(relative).
6. I feel that my(relative) tries to manipulates me.
7. I feel pleased with my relationship with my(relative).
8. I feel that my(relative) doesn' t appreciate what I do for him/her as I would like.

8. I feel that my(relative) doesn' t appreciate what I do for him/her as I would like.

9. I feel nervous and deprrssed about my relationship with my(relative).
10. I feel that my(relative) makes request which are over and above what s/he needs.
11. I feel that I don' t do as much for my(relative) as I could or should.
12. I feel that my(relative) seems to expect me to take care of him/her as if I were the only one s/he could depend on.
13. I fool guilty ovor my relationship with my(relative).

출처 ▸▸▸

Montgomery, R. J., Gonyea, J. G., & Hooyman, N. R.(1985). Caregiving & the experience of subjective & objective burden. *Family relations, 34*, 19-26.

객관적 부담감

※ 다음은 환자를 간호하는 가족이 느끼시는 부담감을 사정하는 도구입니다. 환자의 입원 후 환자를 돌보시면서 느끼시는 정도에 따라 V표 해주십시오.

	훨씬 증가(호전)했다	대체로 증가했다	약간 증가했다	약간 감소했다	대체로 감소했다	훨씬 감소(악화)했다
1. 자신을 돌볼 수 있는 시간이						
2. 자신의 사생활 정도가						
3. 생활비가						
4. 개인적인 자유(자주성)가						
5. 자신이 가지고 있는 에너지가						
6. 사회활동이나 오락에 할애하는 시간이						
7. 여행과 휴가활동 정도가						
8. 다른 식구와의 관계 정도가						
9. 신체적 피로가						

주관적 부담감

※ 다음은 환자를 간호하는 가족이 느끼시는 부담감을 사정하는 도구입니다. 환자의 입원 후 환자를 돌보시면서 느끼시는 정도에 따라 V표 해주십시오.

	매우 그렇다	대체로 그렇다	약간 그렇다	약간 아니다	대체로 아니다	전혀 아니다
1. 나는 환자의 신체적 상태를 생각할 때 고통스럽다.						
2. 나는 환자에게 유용한 존재이다.						
3. 나는 환자의 미래에 대해 걱정한다.						
4. 나는 환자와의 관계에 답답함을 느낀다.						
5. 나는 환자의 안녕상태에 대해 도움이 된다고 느낀다.						
6. 나는 환자가 자기 맘대로 나를 조종한다고 느낀다.						
7. 나는 환자와의 관계에 만족한다.						
8. 내가 환자를 위해 하는 일을 환자는 고마워하지 않는 것 같다.						
9. 나는 환자와의 관계 때문에 신경질적이 되고 우울을 느낀다.						
10. 환자가 요구를 너무 많이 하는 것 같다.						
11. 나는 환자를 위해서 하는 것이 부족하다고 느낀다.						
12. 나는 환자가 자기를 돌보아줄 사람이 나밖에 없다고 생각하는 것 같다.						
13. 나는 환자와의 관계에 대해 죄책감을 느낀다.						

출처 ▸▸▸

이영신(1993). *만성입원환자 가족원의 부담감*. 서울대학교 대학원 석사학위 논문.

Family APGAR: 가족기능도 지수

출처 ▸▸▸

Smilkstein, G.(1978). The family APGAR: A proposal for a family function test and its use by physicians. *Journal of family Practice 6*, 1231-1240.

목적 ▸▸▸

Smilkstein[1)]이 가족기능을 평가하기 위한 방법으로 간편하고도 신뢰도가 높은 가족기능도지수를 개발하였다.

개발과정 ▸▸▸

Family APGAR는 가족기능의 구성요소를 빠르게 파악할 수 있는 screening 도구로서 다섯 개의 closed-ended question의 형태를 띠는 질문서이다. 이 질문들의 validity index는 FFI와 사회학자와 심리학자들에 의한 가족기능 평가를 통해 이루어졌다.

국내활용 및 대상자 ▸▸▸

청소년대상으로 한 가족기능도지수에 관한 기초조사연구[2)], 지역사회 노인의 가족기능관계연구[3)],정신과 외래환자[4)] 대상의 연구시 활용되었다.

척도 및 하위영역 ▸▸▸

- 척도

  '거의 아니다' 0점, '가끔 그렇다' 1점, '항상 그렇다' 2점의 3점 척도임.

- 하위영역

  가족상호간의 적응도(Adaption), 협력도(Partnership), 성장도(Growth), 애정도(Affection), 친밀도(Resolve)를 나타내는 다섯 개의 항목에 대한 질문에 0점에서 2점으로 3점 척도로 평가한다.

도구평가 ▸▸▸

- 도구개발시

  Pless-Satterwhite의 correlation은 .80 이었으며, therapist estimate correlation은 .64 이었다. test-retest reliability는 .83이었다.

- 적용시

  김옥수와 백성희[4)]의 연구에서는 .88 이었고 김연희[5)]의 연구에서는 .73 이었다.

Family APGAR: 가족기능도 지수

도구적용방법 ▸▸▸

설문지를 이용한 자가보고형으로 점수가 높을수록 가족기능이 좋은 것이다.

Reference ▸▸▸

1) Smilkstein, G.(1978). The family APGAR: A proposal for a family function test and its use by physicians. *Journal of family Practice 6*, 1231-1240.

2) 강성규, 윤방부, 이혜리, 이동배, 심운택(1984). 가족기능도지수(Family APGAR Scores)에 관한 기초조사연구. *가정의학회지*, *5*(12), 6-13.

3) 김옥수, 백성희(2003). 노인의 외로움과 사회적 지지, 가족기능간의 관계연구. *대한간호학회지*, *33*(3), 425-432.

4) 김연희(1994). *정신과 외래환자의 자가간호수행 및 가족기능과 가족부담감의 관계*. 서울대학교 보건대학원 석사학위논문.

The Family APGAR

The following questions have been designed to held us better understand you and your family. You should feel free to ask questions about any item in the questionnaire. Comment space should be used if you wish to give additional information or if you wish to discuss the way the question applies to your family. Please try to answer all questions.

"Family is the individual(s) with whom you usually live. If you live alone, consider family as those with whom you now have the strongest emotional ties.

	For each question, check only one box		
	Almost always	Some of the time	Hardly ever
I am satisfied that I can turn to my family for help when something is troubling me. Comments:			
I am satisfied that I can turn to my family for help when something is troubling me. Comments:			
I am satisfied with the way my family talks over things with me and shares problems with me. Comments:			
I am satisfied that my family accepts and supports my wishes to take on new activities or directions. Comments:			
I am satisfied with the way my family expressed affection, and responds to my emotion, such as anger, sorrow, or love. Comments:			
I am satisfied with the way my family and I share time together. Comments:			

출처 ▸▸▸

Smilkstein, G.(1978). The family APGAR: A proposal for a family function test and its use by physicians. *Journal of family Practice 6*, 1231-1240.

가족기능도 지수

	거의 아니다	가끔 그렇다	항상 그렇다
1. 나는 어떤 문제에 부딪혔을 때 큰 어려움없이 가족에게 도움을 청한다.			
2. 여러 가지 일에 대해 우리는(나와 나의 가족은) 서로 의견을 교환하고 함께 해결한다.			
3. 내가 새로운 활동을 시작하려 할 때나 진로를 변경하고자 할 때 가족들이 받아들이고 도와준다.			
4. 나는 나의 가족이 나에게 애정을 나타내거나 나의 감정(희노애락)을 받아들이는 방식에 만족한다.			
5. 나는 나의 가족과 함께 시간을 보내는 방식에 만족한다.			

출처 ▸▸▸

강성규, 윤방부, 이혜리, 이동배, 심운택(1984). 가족기능도 지수(Family APGAR Scores)에 관한 기초조사 연구. *가정의학회지*, 5(12), 6-13.

한국형 가족기능 평가도구

출처 ▸▸▸

최지호, 신호철, 최현림, 김병성, 원장원(2000). 한국형 가족기능 평가도구의 개발. *가정의학회지, 21*(6), 994-1005.

목적 ▸▸▸

가족을 객관적으로 이해하고, 전반적인 가족의 기능을 객관적으로 쉽게 측정할 수 있는 도구의 개발을 목적으로 한다. Family APGAR, FACE III 등을 번역하여 사용하여 왔으나 우리나라의 문화적 독특성을 바탕으로 한 도구의 개발을 목적으로 하였다.

개발과정 ▸▸▸

문항작성을 위한 기초자료수집을 위해 두차례에 걸쳐 학생과 부모를 상대로 가족기능을 나타내는 총 298문항의 항목집단을 수집을 하였다. 이 후 전문가 토의를 걸쳐 58문항의 예비조사도구를 작성하였다. 다시 학생 200명과 부모 200명을 대상으로 예비조사 후 결과를 요인분석을 통해 7개 요인 40문항의 도구를 개발하였다.

국내활용 ▸▸▸

한국형 가족기능 평가도구의 신뢰도와 타당도의 측정에 관한 연구.

대상자 ▸▸▸

국내 4개 지역의 중·고등학생 1,600명과 부모 1,600명[1]을 대상으로 개발되었고, 역시 국내 4개 지역의 중·고등학생 800명과 이들의 부모 800명을 대상으로 신뢰도와 타당도 연구[2]가 수행되었다.

척도 및 하위영역 ▸▸▸

- 척도

  Likert 5점척도(거의 그렇게 않다=1, 가끔 그렇다=2, 때때로 그렇다=3, 자주 그렇다=4, 거의 항상 그렇다=5)

- 하위영역

  요인 1은 지지, 요인 2는 소외, 요인 3은 친밀도, 요인 4는 역할, 요인 5는 사회성, 요인 6은 권위, 요인 7은 갈등이다. 소외의 13문항(15-27번)과 역할 중 34번, 갈등의 39, 40번 문항은 역문항이다.

도구평가 ▸▸▸

- 도구개발시

  지지 .88, 소외 .86, 친밀도 .72, 역할 .55, 사회성 .55, 권위 .73, 갈등 .74을 보였다[2].

한국형 가족기능 평가도구

도구적용방법 ▸▸▸

설문지를 이용한 자가보고형으로 점수가 높을 수록 가족기능이 높은 것을 의미한다.

Reference ▸▸▸

1) 최지호, 신호철, 최현림, 김병성, 원장원(2000). 한국형 가족기능 평가도구의 개발. *가정의학회지, 21*(6), 994-1005.

2) 최지호, 신호철, 최현림, 김병성, 원장원(2002). 한국형 가족기능 평가도구의 신뢰도와 타당도. *가정의학회지 23*(3), 292-300.

한국형 가족기능 평가도구

척도	문항	1	2	3	4	5
지지	1. 우리 집에서는 우리들이 결정한 것을 부모님이 잘 받아주신다. 2. 우리 가족은 항상 꿈을 갖게 한다. 3. 우리 가족은 힘들 때 격려를 해준다. 4. 우리 가족은 서로의 일을 잘 도와준다. 5. 우리 가족은 서로의 의견을 존중해준다. 6. 우리 가족은 각자의 시간을 중요하게 여긴다. 7. 우리 가족은 각자의 적성을 중요하게 여긴다. 8. 우리 가족은 서로 이해를 잘 해준다. 9. 우리 집은 자녀가 하는 일을 믿어준다. 10. 우리 가족은 친구처럼 지낸다. 11. 우리 가족은 가족의 생일을 챙겨준다. 12. 우리 가족은 단합이 잘된다. 13. 우리 집은 자녀의 진로, 진학에 대해 관심을 갖고 격려를 해준다. 14. 우리 가족은 아플 때 서로 위해 준다.					
소외	15. 우리 가족은 이기적이다. 16. 우리 가족은 서로 비밀이 많다. 17. 우리 가족은 서로에게 무관심하다. 18. 우리 가족은 의견이 달라서 합의가 안된다. 19. 우리 가족은 대화가 단절될 때가 있다. 20. 우리 가족은 서로에 대한 신뢰감이 없다. 21. 우리 가족은 문제가 있어도 서로 도움을 청하지 않는다. 22. 우리 가족은 친밀감을 느끼지 못한다. 23. 우리 가족은 함께 있으려 하지 않는다. 24. 우리 가족은 일이 잘못될 때 서로를 비난한다. 25.우리 집 분위기는 썰렁하다. 26. 우리는 서로에게 말하는 것에 대해 조심하지 않는 편이다. 27. 우리 가족은 함께 하는 시간이 많다.					
친밀도	28. 우리 가족은 서로를 칭찬해준다. 29. 우리 가족은 대화를 많이 한다. 30. 우리 가족은 함계 여가를 즐기는 생활(여행, 등산 등)을 한다.					
역할	31. 우리 가족은 집안 일을 돕는다. 32. 우리 가족은 자기 일은 스스로 하도록 한다. 33. 우리 가족은 각자 맡은 일을 잘한다. 34. 우리 가족은 일을 자발적으로 하지 않는다.					
사회성	35. 우리 가족은 친척과 잘 지낸다. 36. 우리 가족은 이웃과 잘 지낸다.					
권위	37. 우리 집은 부모님 중심으로 일이 이루어진다. 38. 우리 집에서는 부모님이 모든 결정을 한다.					
갈등	39. 우리 가족은 서로 싸운다. 40. 우리 가족은 말다툼을 많이 한다.					

거의 그렇지않다=1, 가끔 그렇다=2, 때때로 그렇다=3, 자주 그렇다=4, 거의 항상그렇다=5

출처 ▸▸▸

최지호, 신호철, 최현림, 김병성, 원장원(2000). 한국형 가족기능 평가도구의 개발. *가정의학회지*, *21*(6), 994-1005.

Family Assessment Device(FAD)

출처 ▸▸▸

Baldwin, L. M., Epstein, N. B., & Bishop, D. S.(1983). The McMaster Family Assessment Device. *Journal of Marital and Family Therapy, 9*(2), 171-180.

목적 ▸▸▸

The McMaster Model of Family Functioning(MMFF)에 따라 가족을 평가하기 위해 수립된 질문들이 새롭게 개발된 것이다. FAD는 문제 해결, 의사소통, 역할, 정서적 반응, 정서적 관여, 행동통제, 일반적인 기능을 측정하는 7가지 영역의 53문항으로 구성되어 있다[1].

개발과정 ▸▸▸

FAD는 503명의 내상자들의 답변을 도대로 개발된 것이다. FAD의 첫 번째 version은 MMFF의 6가지 범위에서 40개의 문항씩, 240개의 문항으로 구성되었으며, 이는 세 개의 범주에 따라 나뉘었다. 문항의 선택 과정은 다른 스케일들과의 상관관계를 더 이상 증가시킬 수 없거나, 스케일의 신뢰도를 더 이상 증가시킬 수 없을 때까지 지속되었으며 이 과정을 통해 FAD는 7가지 scale의 53개의 문항을 포함하게 되었다.

국내활용 및 대상자 ▸▸▸

신장이식인의 스트레스가 사회적응에 미치는 영향에 관한 연구[2], 국민연금 수급이 가족기능에 미치는 영향에 대한 연구[3]에 활용되었다.

척도 및 하위영역 ▸▸▸

- 척도

  각 문항에 대해 동의하는 정도에 따라 나뉜다. 강하게 동의한다. 동의한다. 동의하지 않는다. 강하게 동의하지 않는다.

- 하위영역

  문제 해결, 의사소통, 역할, 정서적 반응, 정서적 관여, 행동통제, 일반적인 기능의 7가지 scale의 전체 53문항이다. 남석인[2]의 연구에서는 Baldwin[1] 등이 개발한 53문항에 7문항을 추가한 60문항 중 일반적 기능차원의 13문항을 제외한 47문항에 대해 신뢰도 분석결과 신뢰도를 떨어뜨리는 15문항을 제외한 6영역 32문항으로 구성되었다.

Family Assessment Device(FAD)

도구평가 ▸▸▸

■ 도구개발시

남편이 .47, 아내가 .41의 수치를 보였다.

■ 적용시

- 김정연[3]의 연구에서의 신뢰도 계수는 문제해결(.69), 의사소통(.71), 역할(.71), 정서적 반응(.78), 정서적 관여(.72), 행동통제(.67)을 보였다.
- 남석인[2]의 연구에서는 문제해결(.67), 의사소통(.73), 역할(.63), 정서적 반응(.88), 정서적 관여(.72), 행동통제(.60)을 보였다.

도구적용방법 ▸▸▸

설문지를 이용한 자가보고 형태와 설문지를 이용한 전화 조사 방법을 이용한다.

Reference ▸▸▸

1) Baldwin, L. M., Epstein, N. B., & Bishop, D. S.(1983). The McMaster Family Assessment Device. *Journal of Marital and Family Therapy, 9*(2), 171-180.

2) 남석인(2002). *신장이식인의 스트레스가 이식후 사회적응에 미치는 영향*. 연세대학교 대학원 석사학위 논문.

3) 김정연(2002). *국민연금 수급이 가족기능에 미치는 영향에 관한 연구*. 목원대학교 석사학위논문.

Family Assessment Device (FAD)

PROBLEM SOLVING
We usually act on our decisions regarding problems.
After our family tries to solve a problems, we usually discuss whether it worked it worked or not.
We resolve most emotional upsets that come up.
We confront problems involving feelings.
We try to think of different ways to solve problems.
COMMUNICATION
When someone is upset the others know why.
You can't tell how a person is feeling from what they are saying.
People come right out and say things instead of hinting at them.
We are frank with each other.
We don't talk to each other when we are angry.
When we don't what someone has done, we tell them.
ROLES
When you ask someone to do something, you have to check that they did it.
We make sure members meet their family responsibilities.
Family tasks don't get spread around enough.
We have trouble meeting our bills.
There's little time to explore personal interests.
We discuss who is to do household jobs.
If people are asked to do something, they need reminding.
We are generally dissatisfied with the family duties assigned to us.
AFFECTIVE RESPONSIVENESS
We are reluctant to show our affection for each other.
Some of us just don't respond emotionally.
We do not show our love for each other.
Tenderness takes second place to other things in our family.
We express tenderness.
We cry openly.

Family Assessment Device(FAD)

AFFECTIVE INVOLVEMENT
If someone is in trouble, the others become too involved.
You only get the interest of others when something is important to them.
We are too self–centered.
We get involved with each other only when something is important to them.
We show interest in each other when we can get something interests us.
Our family shows interest in each other only when they can get something out of it.
Even though we mean well, we intrude too much into each other's lives.
BEHAVIOR CONTROL
We don't know what to do when an emergency comes up.
You can easily get away with breaking the rules.
We know what to do in an emergency.
We have no clear expectations about toilet habits.
We have rules about hitting people.
We don't hold to any rules or standards.
If the rules are broken, we don't know what to expect.
Anything goes in our family.
There are rules about dangerous situations.
GENERAL FUNCTIONING
Planning family activities is difficult because we misunderstand each other.
In times of crisis we can turn to each other for support.
We cannot talk to each other about the sadness we feel.
Individuals are accepted for what they are.
We avoid discussing our fears and concerns.
We can express feelings to each other.
There are lots of bad feelings in the family.
We feel accepted for what we are.
Making decisions is a problem for our family.
We are able to make decisions about how to solve problems.
We don't get along well together.
We confide in each other.

출처 ▸▸▸

Baldwin, L. M., Epstein, N. B., & Bishop, D. S.(1983). The McMaster Family Assessment Device. *Journal of Marital and Family Therapy, 9*(2), 171-180.

가족사정도구

※ 다음은 귀하의 가족생활에 관한 질문입니다. 각 문항마다 현재 가족상황과 가장 비슷하다고 생각되는 번호에 V로 표시해 주십시오.

	정말 그렇다	그런 편이다	그렇지 않은 편이다	전혀 그렇지 않다
1. 서로에게 일을 부탁하면, 그 일을 했는지 확인해야만 한다.				
2. 서로에 대한 애정표현을 하지 않으려 한다.				
3. 문제점에 대해 일단 해결방법을 정하고 대응한다.				
4. 자신에게 중요한 일일 때만 서로에게 관심을 갖는다.				
5. 집에서 각자 할 일이 충분히 나뉘어져 있지 않다.				
6. 빗대서 말하기보다는 직접 솔직하게 이야기 한다.				
7. 서로에게 다정다감하게 대하지 않는 식구가 있다.				
8. 각자의 역할을 다하지 못한다.				
9. 집안문제를 해결하려고 애쓴 다음에 그것이 잘 되었는지 아닌지에 대해 이야기하곤 한다.				
10. 지나치게 자기중심적이다.				
11. 화장실을 사용하는 방식이 정해져 있지 않다.				
12. 서로에 대한 사랑을 표현하지 않는다.				
13. 다른 사람을 통해서 전하기보다는 서로에게 직접 말한다.				
14. 관심있는 일에 대해서만 서로에게 관여한다.				
15. 서로의 개인적인 관심사에 대해 알아볼 시간이 별로 없다.				
16. 종종 무슨 생각을 갖고 있는지를 말하지 않는다.				
17. 개인적으로 얻는 것이 있다고 생각할 때 서로에게 관심을 보인다.				
18. 감정적인 문제가 생기면 거의 풀고 지나간다.				
19. 다정다감한 편은 아니다.				
20. 어떤 이득이 있을 때만 서로에게 관심을 보인다.				

가족사정도구

21. 서로에게 솔직하다.				
22. 어떤 일을 부탁하고 나면 나중에 다시 알려줘야 한다.				
23. 집에서 지켜야 할 약속들을 어기면 어떻게 되는건지 잘 모른다.				
24. 어떠한 것도 우리집에선 허용된다.				
25. 다정다감하게 표현한다.				
26. 화가 났을 때 서로에게 말하지 않는다.				
27. 가족으로서 각자가 해야할 일에 대해 대부분 불만을 갖고 있다.				
28. 비록 좋자고 하는 것이지만, 서로의 생활에 너무 많이 개입한다.				
29. 공개적으로 슬픔을 표현한다.				
30. 합리적인 꾸중방법을 갖고 있지 않다.				
31. 누가 해놓은 일이 마음에 들지 않으면 그 사람에게 말한다.				
32. 문제를 해결하려고 할 때 여러 가지 방법을 생각해 본다.				

출처 ▸▸▸

남석인(2002). *신장이식인의 스트레스가 이식후 사회적응에 미치는 영향.* 연세대학교 대학원 석사학위 논문.

한국형 가족기능 측정도구

출처 ▸▸▸

이인숙, 박영숙, 송미순, 이은옥, Hesook Suzie Kim, 박연환, 최경원, 진영란, 김대희, 이현숙(32). 한국형 가족기능측정도구 개발을 위한 연구. *대한간호학회지, 32*(3), 395-405.

목적 ▸▸▸

한국의 사회문화적 특성을 반영하여 가족원의 만성질병이라는 스트레스 하에서 나타내는 가족기능을 측정할 수 있는 가족기능 측정도구를 개발하는 것이다.

개발과정 ▸▸▸

문항개발은 선행연구와 문헌고찰을 통해 연구팀이 6영역의 가족기능 개념틀을 개발하여 병원 입원 백혈병, 심질환 환아 부모 4인에게 사전조사 후 4점 Likert type 척도의 26문항 개발하였고 231명의 환아부모에게 도구의 신뢰도와 구성타당도 검정을 거쳐 최종적으로 6영역, 24문항을 확정하였다.

국내활용 및 대상자 ▸▸▸

2002년 도구개발 당시 만성질환아 가족에게 적용되었다.

척도 및 하위영역 ▸▸▸

자가보고형 도구로 4점 Likert 척도(매우 그렇다 4점, 대체로 그렇다 3점, 대체로 그렇지 않다 2점, 전혀 그렇지 않다 1점) 24문항이며, 하위영역으로는 6개 요인-정의적 영역(6문항), 구조적 영역(4문항), 통제적 영역(5문항), 인지적 영역(3문항), 외적관계영역(3문항), 재정적 영역(3문항)으로 구성되어 있다.

도구평가 ▸▸▸

■ 도구개발시

- Cronbach' s alpha: 전체 분항 .87
- 타당도: 내용타당도는 노인간호학 전공자인 연구팀의 5차례 토의를 거쳐 판정하였으며, 구성타당도는 요인분석 시행결과 6개 요인의 설명력이 61.4%였으며, 각 요인의 요인적재량이 .30 이상으로 의미있게 나타났다.

도구적용방법 ▸▸▸

자가보고식으로 점수가 높을수록 가족기능이 좋은 것을 의미한다.

Reference ▸▸▸

1) 이인숙, 박영숙, 송미순, 이은옥, Hesook Suzie Kim, 박연환, 최경원, 진영란, 김대희, 이현숙(32). 한국형 가족기능측정도구 개발을 위한 연구. *대한간호학회지, 32*(3), 395-405.

한국형 가족기능 측정도구 – 만성질환아 가족을 중심으로

	전혀 그렇지 않다	대체로 그렇지 않다	대체로 그렇다	매우 그렇다
1. 우리 가족은 서로에게 정(호감)을 느끼고 있다.				
2. 우리 가족을 "하나, 함께" 하고 느껴진다.				
3. 우리 가족은 애정표현(끌어안음, 뽀뽀 등)을 한다.				
4. 우리 가족을 화목하다.				
5. 우리 가족을 서로 이해한다.				
6. 우리 가족은 서로 믿고 아껴준다.				
7. 우리 가족은 각자의 역할이 정해져 있다.				
8. 우리 가족은 각자의 역할에 만족하고 있다.				
9. 우리 가족은 각자의 책임을 완수하고 있다.				
10. 우리 가족은 함께 보내는 시간이 많다.				
11. 우리 집은 가족 내 대소사(자녀양육, 명절 보내기 등)을 위한 규칙이나 규범이 있다.				
12. 우리 가족은 가족내 규칙, 규범을 지킨다.				
13. 우리 집의 규범, 규칙은 융통성이 있다.				
14. 가족내 중요한 일을 결정할 때 가족은 누구나 자유롭게 자신의 의견을 표현하고 가족들 개인의 의견이 반영된다.				
15. 우리 가족구성원은 가훈을 지킨다.				
16. 우리 가족은 문제가 생겼을 때 스스로 해결할 수 있는 능력이 있다.				
17. 우리 가족은 필요시 시댁/본가 식구들로부터 경제적 도움을 받는다.				
18. 우리 가족은 필요시 친정/처가 식구들로부터 경제적 도움을 받는다.				
19. 우리 가족은 속상한 일에 대해서 터놓고 이야기한다.				
20. 우리 가족은 문제가 있으면 서로 협조하여 해결한다.				
21. 우리 가족에게 문제가 생기면 언제나 도움을 청할 수 있는 친척이 있다.				
22. 우리 가족에게 문제가 생기면 언제나 도움을 청할 수 있는 친지(이웃, 친구)가 있다.				
23. 자주 방문하는 친척이나 친지가 있다.				
24. 우리 가족은 친척, 친지들과 잘 지낸다.				

출처 ▸▸▸

이인숙, 박영숙, 송미순, 이은옥, Hesook Suzie Kim, 박연환, 최경원, 진영란, 김대희, 이현숙(32). 한국형 가족기능측정도구 개발을 위한 연구. *대한간호학회지, 32*(3), 395-405.

FACE Ⅲ: 가족적응력 · 결속력 평가척도 Ⅲ

출처 ▸▸▸

Olsen, D. H.(1985). *FACE Ⅲ. St. Paul MN: Family Social Science*, University of Minnesota.

목적 ▸▸▸

FACES는 가족이란 체계는 가족 구성원들의 합 이상의 의미를 가지며 상호의존적으로 관련되어 있고 각 구성원들과의 역동적 상호작용을 통하여 가족체계의 항상성이 이루어진다는 체계론적 관점을 기초로 한다. Olsen[1] 등에 의해 고안된 Circumplex model은 체계요소간의 역동적인 상호작용으로 체계의 전체성을 이루고 체계의 항정상태를 유지하고 있다는 기본과정을 바탕으로 가족과정에 초점을 두고 있으며, 이 모형을 이론적 기틀로 연구에 사용될 수 있게 가족적응력 · 결속력 평가척도(Family Adaptability and Cohesion Evaluation Scale)이 만들어졌다.

안양희[2]는 circumplex model의 가족적응력, 가족결속력 개념은 자기 자신보다 가족의 이익, 화목, 결속을 중히 여기고 가장의 권위나 가족 내의 규칙에 엄격한 특성이 있는 한국가족을 연구하는데 유용하다고 하였다.

개발과정 ▸▸▸

Olsen, Portner 와 Bell이 111문항의 FACES-I 을 개발한 이후 각각 50문항과 30문항으로 간이화된 FACES-II를 만들었고 그 이후 Olsen, Porter 와 Lavee[3]가 간이화된 20문항의 FACES-III를 개발하였다.

국내활용 및 대상자 ▸▸▸

신경정신과에서 치료중인 우울증환자[4], 병원에 입원중인 만성알코올중독환자[5], 병원에 입원한 히로뽕 남용환자[6] 등 비정상적 기능 가족에 대한 연구가 수행되었으며, 교대근무자[7], 남자고등학생[2] 등 다양한 대상자에게 적용되었다.

척도 및 하위영역 ▸▸▸

■ 척도

- 5점 척도로 적응력과 결속력 각각 최저 10점부터 최고 50점까지이며 점수가 높을수록 적응력과 결속력이 높음을 의미한다.

■ 하위영역

- 적응력과 결속력 각각 10문항씩이며, 적응력 점수는 짝수 문항 점수의 합이고 결속력 점수는 홀수 문항 점수의 합이다.
- 적응력은 다시 통제 2, 훈육 2, 지도력 2, 역할 3, 규칙 1문씩이며, 결속력은지지 2, 친구 1, 가족경제 2, 시간 1, 정서적 유대감 2, 흥미 1, 오락 1문항으로 구성되었다.

FACE Ⅲ: 가족적응력·결속력 평가척도 Ⅲ

도구평가 ▸▸▸

■ 도구개발시

- Olsen[3] 등의 연구에서 적응력 .62, 결속력 .77, 전체 .68의 값을 가졌다.
- 또 적응력과 결소력간에 유의한 상관성이 없다는 것을 보여줌으로써 구성적 타당도는 0.03의 상관관계가 나왔다[8].

■ 적용시

- 안양희[2]의 연구에서는 적응력 .71, 결속력 .82, 전체 .78의 값을 가졌다.
- 배종면[9]의 연구에서는 적응력 .66, 결속력 .67, 전체 .78의 값이 나왔다.

도구적용방법 ▸▸▸

설문지를 이용한 자가보고식으로 점수가 높을수록 가족기능이 높은 것을 의미한다.

Reference ▸▸▸

1) Olsen, D. H., Russel, D. H. & Sprenkle, D. H.(1983). Circumplex model VI: Theoretical uptodate. *Family Process, 22,* 69-83.
2) 안양희(1988). *고등학교 남학생 가족의 기능적 특성과 정신건강과의 관계.* 연세대학교 간호대학 박사학위 논문.
3) Olsen, D. H.(1985). *FACE III. St. Paul MN: Family Social Science,* University of Minnesota.
4) 김홍기, 장선향, 이선미, 정의식(1991). 우울증 환자에서 가족기능도지수와 가족적응력, 결속력 평가척도에 대한 연구. *가정의학회지, 12*(7), 36-45.
5) 이재윤, 이혜리, 조동영(1990). 가족 적응력, 결속력 평가척도(FACES-III)를 이용한 만성 알콜중독환자의 가족기능평가에 관한 연구. *가정의학회지, 11*(10), 29-33.
6) 조영환, 정용표, 오미경 등(1991). FACES-III를 통해 본 히로뽕 남용환자의 가족기능. *가정의학회지, 12*(9), 45-55.
7) 홍성호, 체재명, 김홍치, 최묘경, 조주연, 남택승(1992). 교대근무자들의 인구사회학적 특성 및 가족기능에 대한 조사연구. *가정의학회지, 13*(8), 709-718.
8) Olsen, D. H.(1986). Circumplex model VII: Validation studies and FACES III. *Family Process, 25,* 337-351.
9) 배종면, 김영주(1994). 가족구성원 1인의 FACES III 응답이용시 설문서 타당도 및 신뢰도 분석. *가정의학회지, 15*(6), 312-321.

FACES III

1 ALMOST NEVER	2 ONCE IN AWHILE	3 SOMETIMES	4 FREQUENTLY	5 ALMOST ALWAYS

DESCRIBE YOUR FAMILY NOW:

__________ 1. Family members ask each other for help.

__________ 2. In solving problems, the children's suggestion are followed.

__________ 3. We approve of each other's friends.

__________ 4. Children have a say in their discipline.

__________ 5. We like to do things with just our immediate family.

__________ 6. Different persons act as leaders in our family.

__________ 7. Family members feel closer to other family members than to people outside the family.

__________ 8. Our family changes its way of handling tasks.

__________ 9. Family members like to spend free time with each other.

__________ 10. Parent(s) and children discuss punishment together.

__________ 11. Family members feel very close to each other.

__________ 12. The children make the decisions in our family.

__________ 13. When our family gets together for activities, everybody is present.

__________ 14. Rules change in our family.

__________ 15. We can easily think of things to do together as a family.

__________ 16. We shift household responsibilities from person to person.

__________ 17. Family members consult other family members on their decisions.

__________ 18. It is hard to identify the leader(s) in our family.

__________ 19. Family togetherness is very important.

__________ 20. It is hard to tell who does which household chores.

출처 ▸▸▸

Olsen, D. H.(1985). *FACE III. St. Paul MN: Family Social Science*, University of Minnesota.

가족적응력 · 결속력 평가 척도 III

※ 자세히 읽어 보시고 자신과 가족의 관계를 가장 잘 표현한다고 생각되는 곳에 V 표시를 하여 주십시요. 너무 오래 생각하지 마시고 솔직하게 응답해 주시면 감사하겠습니다.

	거의 안 그렇다	가끔 그렇다	때때로 그렇다	자주 그렇다	거의 그렇다
1. 우리가족은 서로 도움을 청한다.					
2. 우리가족은 문제를 해결할 때 자녀의 의견을 따른다.					
3. 우리가족은 각자의 친구를 그의 친구로서 받아들인다.					
4. 우리가족의 자녀들은 집안에서 자녀들이 지켜야할 규율에 관하여 의견을 말할 수 있다.					
5. 우리가족은 오로지 우리가족끼리만 일을 한다 (예;집안문제에 대한 결정, 여행, 외식 등).					
6. 우리가족은 상황에 따라서 지도자가 다르다.					
7. 우리가족은 가족외의 다른 사람보다 우리 가족 구성원에게 더 친근감을 느낀다.					
8. 우리가족은 여러 가지 일 처리방법을 때에 따라서 변경한다.					
9. 우리가족은 서로 함께 자유시간 갖기를 좋아한다.					
10. 가족구성원이 잘못한 일이 생겼을 경우 부모가 자녀와 함께 모여서 잘못한 일에 대한 벌칙에 대해 토론한다.					
11. 우리가족은 서로 매우 친근감을 느낀다.					
12. 우리집에서는 자녀들이 여러 가지 결정을 한다.					
13. 우리가족은 가족이 함께할 일이 있을때는(명절,제사,생일...) 모든 식구가 모인다.					
14. 우리집에서는 정해놓은 규칙이 때에 따라서 변하기도 한다.					
15. 우리가족은 가족이 함께 할 수 있는 일을 쉽게 생각해낸다 (취미, 오락활동....).					
16. 우리가족은 집안일에 대해 가족정원이 교대로 책임을 나누어진다.					
17. 우리가족은 자신이 결정을 요하는 일이 있을때는 다른 가족과 상의한다.					
18. 우리가족 중에서는 누가 지도자인지를 분간하기가 어렵다.					
19. 우리집에서는 가족이 함께 지낸다는 것은 매우 중요하다고 생각한다.					
20. 우리집에서는 가족중에서 누가 집안의 어떤 일을 하는지 알기가 어렵다.					

Chapter · 11
태도

노인과 노화과정에 대한 태도

출처 ▸▸▸

윤진(1988). 노인과 노화과정에 대한 태도의 요인분석(I)-중·상류 30-40대 연령층을 대상으로. *한국심리학회지*, 7(1), 63-73.

목적 ▸▸▸

노인에 대한 부양책임을 지고 있고, 동시에 자기 스스로 노화과정을 일부 경험하고 있는 30-40대 연령층을 대상으로 노인과 노화과정에 대한 태도의 요인을 탐색하고자 구성되었다.

개발과정 ▸▸▸

노인과 노화과정에 대한 태도측정의 문헌조사에서 나타난 여러측면의 요인들과 노인을 대상으로 한 예비면담에서 얻어진 자료를 토대로 총 50개, 11개 영역의 설문지-생물학적 및 생리적 변화, 성격특성의 변화, 심리적 적응과 정신건강, 감각 및 지각능력의 변화, 학습 및 작업능력의 쇠퇴, 세대차이, 가족관계, 정년퇴직과 노년기의 생활, 노인성질환, 죽음에 대한 태도, 기타-를 개발하여, 30명의 청장년을 대상으로 예비조사를 실시하였다. 예비조사 결과 응답자가 이해하기 어려운 문항들이 보완, 개정하여 서울시내에 거주하고 있는 중년 508명(남자 254명, 여자 254명)을 임의 표집하여 자료를 수집하였고 요인분석을 통해 5가지 요인, 총 24문항을 추출하였다.

국내활용 및 대상자 ▸▸▸

사회복지사[1], 가정봉사원[2], 한국 사회복지사와 일본 사회복지사의 노인에 대한 태도를 측정한 연구[3] 등에서 활용되었다.

척도 및 하위영역 ▸▸▸

척도는 자가보고 도구로 총 50문항이며, 5점 likert scale(아주 그렇다 5점~전혀 그렇지 않다 1점)이고, 점수가 높을수록 긍정적인 경향을 의미하며, 부정적인 문항에 대해서는 점수를 역산하였다.
요인분석결과 5개 요인-자녀-가족관계에 대한 긍정적 효과요인(8문항), 행동특성의 부정적 변화요인(6문항), 능력감퇴 경향요인(3문항), 경직성과 사회적 유리경향요인(3문항), 일상생활과 관련된 변인들; 생활만족 대 소외변인요인(4문항)-총 24문항으로 최종 추출되었다.

노인과 노화과정에 대한 태도

도구평가 ▸▸▸

■ 도구개발시

요인분석을 통해 요인부하량이 너무 작은(.30 미만) 문항 및 요인들은 제외하였으며, 추출된 5개 요인들은 전체 변량을 62.1% 설명하고 있다

■ 도구적용시

윤진(1988)의 척도를 사전검사를 통해 신뢰도가 낮은 3개 문항을 제외하고 총 21문항으로 수정하였으며[1) 2) 3)], Cronbach' s alpha: 전체문항 .82[1)], .80[2)]였다.

도구적용방법 ▸▸▸

자가보고, 역문항은 역산되었으며 측정점수가 높을수록 노인에 대한 태도가 긍정적임을 의미한다.

Reference ▸▸▸

1) 이혜원(1999). 노인에 대한 사회복지사의 태도조사. *한국사회복지학, 39*, 166-289.

2) 이혜원(2000). 가정봉사원의 노화사실 인지정도와 노인에 대한 태도. *한국사회복지학, 43*, 358-384.

3) 이혜원(2001). 한·일 사회복지사의 노화사실 인지정도와 노인에 대한 태도 비교연구. *한국사회복지학, 46*, 377-403.

노인과 노화과정에 대한 태도

영역	문항	전혀 그렇지 않다	별로 그렇지 않다	그저 그렇다	약간 그렇다	아주 그렇다
자녀-가족관계	노인이 자녀와 동거하게 될 경우 여러 가지 면에서 조화되기 어렵다.*					
	노인들은 집안 일에 대해 여러 가지 도움을 준다.					
	노부모는 자녀들의 부부싸움이나 의견대립을 해결하는 중재자가 된다.					
	노인들은 어린아이를 좋아한다.					
	노인들은 자신에 대해서보다는 자식걱정을 더 많이 한다.					
	어른들을 모시고 사는 집안은 화목하다.					
행동특성	대부분의 노인들은 20세 전후의 젊은 세대가 하는 행동을 못마땅하게 생각한다.*					
	사람이 늙어갈수록 어린아이 같아진다.*					
	노인들은 자신의 오래된 습관을 바꾸지 못한다.*					
	노인들은 새로 나오는 생활용품보다 옛날부터 쓰던 물건을 계속 쓰려고 한다.*					
	노인들은 자신의 의견을 고집하거나 거기에 집착한다.*					
	대부분의 노인들은 새로운 상황에 처하면 거기에 적응하기 어렵다.*					
능력감퇴	노년기는 일생에서 가장 우울한 시기이다.*					
	사람은 나이가 들수록 능력이 떨어져서 사회에 기여할 수 있는 일이 별로 없다.*					
	노인들은 대체로 성생활을 할 능력이 없다.*					
사회적 유리 경향과 일상 생활관련	노인이 되면 새로운 것을 배우는데 시간이 더 오래 걸린다.*					
	노인은 미래에 대한 계획을 세우지 않는다.*					
	정년퇴직과 더불어 적극적인 사회활동은 끝나게 된다.*					
	노인들은 외롭다.*					
	노인들은 어쩔수없이 집안에서 하루를 보낸다.*					
	노인들은 일상생활을 즐기며 살고 있다.					

* 표시된 것은 역산되는 문항들임

출처 ▸▸▸

윤진(1988). 노인과 노화과정에 대한 태도의 요인분석(I)-중·상류 30-40대 연령층을 대상으로. *한국심리학회지, 7*(1), 63-73.

Facts On Aging Quiz I(FAQI): True-False version(노화사실인지척도)

출처 ▸▸▸

Palmore, E. B. (1998). *The facts on aging quiz(2nd ed.).* New York: Spinger Publishing Co.

목적 ▸▸▸

이 도구는 Palmore[1)]에 의해 기존 노화에 관한 지식을 측정하는 도구들의 단점-길이, 사실과 태도의 혼돈, 이론적 근거의 부족을 보완하고자 25개 문항(노화의 기본적 신체적, 정신적, 사회사실의 True "T" or False "F" 형태)으로 구성되었다. 즉, 노화에 관한 신체적, 심리적 및 사회적 기본 과정에 대한 사실을 개인이 어느 정도 인지하고 있는가를 측정하여 여러 집단의 지식수준을 비교하고, 가장 보편적으로 노인과 노화에 대해 개인이 갖는 오해(misconcept)를 규명하며, 노화에 대한 태도를 간접적으로 측정하고, 노화에 관한 교육에서 교육적 효과를 측정할 수 있으며, 노화에 관한 오해를 규명하고 토론을 자극하는 등 수업에서 적극적으로 활용하는데 목적이 있다.

개발과정 ▸▸▸

Palmore[1)]가 FAQ를 개발하여 대학생 87명, 대학원생 44명, 교수 11명에게 적용하여 각 65%, 80%, 90%의 정답률을 보고한 이 후 척도의 타당성에 대한 논의가 활발히 진행되었다. Palmore[2)]는 FAQ를 이용한 25편의 논문을 분석하여 이 도구가 전체 척도로서는 신뢰도와 타당도가 높으나 각 문항의 신뢰도가 낮다고 보고하였다. 한편 Miller와 Dodder[3)]는 애매하고 추상적인 표현을 보다 구체적인 표현으로 수정하며, 한 문항 속에서 2가지 다른 개념과 사실이 혼돈된 경우 수정할 뿐 아니라 부정적 편견과 긍정적 편견을 나타내는 문항의 수를 같게 한 FAQ 수정판(revision)을 제시하였으며, Courtenay와 Weidemann[4)]는 "don' t know" 항목을 추가할 것을 권고하였다. 이에 Palmore[5)]는 25문항의 "잘 모르겠다" 를 별도로 선택하게 하여 편견과 모르는 것을 구별하도록 하고 각 문항의 내용을 수정, 보완하여 정련한 True-False version의 Fact on Aging Quiz part I(FAQ I)을 제시함으로써 도구의 타당도와 신뢰도를 높이고자 하였다.

국내활용 및 대상자 ▸▸▸

국내에서는 일반대학생[6) 7) 8)], 간호학과 학생[9) 10) 11)], 간호사[10) 12)], 초등학생 학부모[11)], 사회복지학과 학생[9)]

척도 및 하위영역 ▸▸▸

척도는 자가보고 도구로 총 25문항으로 구성되었으며 각 진술에 대해 응답자들이 맞다, 틀리다, 잘 모르겠다로 응답하도록 되어있다. 국내 연구들[7) 11) 12)]에서 하위영역으로 신체적/생리적 영역(11문항), 심리적인 영역(6문항), 가족 및 사회적인 영역(8문항)으로 분류하기도 하였다.

Facts On Aging Quiz I(FAQI): True-False version(노화사실인지척도)

도구평가 ▸▸▸

■ 도구개발시

Palmore[1]는 도구 개발시 25문항의 각 문항의 True, False에 대한 이론적 근거를 제시하였으며 여 대학생, 대학원생, 교수 집단에 적용하고 집단별 정답률과 문항별 정답률을 비교 분석하여 도구의 유용성을 지적하였다. 또한 문항별 오답이 노화에 대한 정적 또는 부적 태도(또는 이미지)를 간접적으로 나타내고 있음을 제시하였다.

■ 도구적용시

본 도구는 국내에서 그 타당도와 신뢰도가 검증되지 않았기 때문에 번역, 역변역, 및 예비조사를 통해 문화적인 차이에서 오는 문제점을 해결하고 역번역 과정에서 두 명의 역변역자들 사이에 불일치를 보인 문항과 예비조사시 대상자들이 이해가 명확하지 않았던 문항은 3명의 간호학자들이 의논하여 문항을 적절히 수정하였다[9) 11)].

도구적용방법 ▸▸▸

자가보고, 각 문항에 대한 정답은 홀수 문항은 모두 거짓이고, 짝수 문항은 모두 참이며 모르겠다는 각 문항을 '참' 반응에 대해 점수화하여 백분율로 계산한다. 국내연구들[9) 7) 10) 11)]에서 각 문항별로 정답은 1 점, 오답과 모르겠다는 0점 처리하여 25문항에 대한 점수를 합산하여 적용하기도 하였다.

Palmore[1) 5)]는 3가지 편견점수를 제시하였다: 부정적인 편견점수는 틀리게 답한 부정적인 편견문항(1, 3, 5, 7, 8, 9, 10, 11, 13, 16, 17, 18, 21, 22, 24, 25)의 비율, 긍정적인 편견점수는 틀리게 대답한 긍정적인 편견문항(2, 4, 6, 12, 14)의 비율을 의미하며, 순편견점수(net-bias score)는 긍정적인 편견점수(net pro-aged bias)에서 부정적인 편견점수(net anti-aged bias)를 뺀 점수이다. 순편견점수가 양수이면 긍정적인 편견, 음수이면 부정적인 편견이 있는 것이며 순편견점수가 ± 20%의 범위내에 있으면 중립적임을 의미한다[5)].

Facts On Aging Quiz I(FAQI): True-False version(노화사실인지척도)

Reference ▸▸▸

1) Palmore, E.(1977). Facts on aging: A short quiz. *Gerontologist, 17*(4), 315-320.
2) Palmore, E.(1980). The Facts on Aging Quiz: A review of finding. *Gerontologist, 20*(6), 669-672.
3) Miller, R. B., Dodder, R. A.(1980). A Revision of Palmore's Facts on Aging Quiz. *Gerontologist, 20*(6), 673-679.
4) Courtenay, B., & Weidemann, C.(1985). The effects of a "Don't know" response on Palmore's Facts on Aging Quiz. *Gerontologist, 25,* 177-181.
5) Palmore, E. B.(1998). *The Facts on Aging Quiz(2nd ed.).* New York: Spinger Publishing Co.
6) 김경선(1995). 노화사실에 대한 대학생들의 지식정도 및 태도. *한국보건간호학회지, 9*(1), 59-70
7) 김종호, 강영걸(2003). 인구통계학적 변인에 따른 노인에 대한 지식과 태도의 차이(대학생과 30-40대 연령층을 대상으로). *사회복지 연구, 24,* 30-42.
8) 한정란(2000). 우리나라 대학생들의 노화에 대한 지식돠 태도에 대한 연구. *연세교육연구. 13*(1), 191-206.
9) 김수영, 양경미, 오현이, 김진선(2002). 간호학과와 사회복지학과 학생들의 노인에 대한 지식과 태도. *한국노년학, 22*(3). 21-36.
10) 송은주(2004). 간호사와 간호대학생의 노인에 대한 지식 및 태도. *간호과학, 16*(2), 12-19.
11) 양경미, 오현이, 김진선, 백영주(2002). 간호학과 학생들의 노인에 대한 지식 및 태도. *조선대학교 의대논문집, 27*(1), 146-156.
12) 임영신, 김진선, 김기순(2002). 간호사들의 노인에 대한 지식 및 태도. *한국노년학. 22*(1), 31-46.

Facts On Aging Quiz I(FAQI): True-False version(노화사실인지척도)

Item	Correct	Incorrect	Don't know
1. The majority of old people(age 65+) are senile.			
2. The five senses all tend to weaken in old age.			
3. The majority of old people have no interest in, nor capacity for, sexual relations.			
4. Lung vital capacity tends to decline in old age.			
5. The majority of old people feel miserable most of the time			
6. Physical strength tends to decline inold age.			
7. At least 5% of aged are living in long-stay institutions			
8. Aged drivers have fewer accidents per driver than those under age 65.			
9. Older workers usually cannot work as effectively as younger workers.			
10. Over 50% of the aged are healthy enough to do their normal activities without help.			
11. The majority of old people are unable to adapt to change.			
12. Old People usually take longer to learn something new.			
13. Depression is more frequent among the elderly than among younger people.			
14. Older people tend to react slower than younger people.			
15. In general, old people tend to be pretty much alike.			
16. The majority of old people say they are seldom bored.			
17. The majority of old people are socially isolated.			
18. Older workers have fewer accidents than younger workers.			
19. Over 10% of the population are now age 65 or over.			
20. The majority of medical practitioners tend to give low priority to the aged.			
21. The majority of old people have incomes below the poverty line.			
22. The majority of old people are working or would like to have some kind of work to do.			
23. Older people tend to become more religious as they age.			
24. The majority of old people say they are seldom irritated or angry.			
25. Health and economic status of old people(compared to younger people) will be about the same or worse in the year 2010.			

출처 ▸▸▸

Palmore, E. B.(1998). *The Facts on Aging Quiz(2nd ed.).* New York: Spinger Publishing Co.

노화사실인지척도

문항내용	예	아니오	모르겠다
1. 노인의 대부분은 망녕(예: 기억력의 손상, 지남력 장애,치매)이 든다.			
2. 5가지 감각(시력, 청력, 미각, 촉각 그리고 후각) 모두가 나이가 들면서 감소하는 경향이 있다.			
3. 대부분의 노인은 성관계에 대한 관심도 없고, 능력도 없다.			
4. 폐활량은 나이가 들면서 감소하는 경향이 있다.			
5. 많은 노인들이 대부분의 시간에 비참함을 느낀다.			
6. 체력은 나이가 들면서 감소하는 경향이 있다.			
7. 적어도 5% 이상의 노인이 장기체류기관(예: 요양원, 정신병원 노인거주시설 등과 같은)에 살고 있다.			
8. 노인 운전자들은 젊은 운전자들보다 1인당 사고 횟수가 더 적다.			
9. 대부분의 노인 직장인들은 젊은 직장인들보다 효과적으로 일을 할 수 없다.			
10. 노인의 50%이상이 그들의 일상생활활동을 수행할 만큼 충분히 건강하다.			
11. 노인들 대부분은 변화에 적응하는 것이 불가능하다.			
12. 노인들은 보통 새로운 어떤 것을 배우는 것에 대해 더 오래 걸린다.			
13. 우울은 젊은이들 사이에서 보다 노인들 사이에서 더 많이 발생한다.			
14. 노인들은 젊은 사람들보다 반응시간이 더 느린 경향이 있다.			
15. 일반적으로 대부분의 노인들은 매우 비슷비슷하다.			
16. 노인들 대부분은 그들은 좀처럼 지루하지 않다고 말한다.			
17. 대부분의 노인들은 사회적으로 격리되어 있다.			
18. 직장에서 늙은 직장인들은 젊은 직장인들보다 사고가 적다.			
19. 현재 인구의 10%이상이 65세 또는 그 이상이다.			
20. 대부분의 의료인들은 노인들에게 낮은 우선권을 주는 경향이 있다.			
21. 노인들 대부분은 빈곤선(정부에 의해 규정된)이하의 수입을 가진다.			
22. 대부분의 노인들은 일을 하고 있거나 어떤 종류의 일을 가지기를 원한다 (가사일이나 자원봉사일을 포함한).			
23. 노인들은 나이가 들면서 더 신앙심이 깊어지는 경향이 있다.			
24. 대부분의 노인들은 좀처럼 흥분하거나 화를 내지 않는다.			
25. 2010년의 노인들의 건강과 사회경제적인 상태는(젊은이들과 비교되는) 거의 현재와 같거나 더 나빠질 것이다.			

※ 7, 10, 17은 한국노인의 실정에 맞추어 적절히 변화시킴

출처 ▸▸▸

임영신, 김진선, 김기순(2002). 간호사들의 노인에 대한 지식 및 태도. *한국노년학*. *22*(1), 31-46.

경산 노화사실인지척도

출처 ▸▸▸

윤진, 조석미(1982). 『경산노화사실인지척도』의 구성연구-한 교육측정적 접근. *한국노년학. 2*(1), 5-15.

목적 ▸▸▸

노화사실에 관한 연구 및 척도구성의 최근 동향을 참조하여, 한국 실정에 맞는 새로운 노화사실인지척도의 구성에 목적에 있다.

개발과정 ▸▸▸

FAQ[1)]와 FAQ 수정판[2)]에서 한국 실정에 맞지 않는 문항들(예: 전체 노인의 10%는 양로원에 살고 있다)과 표현이 애매한 문항 등을 제외하고 15개 문항을 채택, 번역하였다. 그 외 국내에서 최초로 실시된 대규모조사인 노인실태조사[3)], 정부 통계자료 및 기타 연구결과에서 13문항을 추출하여 총 28문항을 구성하였으나 4개의 문항은 의미불분명, 증거자료 불충분 등으로 삭제되고 최종적으로 24개 문항이 채택되었다. 영남대학교 1학년 남, 여 각 100명을 응답자로 하여 자료수집한 결과 평균정답률은 54.1%로 조사되었다.

국내활용 및 대상자 ▸▸▸

1982년에 도구가 개발된 이후 임상간호사[4) 5)], 간호대학생[6)], 사회복지사[7)]의 노화에 대한 태도 연구에서 활용되었다.

척도 및 하위영역 ▸▸▸

척도는 자가보고 도구로 총 24문항이며, "그렇다", "모르겠다", "아니다"로 표시하게 되어있다. 하위영역으로는 3개요인-신체/생리적 측면(1, 2, 3, 4, 5, 6, 7, 10, 12번, 9문항), 심리적 측면(8, 9, 11, 13, 20, 21, 6문항) 및 가족 및 사회적 측면(14, 15, 16, 17, 18, 19, 22, 23, 24, 9문항으로)으로 구성되었다.

도구평가 ▸▸▸

- 도구개발시

  이 도구의 총 24개 문항 중 13문항은 미국 대학생을 대상으로 한 FAQ[1)]와 오스트레일리아 대상을 대상으로 한 연구[8)]에서 공통으로 사용한 것으로 오답률의 등위 일치도를 Kendall의 일치도계수를 이용한 결과 매우 의의있는 수준의 일치도를 보여주었다($W=.730$, $\chi^2=26{,}23$, $p<.01$).[9)]

- 도구적용시

  노인인구의 변화에 따라 일부 문항의 정답이 수정되었다[6)].

경산 노화사실인지척도

도구적용방법 ▸▸▸

■ 자가보고

자신의 생각과 일치하면 "그렇다", 아니라고 생각되면 "아니다" 및 대답이 애매하거나 모르겠으면 "모르겠다"에 표시하도록 하였다.

한편 이 도구는 노인에 대한 태도를 간접적으로 측정할 수 있도록 구성되었다. 즉, 전체 문항 가운데 노화과정과 노인에 대해 호의적으로 서술한 사실의 문항에 대해 오답을 하면 이는 부정적으로 편중된 태도의 표시이며, 비호의적으로 서술한 사실의 문항에 대해 오답을 하면 이는 긍정적으로 편중된 태도의 표시라고 할 수 있음. 즉, 본 척도에서는 2, 3, 6, 7, 8, 18, 22번의 7문항에 대한 오답율이 부정적 편견으로 간주되고, 1, 4, 5, 10, 12 번의 5문항에 대한 오답율이 긍정적 편견으로 간주된다. 긍정적 편견의 점수에서 부정적 편견의 점수를 빼었을 때 그 결과가 -이면 노인에 대한 태도가 부정적이며, +이면 긍정적인 것으로 볼 수 있다[1].

Reference ▸▸▸

1) Palmore, E.(1977). Facts on aging: A short quiz. *Gerontologist, 17*(4), 315-320.

2) Miller, R. B., Dodder, R. A.(1980). A Revision of Palmore's Facts on Aging Quiz. *Gerontologist, 20*(6), 673-679.

3) 아산사회복지사업재단(1981). *전국노인의 생활실태와 의식구조사 1차 보고서.* 한국갤럽조사연구소.

4) 손주온 (1989). *일병원 임상간호사의 노화사실 인지정도에 관한 연구.* 연세대학교 석사학위논문.

5) 송미순(1984). 간호원의 노인에 대한 태도와 이에 영향을 미치는 요인에 관한 연구. *최신의학, 27*(7), 117-125.

6) 유지수 외(1991). 일 대학의 노인간호학 교육효과에 관한 연구. *간호학회지, 14,* 11-30.

7) 이혜원(1999). 노인에 대한 사회복지사의 태도 조사. *한국사회복지학, 29*(12), 266-289.

8) Luszcz, M. A.(1982). Facts on Aging: An Australian Validation. *Gerontologist, 22,* 369-372.

9) 윤진, 조석미(1982). 『경산노화사실인지척도』의 구성연구. *한국노년학, 2*(1), 5-15.

경산 노화사실인지척도

아래에 적은 문항들은 모두 인간의 노화과정과 노인에 대한 사항들입니다. 그 내용을 자세히 읽고, 그렇다고 생각되면 "그렇다"란에, 아니라고 생각되면 "아니다"란에 그리고 대답이 애매하거나 모르겠으면 "모르겠다"란에 ○표를 하여 주십시요(여기서 말하는 노인은 만 60세 이상인 사람들입니다).

(○): 문항의 서술이 맞음 (X) : 문항의 서술이 틀림

문항	그렇다	모르겠다	아니다
1(○). 노년기에 이르면 신체의 다섯가지 감각(시각, 청각, 촉각, 후각, 미각)은 그 기능이 감퇴된다.			
2(X). 반 수 이상의 노인들은 노쇠되어 기억장애, 방향감각장애, 정신착란증 등을 나타낸다.			
3(X). 반 수 이상의 노인들은 성생활을 할 능력이 없다			
4(○). 노년기에 이르면 폐기능이 약화되는 경향이 있다.			
5(○). 노년기가 되면 육체적인 힘이 감소하는 경향이 있다.			
6(X). 나이 많은 근로자들은 젊은 근로자들만큼 업무를 효과적으로 수행할 수 없다.			
7(X). 나이 많은 근로자들은 젊은 근로자들보다 직장에서 더 많은 사고를 일으켜 산업재해를 당한다.			
8(X). 노인들 대부분은 새로운 변화에 대하여 적응할 수 없다.			
9(○). 인간의 신체적, 심리적 발달이나 변화는 출생에서 시작되어 성년기에 완성되는 것이 아니라 죽을 때까지 계속된다.			
10(○). 노인이 되면 새로운 어떤 것을 배우는데 시간이 더 오래 걸리게 된다.			
11(X). 반 수 이상의 노인들이 자기가 노인이라는 사실을 자각하지 못하고 있다.			
12(○). 노인들은 젊은이보다 자극(예:빨간 신호등)에 대하여 더 느리게 반응하는 경향이 있다.			
13(X). 노인들은 나이를 먹어감에 따라 종교를 믿으려는 경향이 늘어난다.			
14(○). 노인들은 진정한 노인생활이 환갑 때부터 시작된다고 믿고 있다.			
15(○). 80% 이상의 노인들이 자식들과의 동거를 희망한다.			
16(X). 약 반 수 정도의 노인들이 자녀와 동거하고 있다.			
17(○). 현재 일을 하고 있는 노인들 가운데 반 수 이상이 계속 일하기를 원하고 있다.			
18(○). 노인들 대부분은 자신들이 할 수 있는 어떤 일거리가 있으면 좋겠다고 말한다.			

경산 노화사실인지척도

19(○). 반 수 이상의 노인들이 자기 집안 일에 도움이 되고 있다고 생각한다.			
20(X). 노인들은 자식이나 가족보다 재산을 더 중요하게 여긴다.			
21(X). 노인들은 일생에서 가장 행복했던 시절을 결혼하여 자식들을 키울 때까지보다는 자식들이 다 자란 후라고 생각한다.			
22(X). 서기 2천년이 되어도(젊은이와 비교해서) 노인들의 건강과 사회, 경제적 지위는 아마 현재와 거의 같을 것이다.			
23(X). 현재 한국 전체 인구의 10%이상을 만 60세 이상의 노인들이 차지하고 있다.			
24(○). 한국 사람의 평균수명은 1981년 현재 약 70세로 추정되고 있다.			

출처 ▸▸▸

윤진, 조석미(1982). 『경산 노화사실인지척도』의 구성연구-한 교육측정적 접근. *한국노년학*, *2*(1), 5-15.

노화사실인지척도

아래에 적은 문항들은 모두 인간의 노화과정과 노인에 대한 사항들입니다. 그 내용을 자세히 읽고, 그렇다고 생각되면 "그렇다"란에, 아니라고 생각되면 "아니다"란에 그리고 대답이 애매하거나 모르겠으면 "모르겠다"란에 ○표를 하여 주십시요(여기서 말하는 노인은 만 65세 이상인 사람들입니다).

(○): 문항의 서술이 맞음 (X) : 문항의 서술이 틀림

영역	문항		그렇다	모르겠다	아니다
신체적 영역	노년기에 이르면 신체의 다섯가지 감각(시각, 청각, 촉각, 후각, 미각)은 그 기능이 감퇴된다.	○			
	노인들의 50%이상은 노쇠하여 기억장애, 방향감각장애, 정신착란증 등을 나타낸다.	X			
	노인들의 50%이상은 성생활을 할 능력이 없다.	X			
	노년기에 이르면 폐기능이 약화되는 경향이 있다.	○			
	노년기가 되면 육체적인 힘이 감소하는 경향이 있다.	○			
	나이 많은 근로자들은 젊은 근로자들만큼 업무를 효과적으로 수행할 수 없다.	X			
	나이 많은 근로자들은 젊은 근로자들보다 직장에서 더 많은 사고를 일으켜 산업재해를 당한다.	X			
	노인이 되면 새로운 어떤 것을 배우는데 시간이 오래 걸리게 된다.	○			
	노인들은 젊은이보다 자극(예:빨간 신호등)에 대하여 더 느리게 반응하는 경향이 있다.	○			
심리적 영역	노인들 대부분은 새로운 변화에 적응할 수 없다.	X			
	인간의 신체적, 심리적 발달이나 변화는 출생에서 시작되어 성년기에 완성되는 것이 아니라 죽을 때까지 계속된다.	○			
	노인들의 50% 이상이 자신이 노인이라는 사실을 자각하지 못하고 있다.	X			
	노인들은 나이가 많아짐에 따라 종교를 믿으려는 경향이 늘어난다.	X			
	노인들은 자녀나 가족보다 재산을 더 중요하게 생각한다.	X			
	노인들은 일생에서 가장 행복했던 시절을 결혼하여 자녀들을 키울 때까지보다는 자녀들이 다 자란 후라고 생각한다.	X			

노화사실인지척도

사회적 영역	노인들은 진정한 노인생활이 환갑부터 시작된다고 믿는다.	○			
	노인들의 80% 이상이 자녀들과의 동거를 희망한다. *	X			
	노인들의 50% 정도가 자녀와 동거하고 있다.	X			
	현재 일을 하고 있는 노인들 가운데 50% 이상의 노인들이 계속 일하기를 원하고 있다.	○			
	노인들 대부분은 자신들이 할 수 있는 일거리가 있으면 좋겠다고 생각한다.	○			
	노인들의 50% 이상이 자기 집안 일에 도움이 되고 있다고 생각한다.	○			
	21세기가 되어도(젊은이와 비교해서) 노인들의 건강과 사회, 경제직 지위는 아마 현재와 거의 같을 것이다.	X			
	1999년 현재 우리나라 전체 인구의 9%이상을 만 65세 이상의 노인들이 차지하고 있다. **	X			
	1999년 현재 우리나라 사람의 평균수명은 1981년 현재 약 70세로 추정되고 있다. *	X			

* 표시된 문항은 노인인구의 변화로 원본과 달리 정답이 수정되었음.
**문항의 서술내용이 수정되었음.

출처 ▸▸▸

이혜원(1999). 노인에 대한 사회복지사의 태도 조사. *한국사회복지학, 29*(12), 266-289.

Aging Semantic Differential Scale: 노화의미분별척도

출처 ▸▸▸

Sanders, G. F. Montgomery, J. E., Pittman, Jr. J. F., & Balkwell, C.(1984). Youth's attitudes toward the elderly. *Journal of Applied Gerontology, 3*(1), 59-70.

목적 ▸▸▸

이전 태도 측정도구들이 노인과 노화과정에 대한 사실(fact)을 지적한 문항과 태도(attitude)문항이 뒤섞인 의견조사의 형태를 띤 내용들이며, 태도는 개인의 주관적 평가로서 사람이나 대상의 속성에 대한 긍정적인 평가에서 부정적인 평가까지 연속선상에 위치할 수 있다. 이에 노인에 대한 태도를 긍정적인 기술과 부정적인 기술을 양 극단으로 하는 연속선 위에서 주어진 대상을 평가하도록 하는 대비되는 형용사 쌍으로 구성된 의미분화척도를 개발하였다.

개발과정 ▸▸▸

가급적 노년기 및 노화에 대한 사실적 지식을 배재한 노인들을 기술하는데 사용되는 단어들의 대비되는 20개의 간단한 형용사 쌍으로 구성된 의미분화척도를 개발하였으며, 157명(여자 122명, 남자 35명)의 대학생에게 적용하였다. 이 때 대상노인을 3 연령집단(65-74세, 75-99세, 100세 이상)의 남녀 노인으로 나누어 6개 노인대상 집단에 대한 대학생들의 태도를 조사하였다.

국내활용 및 대상자 ▸▸▸

4년제 대학 사회복지학과 학부생[1) 2)], 대학생[3) 10)], 30-40대 성인[3)], 간호대학생[4) 5) 7)], 간호사[4) 6) 9)], 중학생[5)] 20-40대의 어린이집 원아 부모들[9)], 대학생, 중학생, 고등학생 등 청소년[10)] 등의 노인에 대한 태도를 조사한 연구들에서 활용되었다.

척도 및 하위영역 ▸▸▸

척도는 자가보고 도구로 총 20문항이며 대비되는 형용사 쌍으로 구성되었고 7점 Likert scale(1:매우 긍정적-7: 매우 부정적)이다.

도구평가 ▸▸▸

■ 도구개발시

Cronbach's alpha: 전체문항 .96

■ 도구적용시

Cronbach's alpha: 전체문항 .80[1)], .81[2)], .81[5)], .88[4)], .86[5)], .87[7)], .91[8)], .82[9)], .87[10)], .77[11)], 남성노인 .89, 여성노인 .89[12)]

Aging Semantic Differential Scale: 노화의미분별척도

도구적용방법 ▸▸▸

자가보고, 가능한 점수범위는 20(가장 긍정적인 태도)-140(가장 부정적인 태도)점으로, 점수가 낮을수록 태도가 긍정적임을 의미한다. 평가점수가 3.5점 이상 4.5점 이하에 있을 때 중립적인 태도를 나타내며, 총점의 경우 70-90점 점수가 중립적인 범위이다. 즉, 70점 이하는 긍정적, 90점 이상은 부정적으로 고려한다.

Reference ▸▸▸

1) 김미혜(2001). *사회복지전공 대학생의 노인에 대한 태도 연구.* 한국노인과학학술단체연합회 학술발표회.

2) 김수영, 양경미, 오현이, 김진선(2002). 간호학과와 사회복지학과 학생들의 노인에 대한 지식과 태도. *한국노년학, 22*(3), 21-36.

3) 김종호, 강영걸(2003). 인구통계학적 변인에 따른 노인에 대한 지식과 태도의 차이-대학생과 30-40대 연령층을 대상으로-. *사회복지연구, 24.*

4) 송은주(2004). 간호사와 간호대학생의 노인에 대한 지식과 태도. *간호과학, 16*(2), 12-19.

5) 양경미, 오현이, 김진선, 백영주(2002). 간호학과 학생들의 노인에 대한 지식 및 태도. *조선대학교 의대논문집, 27*(1), 146-156.

6) 유수정, 김신미, 이윤정(2004). 노인유사체험이 간호사의 노인에 대한 태도에 미치는 영향. *대한간호학회지, 34*(6), 974-982.

7) 원영희, 김동배, 이금룡, 한정란(2002). 노인의 자원봉사활동이 중학생의 노인에 대한 태도에 미치는 영향. *한국노년학, 22*(2), 131-146.

8) 이윤정, 유수정, 김신미(2003). 간호대학생의 노인에 대한 태도 연구. *의료·윤리·교육. 6*(2), 199-211.

9) 임영신, 김진선, 김기순(2002). 간호사들의 노인에 대한 지식 및 태도. *한국노년학. 22*(1), 31-46.

10) 한정란(2000). 대학생들의 노인에 대한 태도에 관한 연구. *한국노년학, 20*(3), 115-127.

11) 한정란, 김귀자(2003). 부모의 노인 및 조부모에 대한 태도와 자녀의 조부모에 대한 친밀감 농촌 지역을 중심으로. *노인복지연구, 19,* 61-82.

12) 한정란(2003). 청소년들의 노인에 대한 태도 연구. *한국노년학, 23*(4), 181-194.

13) Sanders, G. F. Montgomery, J. E., Pittman, Jr, J. F., & Balkwell, C.(1984). Youth's attitudes toward the elderly. *Journal of Applied Gerontology, 3*(1), 59-70.

Aging Semantic Differential Scale

1	2	3	4	5	6	7
highly negative						highly positive

1. Wise – Foolish
2. Kind – Unkind
3. Knowledgeable–Ignorant
4. Happy – Sad
5. Trustworthy – Untrustworthy
6. Generous – Selfish
7. Active – Inactive
8. Neat – Untidy
9. Friendly – Unfriendly
10. Interesting – Boring
11. Productive – Unproductive
12. Healthy – Sick
13. Good –Bad
14. Flexible – Inflexible
15. Independent – Dependent
16. Liberal – Conservative
17. Attractive – Unattractive
18. Tolerant – Intolerant
19. Optimistic – Pessimistic
20. Uncomplaining – Complaining

출처 ▸▸▸

Sanders, G. F. Montgomery, J. E., Pittman, Jr. J. F., & Balkwell, C.(1984). Youth's attitudes toward the elderly. *Journal of Applied Gerontology, 3*(1), 59-70.

노화의미분별척도

※ 노인에 대해 생각하고 있는 내용에 표시 해 주십시오.

1. 현명하다	1	2	3	4	5	6	7	어리석다
2. 친절하다	1	2	3	4	5	6	7	불친절하다
3. 유식하다	1	2	3	4	5	6	7	무식하다
4. 즐겁다	1	2	3	4	5	6	7	우울하다
5. 믿을수 있다	1	2	3	4	5	6	7	믿을수 없다
6. 관대하다	1	2	3	4	5	6	7	이기적이다
7. 깨끗하다	1	2	3	4	5	6	7	지저분하다
8. 적극적이다	1	2	3	4	5	6	7	소극적이다
9. 우호적이다	1	2	3	4	5	6	7	우호적이지 않다
10. 재미있다	1	2	3	4	5	6	7	지루하다
11. 생산적이다	1	2	3	4	5	6	7	비생산적이다
12. 건강하다	1	2	3	4	5	6	7	쇠약하다
13. 착하다	1	2	3	4	5	6	7	나쁘다
14. 융통성이 있다	1	2	3	4	5	6	7	고지식하다

노화의미분별척도

	1	2	3	4	5	6	7	
15. 독립적이다								의존적이다
16. 진보적이다								보수적이다
17. 매력적이다								매력이 없다
18. 참을성이 있다								참을성이 없다
19. 낙천적이다								비판적이다
20. 불평, 불만이 없다								불평, 불만이 많다

출처 ▸▸▸

유수정, 김신미, 이윤정(2004). 노인유사체험이 간호사의 노인에 대한 태도에 미치는 영향. *대한간호학회지, 34*(6), 974-982.

PART · IV 기타

Chapter · 12

노인 교육

MDRTC Diabetes Knowledge Test: 당뇨지식설문지

출처 ▸▸▸

Fitzgeral, J. T., Funnell, M. M., Hess, G. E., Anderson, R. M., Hiss, R. G & Davis W. K.(1998). The reliability and validity of a brief Diabetes Knowledge Test. *Diabetes care, 21*(5), 706-710.

목적 ▸▸▸

당뇨병 환자의 지식 측정을 위한 Brief Diabetes Knowledge Test의 신뢰도와 타당도를 확인하고 이를 당뇨병 환자의 지식 측정도구로 사용하기 위하여 개발하였다. 당뇨에 관한 일반적인 지식에 관한 것 14문항, 인슐린에 관한 것 9문항으로 총23문항의 단축형 당뇨지식검사 도구이다. 3 혹은 4지 선다의 선다형 설문지이다.

개발과정 ▸▸▸

1형 당뇨병과 2형 당뇨병 환자 총 811명을 두 그룹으로 나누어 당뇨에 관한 일반적인 지식에 관한 것 14문항, 인슐린에 관한 것 9문항으로 총 23문항의 단축형 당뇨지식검사 도구의 신뢰도와 타당도를 검증하였다. 도구 개발 당시 대상자는 1, 2형 당뇨병 환자로 평균연령은 58세 이었다.

국내활용 ▸▸▸

김희승[1)]의 연구에서 평균 연령 55세인 제2형 당뇨병 환자 139명을 대상으로 질병에 대한 지식을 설문지를 이용하여 조사하였다.

척도 및 하위영역 ▸▸▸

본 설문지는 3지, 4지 선다형으로 정답-1점, 오답-0점으로 최고 23점이며, 점수가 높을수록 지식이 높은 것으로 해석한다. 총 23 문항으로 하위영역은 당뇨병에 관한 일반적인 지식 14문항, 인슐린 관련 지식 9문항으로 구성되었다.

도구평가 ▸▸▸

도구개발 당시의 신뢰도는 Cronbach's alpha .70이었으며, 적용연구에서 신뢰도는 Cronbach's alpha .71으로 나타났다.

도구적용방법 ▸▸▸

본 도구는 설문지를 이용한 자가보고식이다.

Reference ▸▸▸

1) 김희승(2004). 제2형 당뇨병 환자의 질병관련 지식. *기본간호학회지, 11*(1), 67-73.

MDRTC Diabetes Knowledge Test

1. The diabetes diet is:
   a. the way most American people eat
   b. a healthy diet for most people*
   c. too high in carbohydrate for most people
   d. too high in protein for most people

2. Which of the following is highest in carbohydrate?
   a. Baked chicken
   b. Swiss cheese
   c. Baked potato*
   d. Peanut butter

3. Which of the following is highest in fat?
   a. Low fat milk*
   b. Orange juice
   c. Corn
   d. Honey

4. Which of the following is a "free food"?
   a. Any unsweetened food
   b. Any dietetic food
   c. Any food that says "sugar free" on the label
   d. Any food that has less than 20 calories per serving*

5. Glycosylated hemoglobin(hemoglobin A1) is a test that is a measure of your average blood glucose level for the past:
   a. day
   b. week
   c. 6–10 weeks*
   d. 6 months

6. Which is the best method for testing blood glucose?
   a. Urine testing
   b. Blood testing*
   c. Both are equally good

7. What effect does unsweetened fruit juice have on blood glucose?
   a. Lowers it
   b. Raises it*
   c. Has no effect

8. Which should not be used to treat low blood glucose?
   a. 3 hard candies
   b. 1/2 cup orange juice
   c. 1 cup diet soft drink*
   d. 1 cup skim milk

MDRTC Diabetes Knowledge Test

9. For a person in good control, what effect does exercise have on blood glucose?
   a. Lowers it*
   b. Raises it
   c. Has no effect

10. Infection is likely to cause:
    a. an increase in blood glucose*
    b. a decrease in blood glucose
    c. no change in blood glucose

11. The best way to take care of your feet is to:
    a. look at and wash them each day*
    b. massage them with alcohol each day
    c. soak them for one hour each day
    d. buy shoes a size larger than usual

12. Eating foods lower in fat decreases your risk for:
    a. nerve disease
    b. kidney disease
    c. heart disease*
    d. eye disease

13. Numbness and tingling may be symptoms of:
    a. kidney disease
    b. nerve disease*
    c. eye disease
    d. liver disease

14. Which of the following is usually not associated with diabetes:
    a. vision problems
    b. kidney problems
    c. nerve problems
    d. lung problems*

15. Signs of ketoacidosis include:
    a. shakiness
    b. sweating
    c. vomiting*
    d. low blood glucose

16. If you are sick with the flu, which of the following changes should you make?
    a. Take less insulin
    b. Drink less liquids
    c. Eat more proteins
    d. Test for glucose and ketones more often*

MDRTC Diabetes Knowledge Test

17. If you have taken intermediate–acting insulin (NPH or Lente), you are most likely to have an insulin reaction in:
    a. 1–3 h
    b. 6–12 h*
    c. 12–15 h
    d. more than 15 h

18. You realize just before lunch time that you forgot to take your insulin before breakfast. What should you do now?
    a. Skip lunch to lower your blood glucose
    b. Take the insulin that you usually take at breakfast
    c. Take twice as much insulin as you usually take at breakfast
    d. Check your blood glucose level to decide how much insulin to take*

19. If you are beginning to have an insulin reaction, you should:
    a. exercise
    b. lie down and rest
    c. drink some juice*
    d. take regular insulin

20. Low blood glucose may be caused by:
    a. too much insulin*
    b. too little insulin
    c. too much food
    d. too little exercise

21. If you take your morning insulin but skip breakfast your blood glucose level will usually:
    a. increase
    b. decrease*
    c. remain the same

22. High blood glucose may be caused by:
    a. not enough insulin*
    b. skipping meals
    c. delaying your snack
    d. large ketones in your urine

23. Which one of the following will most likely cause an insulin reaction:
    a. heavy exercise*
    b. infection
    c. overeating
    d. not taking your insulin

*Correct answer

출처 ▸▸▸

Fitzgeral, J. T., Funnell, M. M., Hess, G. E., Anderson, R. M., Hiss, R. G & Davis W. K.(1998). The reliability and validity of a brief Diabetes Knowledge Test. *Diabetes care, 21*(5), 706-710.

당뇨 지식 설문지

1. 당뇨식이는 어느 것을 말합니까?
   a. 대부분의 한국사람이 먹는 음식이다.
   b. 건강식이이다.*
   c. 탄수화물이 많이 함유된 식이이다.
   d. 단백질이 많이 함유된 식이이다.

2. 탄수화물이 가장 많이 함유된 식품은 무엇입니까?
   a. 구운 통닭
   b. 치즈
   c. 구운 감자*
   d. 땅콩 버터

3. 지방이 가장 많이 함유된 식품은 무엇입니까?
   a. 저지방 우유*
   b. 오렌지 쥬스
   c. 옥수수
   d. 꿀

4. 당뇨환자가 음식양을 제한 받지 않고 자유롭게 먹을 수 있는 식품은?
   a. 당분이 없는 음식
   b. 건강음식
   c. 설탕이 전혀 첨가되지 않은 음식
   d. 채소류*

5. 당화혈색소는 당신의 지난 얼마간의 평균 혈당을 측정하는 검사입니까?
   a. 매일
   b. 1주일
   c. 6−10주간*
   d. 6개월

6. 혈당 측정을 위한 가장 최상의 방법은 무엇입니까?
   a. 소변 검사
   b. 혈액 검사*
   c. 둘다 똑같이 좋다.

7. 달지 않은 과일쥬스(무과당쥬스)는 혈당에 어떤 효과가 있습니까?
   a. 혈당을 낮춘다.
   b. 혈당을 높힌다.*
   c. 아무런 효과가 없다.

8. 저혈당 치료에 사용되지 않는 것은 무엇입니까?
   a. 3개의 딱딱한 사탕
   b. 오렌지 쥬스 반잔
   c. 1잔의 다이어트 콜라*
   d. 무 지방(지방이 없는) 우유1잔

당뇨 지식 설문지

9. 혈당 조절이 잘되는 사람들에게 운동은 어떤 효과가 있습니까?
   a. 혈당을 낮춘다.*
   b. 혈당을 높인다.
   c. 아무런 효과가 없다.

10. 감염은 혈당에 어떤 영향을 미칩니까?
   a. 혈당 증가*
   b. 혈당 감소
   c. 혈당의 변화가 없다.

11. 발간호의 가장 좋은 방법은 무엇입니까?
   a. 매일 씻고 살펴본다.*
   b. 매일 알코올로 마사지한다.
   c. 매일 한시간동안 발을 담근다.
   d. 큰 치수의 신발을 산다.

12. 지방이 적은 음식을 먹는 것은 어떤 질병의 위험을 감소시킵니까?
   a. 신경 질환
   b. 신장 질환
   c. 심장 질환*
   d. 안과 질환

13. 무감각과 저림은 어떤 질병의 증상입니까?
   a. 신장 질환
   b. 신경 질환*
   c. 안과 질환
   d. 간 질환

14. 당뇨와 관련되지 않는 것은 무엇입니까?
   a. 시력 문제
   b. 신장 문제
   c. 신경 문제
   d. 폐 문제*

15. 케톤산증의 증상은 무엇입니까?
   a. 몸이 떨림
   b. 땀을 흘림
   c. 먹은 것을 토함*
   d. 저혈당

16. 감기로 아프다면, 당신은 어떻게 해야 합니까?
   a. 인슐린을 적게 투여한다.
   b. 물을 적게 마신다.
   c. 더 많은 단백질 식품을 먹는다.
   d. 혈당과 케톤을 더 자주 측정한다.*

당뇨 지식 설문지

17. 중간형 인슐린(NPH) 작용은 언제 가장 최대로 나타납니까?
   a. 1-3시간
   b. 6-12시간*
   c. 12-15시간
   d. 15시간 이상

18. 아침 식사 전에 인슐린을 투여하는 것을 잊고 점심 식사 전에 기억을 했다면 어떻게 해야 합니까?
   a. 혈당을 낮추기 위해 점심을 먹지않는다.
   b. 아침에 투여하는 양과 같은 양을 점심 식사전에 투여한다.
   c. 아침에 투여하는 인슐린 양 2배를 점심 식사전에 투여한다.
   d. 투여해야 하는 인슐린 양을 결정하기 위해 혈당을 측정한다.*

19. 인슐린 작용이 나타나기 시작하면 무엇을 해야 합니까?
   a. 운동을 한다.
   b. 누워서 휴식을 취한다.
   c. 약간의 쥬스를 마신다.*
   d. 속효성 인슐린을 투여한다.

20. 저혈당이 나타나는 원인은 무엇입니까?
   a. 많은 양의 인슐린*
   b. 적은 양의 인슐린
   c. 많은 양의 음식
   d. 적은 양의 운동

21. 아침에 인슐린을 투여했으나 아침을 먹지 않으면 혈당은 어떻게 됩니까?
   a. 증가한다.
   b. 감소한다.*
   c. 똑같다.

22. 고혈당이 나타나는 원인은 무엇입니까?
   a. 인슐린이 충분하지 않아서*
   b. 아침을 먹지 않아서
   c. 간식시간이 늦어져서
   d. 소변에 케톤이 많이 배설되어서

23. 인슐린이 가장 잘 작용할 수 있는 상황은 ?
   a. 격렬한 운동*
   b. 감염
   c. 과식
   d. 인슐린을 투여하지 않았을 때

* 정답

출처 ▸▸▸

김희승(2004). 제2형 당뇨병 환자의 질병관련 지식. *기본간호학회지, 11*(1), 67-73.

당뇨병 지식 측정 평가지

출처 ▸▸▸

이기업, 최영애, 이영희, 박성우, 유형준, 김성연, 이홍규, 민헌기(1985). 당뇨병에 대한 지식평가 문제지의 개발, *당뇨병*, *9*(1), 89-93.

목적 ▸▸▸

당뇨병 교육 후 성과를 평가하기 위한 지식평가지가 필요하나 대부분의 조사에 사용된 평가지가 표준화된 것이 아니어서 교육전후의 비교평가나 교육방법의 비교 등에 이용되기에 적당하지 않다. 이에 난이도, 판별도 및 신뢰도 등이 표준화된 당뇨병 지식평가 문제지를 개발하게 되었다.

개발과정 ▸▸▸

국내외문헌에 이미 발표된 당뇨병에 대한 문제 및 저자들이 서울대학교 당뇨병교실의 교육내용을 기준으로 새로 만든 문제 등 총 156문제 중 1981년 American Association of Diabetes Educators에서 발표한 당뇨교육 지침서의 교육 내용 중 survival level에 해당되는 96문제를 선별하였다. 본 설문지는 4지 또는 5지 선다형으로 구성되었다.

선별된 96문항의 문제를 1984년에 29세-75세까지의 남녀103명에게 1차 시험을 실시하였다. 그러나 문항 수가 너무 많아 이들 문제 중 적은 문항 수 만으로도 당뇨병의 지식정도를 비교적 정확하게 판별할 수 있는 문제지를 개발하게 되었다. 적당한 난이도와 높은 판별도를 가진 71문항 중 문제 내용이 대응하는 문제들로 구성된 두가지 문제지를(A형, B형) 개발하였다.

국내활용 ▸▸▸

이향련과 서연옥[1], 이향귀[2] 그리고 이현숙[3]의 연구에서 당뇨교육의 효과를 보기 위하여 사용하였다.

대상자 ▸▸▸

도구개발당시에는 29세에서 75세의 외래를 방문하는 당뇨병 환자를 대상으로 하였으며, 그 이후 본 설문지를 사용한 연구에서는 29세-69세[1], 20-70세[2], 39세-60세 이상[3]의 입원환자를 대상으로 하였다.

척도 및 하위영역 ▸▸▸

본 설문지의 척도는 정답-1점, 오답-0점으로 최고 25점이며, 점수가 높을수록 지식이 높은 것으로 해석한다. 하부영역은 당뇨병의 원인 및 혈당의 조절기전에 관한 4문항, 합병증에 관한 2문항, 식이요법에 관한 6문항, 검사와 일반적 관리에 관한 8문항, 인슐린 치료에 관한 5문항으로 구성되어 있다.

당뇨병 지식 측정 평가지

도구평가 ▸▸▸

도구개발 당시의 신뢰도는 Kuder Richardson의 신뢰도 계수가 A형=.85, B형=.82이었으며, 난이도는 A형 =0.65, B형=0.65점 그리고 판별도는 A형=0.50, B형=0.49이었다. 이향련과 서연옥[1]의 연구에서 신뢰도는 Kuder Richardson의 신뢰도 계수 A형=.64, B형=.77이었으며, 난이도는 A형=.72 B형=.62로 유사함(p=.30) 그리고 판별도는 A형.46, B형:.51로 나타났다. 신뢰도는 Kuder Richardson의 신뢰도 계수가 A형=.69, B형=.64였으며[3], Kuder Richardson의 신뢰도 계수가 A형=.76, B형=.73으로 나타났다[2].

Reference ▸▸▸

1) 이향련과 서연옥(1993). 당뇨교육의 효과. *성인간호학회지, 5*(1). 44-55.

2) 이향귀(2002). *표준 진료지침(Critical pathway)을 적용한 당뇨교육의 효과(제2형 당뇨병 환자를 중심으로).* 연세대학교 보건대학원 석사학위논문.

3) 이현숙(1994). *당뇨환자의 교육효과에 관한 연구.* 경희대학교 행정대학원 석사학위 논문.

당뇨병 지식측정 평가지

<교육 전> A형

※ 다음의 각 물음들을 모두 읽고 맞는 답을 하나만 골라 해당 답란에 O표 하십시오.

1. 당뇨병환자에서 포도당이 올라가는 이유는?
   ① 몸에서 당을 이용하지 못하기 때문이다.
   ② 소변으로 당이 빠져 나가기 때문이다.
   ③ 보통사람보다 당질을 많이 먹기 때문이다.
   ④ 모르겠다.

2. 당뇨병환자에서 혈당이 올라가는 이유는?
   ① 인슐린이 모자라기 때문이다.
   ② 인슐린이 너무 많기 때문이다.
   ③ 소변으로 당이 빠져 나가기 때문이다.
   ④ 정상인보다 당분을 많이 먹기 때문이다.
   ⑤ 모르겠다.

3. 다음 중 혈당이 높기 때문에 나타나는 증상이 아닌 것은?
   ① 쉬 피로하다.
   ② 목이 마르다.
   ③ 소변을 많이 본다.
   ④ 뚱뚱해진다.
   ⑤ 모르겠다.

4. 당뇨병환자에서 소변에 당이 나오는 이유는?
   ① 신장(콩팥)이 나빠서 당을 흡수하지 못하기 때문이다.
   ② 혈당이 높아서 소변으로 넘쳐 나오는 것이다.
   ③ 인슐린이 너무 많이 때문이다.
   ④ 모르겠다.

5. 동맥경화증에 대하여 맞는 것은?
   ① 당뇨병환자에서만 나타나는 병이다.
   ② 당뇨병환자에서 정상인보다 더 빨리 나타나는 병이다.
   ③ 눈의 합병증과 관계가 있다.
   ④ 모르겠다.

6. 다음 중 당뇨병의 합병증이 아닌 것은?
   ① 시력장애
   ② 신장기능의 장애
   ③ 폐기능의 장애
   ④ 모르겠다

당뇨병 지식측정 평가지

7. 다음 중 맞는 설명은?
   ① 식전 혈당이 120mg/dl이면 식이요법을 하지 않아도 된다.
   ② 당뇨빵(보리빵)은 많이 먹어도 괜찮다.
   ③ 운동량이 줄면 식사량도 줄인다.
   ④ 모르겠다.

8. 다음 중 맞는 것은?
   ① 당뇨병 치료 시 쌀밥은 나쁘므로 보리밥을 먹어야 한다.
   ② 맥주는 나쁘고 소주는 마셔도 좋다.
   ③ 체중을 줄이려면 1일 2번만 식사를 한다.
   ④ 기름은 식물성 기름을 주로 먹는다.

9. 칼로리는 무엇의 단위입니까?
   ① 체중의 단위이다.
   ② 열량의 단위이다.
   ③ 키의 단위이다.
   ④ 모르겠다.

10. 당질이 가장 많이 들어 있는 식품은?
   ① 떡
   ② 쇠고기
   ③ 꽁치
   ④ 참기름
   ⑤ 모르겠다.

11. 다음 중 곡류군에 속하지 않는 것은?
   ① 국수
   ② 옥수수
   ③ 도라지
   ④ 밤
   ⑤ 모르겠다.

12. 쌀밥 100g 대신 먹을 수 있는 보리밥의 분량은?
   ① 80g
   ② 120g
   ③ 150g
   ④ 자유량

13. 당뇨인의 발 관리의 내용이다. 이중 틀린 것은?
   ① 매일 따뜻한 물로 씻고 마른 수건으로 잘 닦는다.
   ② 잠을 잘 때 다리를 따뜻하게 하기 위해 무겁고 두꺼운 이불을 덮는다.
   ③ 티눈이 생기면 리놀린 같은 기름을 발라 부드럽게 해준다.
   ④ 발목이 꽉 조이지 않는 양말을 신는다.
   ⑤ 모르겠다.

당뇨병 지식측정 평가지

14. 다음 중 저혈당의 증세가 아닌 것은?
   ① 식은땀이 나고 손이 떨린다.
   ② 의식을 잃을 수도 있다.
   ③ 체중감소와 피로감이 있다.
   ④ 모르겠다.

15. 저혈당 증상이 나타나면?
   ① 다음날 인슐린 용량을 늘린다.
   ② 설탕이 든 오렌지 쥬스를 마신다.
   ③ 운동을 한다.
   ④ 안정을 취하고 보리차를 마신다.
   ⑤ 모르겠다.

16. 인슐린을 맞고 있는 사람이 열병에 걸려서 식사를 못할 때에는?
   ① 맞고 있는 인슐린을 즉시 중지해야 한다.
   ② 맞고 있는 인슐린을 그대로 맞아야 한다.
   ③ 인슐린을 중지하고 먹는 약으로 바꾸어야 한다.
   ④ 모르겠다.

17. 소변검사 시 소변을 받는 방법이다. 이중 옳은 것은?
   ① 맨 처음 소변을 받아 검사한다.
   ② 중간소변을 받아 검사한다.
   ③ 마지막 나오는 소변으로 검사한다.
   ④ 소변검사하기 30분전에 소변을 본 후 다음 30분간 모인 소변을 모아 검사한다.
   ⑤ 모르겠다.

18. 현재 당뇨병이 어느 정도 조절되고 있는가를 알려주는 지표 중 가장 정확하지 않는 것은?
   ① 혈당 검사
   ② 본인의 증상
   ③ 당화혈색소 검사
   ④ 모르겠다.

19. 혈당 검사는?
   ① 집에서 할 수 없다.
   ② 병원에서만 가능하다.
   ③ 요당 검사보다 더 정확하다.
   ④ 모르겠다.

20. 다음 당뇨병에 대한 설명 중 맞는 것은?
   ① 단식을 하면 당뇨병을 치료할 수 있다.
   ② 생콩을 먹으면 당뇨병을 치료할 수 있다.
   ③ 다오닐과 같은 경구혈당강하제를 쓰는 사람은 식이요법은 하지 않아도 된다.
   ④ 감기약 중에도 혈당을 올리는 것이 있을 수 있으므로 주의해야 한다.
   ⑤ 모르겠다.

당뇨병 지식측정 평가지

※ 다음은 인슐린 주사에 관한 물음입니다. 인슐린 투여를 하고 있는 분에 한해 답해 주시면 합니다.

21. 당뇨병 환자의 인슐린 치료에 대해서 다음 중 맞는 것은?
    ① 당뇨병은 인슐린이 모자라는 병이므로 모든 환자에서 인슐린을 주사해야 한다.
    ② 인슐린을 맞으면 식이요법이나 운동요법은 필요 없다.
    ③ 인슐린은 습관성이 있기 때문에 한번 맞기 시작하면 끊을 수 없다.
    ④ 인슐린 용량은 몸의 상태나 운동량, 식사량 등에 따라 달라진다.
    ⑤ 모르겠다.

22. 하루 32단위의 인슐린을 맞는 사람은 80단위 짜리 인슐린으로 얼마를 맞아야 하나?
    ① 0.32cc
    ② 0.4cc
    ③ 0.8cc
    ④ 2cc
    ⑤ 모르겠다.

23. 인슐린 치료시 식사와 간식을 특별히 신경을 써서 시간간격을 맞추어야 하는 데 그 이유는?
    ① 당을 너무 많이 섭취하지 않기 위해
    ② 저혈당이 없이 혈당 조절을 잘하기 위해
    ③ 처방된 음식을 고루 나누어 먹기 위해]
    ④ 모르겠다.

24. 인슐린의 보관에 관한 설명 중 맞는 것은?
    ① 냉장고에 얼리지 않고 보관한다.
    ② 냉장고의 냉동실에 보관한다.
    ③ 실온에 보관해도 된다.
    ④ 따뜻한 곳에 보관한다.
    ⑤ 모르겠다.

25. 속효성인슐린을 맞으면 주사 후 언제 저혈당이 나타나기 쉬운가?
    ① 30분 후
    ② 2-3시간 후
    ③ 6시간 후
    ④ 다음날 아침
    ⑤ 모르겠다.

출처 ▸▸▸

이기업, 최영애, 이영희, 박성우, 유형준, 김성연, 이홍규, 민헌기(1985). 당뇨병에 대한 지식평가 문제지의 개발, *당뇨병, 9*(1), 89-93.

당뇨병 지식측정 평가지

<교육 후> B형

※ 다음의 각 물음들을 모두 읽고 맞는 답을 하나만 골라 해당 답란에 O표 하십시오.

1. 다음 중 맞는 것은?
   ① 마른 것 보다는 약가 뚱뚱한 것이 더 건강하다.
   ② 당뇨병은 다른 사람에게 전염할 수도 있다.
   ③ 뚱뚱한 사람은 마른 사람보다 당뇨병이 생길 위험이 더 많다.
   ④ 아버지와 어머니가 당뇨병인 사람은 모두 당뇨병에 걸린다.

2. 당뇨병은 다음의 어떤 물질이 모자라서 생기는 것인가?
   ① 소화효소
   ② 당질
   ③ 인슐린
   ④ 모르겠다.

3. 다음 중 당뇨병의 증상이 아닌 것은?
   ① 많이 먹으나 살이 찌지 않는다.
   ② 밤중에 소변을 많이 본다.
   ③ 목이 말라서 물을 많이 먹는다.
   ④ 소변에서 피가 나온다.
   ⑤ 모르겠다.

4. 운동을 하면 혈당은 어떻게 되나?
   ① 올라간다.
   ② 떨어진다.
   ③ 변화없다.
   ④ 모르겠다.

5. 다음 중 당뇨병의 합병증에 대한 설명 중 틀린 것은?
   ① 당뇨병 조절을 하지 않고 오래 지나면 합병증이 올 수 있다.
   ② 합병증은 콩팥 신경 및 눈에 잘 온나.
   ③ 동맥경화증이 빨리 온다.
   ④ 치료를 아무리 잘하더라도 합병증은 예방할 수 없다.

6. 다음 중 혈당 조절을 잘하면 예방되는 것은?
   ① 당뇨병에 의한 간경화증
   ② 발의 신경장애
   ③ 췌장암
   ④ 모르겠다.

7. 다음에서 맞는 것은?
   ① 식이요법은 혈당이 조절될 때까지만 잘 지킨다.
   ② 섭취열량과 체중은 관계가 있다.
   ③ 비타민을 많이 먹으면 혈당이 올라간다.
   ④ 모르겠다.

당뇨병 지식측정 평가지

8. 당뇨병의 식이요법에 대하여 맞는 것은?
   ① 당질이 많은 음식만 제한하면 된다.
   ② 무엇이든지 적게만 먹으면 된다.
   ③ 일정량의 당질은 먹어야 한다.
   ④ 소변에 당이 나오지 않으면 식이요법은 할 필요가 없다.
   ⑤ 모르겠다.

9. 다음은 식이요법의 기본 원칙들이다. 이중 잘못된 것은?
   ① 적당한 열량을 먹는다.
   ② 당질이 적은 음식은 마음대로 먹어도 된다.
   ③ 비타민, 무기질을 충분히 섭취한다.
   ④ 표준체중을 유지하도록 한다.
   ⑤ 모르겠다.

10. 다음 음식물 중 당질이 가장 적은 식품은?
   ① 쌀밥
   ② 보리밥
   ③ 감자
   ④ 우유

11. 쇠고기는 주로 무엇으로 구성되어 있나?
   ① 단백질
   ② 당질
   ③ 지방질
   ④ 비타민과 무기질
   ⑤ 모르겠다.

12. 열량(칼로리)을 내지 않는 것은?
   ① 무가당 쥬스
   ② 물
   ③ 소주
   ④ 모르겠다.

13. 당뇨인의 신발 선택에 대한 내용이다. 이 중 틀린 것은?
   ① 가죽으로 된 신발을 신는다.
   ② 엄지발가락이나 모든 발가락 끝이 넉넉히 들어갈 수 있는 편한 신발을 신는다.
   ③ 가능한 한 꼭 끼는 양말과 구두를 신어야 한다.
   ④ 모르겠다.

14. 저혈당의 원인은?
   ① 인슐린이 너무 많아서이다.
   ② 인슐린이 너무 적어서이다.
   ③ 운동이 너무 부족한 것이다.
   ④ 모르겠다.

당뇨병 지식측정 평가지

15. 저혈당 증상이 있을 때 해야할 일은?
    ① 인슐린을 즉시 맞아야 한다.
    ② 사탕이나 단 것을 즉시 먹는다.
    ③ 먼저 누워서 안정하고 쉰다.
    ④ 다음날 인슐린을 맞지 않는다.
    ⑤ 모르겠다.

16. 인슐린을 맞고 있는 사람이 열병에 걸려서 식사를 못할 때에는?
    ① 맞고 있는 인슐린을 즉시 중지해야 한다.
    ② 맞고 있는 인슐린을 그대로 맞아야 한다.
    ③ 인슐린을 중지하고 먹는 약으로 바꾸어야 한다.
    ④ 모르겠다.

17. 아침 공복시 정상 혈당은 어느 정도 되나?
    ① 공복시에 혈당은 안 나온다.
    ② 30~50mg% 정도이다.
    ③ 70~120mg% 정도이다.
    ④ 150~200mg% 정도이다.
    ⑤ 모르겠다.

18. 소변에서 케톤이 나오는 것은?
    ① 혈당 조절이 잘 되고 있다는 것을 의미한다.
    ② 위험한 상태일 수도 있으므로 의사와 상의하도록 한다.
    ③ 당뇨병 환자에서 보통 있을 수 있는 일이다.
    ④ 모르겠다.

19. 소변에서 케톤이 나오는 것은?
    ① 혈당조절이 잘되고 있다는 것을 의미한다.
    ② 위험한 상태일 수도 있으므로 의사와 상의하도록 한다.
    ③ 당뇨병 환자에서 보통 있을 수 있는 일이다.
    ④ 모르겠다.

20. 당뇨병이 있으면서도 건강하게 생활하기 위하여 지켜야 할 일들이다. 맞지 않는 것은?
    ① 혈당을 규칙적으로 검사해야 한다.
    ② 잔치집에는 가지 않는다.
    ③ 병원에 정기적으로 가야 한다.
    ④ 모르겠다.

당뇨병 지식측정 평가지

※ 다음은 인슐린 주사에 관한 물음입니다. 인슐린 투여를 하고 있는 분에 한해 답해 주시면 합니다.

21. 인슐린을 맞는 당뇨병 환자가 여행을 가야 할때에는 어떻게 하나?
    ① 인슐린을 가지고 가서 맞아야 한다
    ② 음식조절만 잘하면 3-4일 정도는 인슐린을 맞지 않아도 된다.
    ③ 경구 혈당강하제를 대신 복용한다.
    ④ 인슐린을 맞는 사람은 여행을 해서는 안된다.
    ⑤ 모르겠다.

22. 80단위 짜리 인슐린은 1cc에 몇 단위의 인슐린이 있는 것인가?
    ① 1단위
    ② 8단위
    ③ 80단위
    ④ 100단위

23. 인슐린을 맞으면 혈당은 어떻게 되나?
    ① 올라간다.
    ② 내려간다.
    ③ 변화 없다.
    ④ 모르겠다.

24. 인슐린의 흡수를 돕고 기대하는 약효를 얻으며 부작용을 적게 하기 위하여 인슐린의 주사부위는?
    ① 아무 곳에 주사해도 관계없다.
    ② 한곳에 계속 맞는다.
    ③ 매일 주사부위를 바꿔가며 맞는다.
    ④ 모르겠다.

25. 아침 식전에(엔. 피. 에이치+레귤러 인슐린) 주사를 맞고 있는 사람중에서 오후 4시경에 저혈당이 자주 나타나면 다음중 맞는 것은?
    ① 엔. 피. 에이치 인슐린 양이 너무 많은 것이다.
    ② 엔. 피. 에이치 인슐린 양이 너무 적은 것이다.
    ③ 레귤러(알. 아이) 인슐인 양이 너무 많은 것이다.
    ④ 레귤러(알. 아이) 인슐인 양이 너무 적은 것이다.
    ⑤ 모르겠다.

출처 ▸▸▸

이기업, 최영애, 이영희, 박성우, 유형준, 김성연, 이홍규, 민헌기(1985). 당뇨병에 대한 지식평가 문제지의 개발, *당뇨병*, *9*(1), 89-93.

INDEX

ㄱ

ㄴ

ㄷ

ㄹ

ㅁ

ㅂ

ㅅ

ㅇ

ㅈ

ㅊ

ㅋ

ㅍ

ㅎ

A

B

C

D

E

F

G

H

I

K

L

M

N

O

P

Q

R

S

T

V